21 世纪医学类精编教材

诊断学

主　编　赖纪英　岳霖琳　洪　虹

吉林科学技术出版社

图书在版编目（CIP）数据

诊断学 / 赖纪英，岳霖琳，洪虹主编. —— 长春 ：吉林科学技术出版社，2020. 8

ISBN 978－7－5578－7348－6

Ⅰ. ①诊… Ⅱ. ①赖… ②岳… ③洪… Ⅲ. ①诊断学 Ⅳ. ①R44

中国版本图书馆 CIP 数据核字（2020）第 157723 号

诊断学

ZHEN DUAN XUE

主　　编　赖纪英　岳霖琳　洪　虹
出 版 人　宛　霞
责任编辑　郭　廓
封面设计　曾宪春
制　　版　北京荣玉印刷有限公司
开　　本　787 mm×1092 mm　1/16
字　　数　320 千字
印　　张　12
印　　数　1-1500册
版　　次　2020 年 8 月第 1 版
印　　次　2021 年 5 月第 2 次印刷
出　　版　吉林科学技术出版社
发　　行　吉林科学技术出版社
地　　址　长春市福祉大路 5788 号出版集团 A 座
邮　　编　130118
储运部电话　0431－86059116
编辑部电话　0431－81629520
印　　刷　保定市铭泰达印刷有限公司
书　　号　ISBN 978－7－5578－7348－6
定　　价　49. 80 元

前　言

《诊断学》是运用医学基本理论、基本知识和基本技能对疾病进行诊断的一门学科，是基础医学向临床医学过渡的桥梁课程，是医学专业学生的主干课程之一，为医学生必须精读的学科。

《诊断学》是基础医学过渡到临床医学的一门重要学科，是必修课程。本书所编写内容紧扣诊断学基础，内容进行精心设计和筛选，着重体现专业特征性，强调实用性、可读性、系统性和科学性。

全书分为常见症状，问诊、和临床诊断的步骤，体格检查，实验诊断学，影像诊断学，器械检查，病历书写即及临床思维方法8章。常见症状篇条理清晰地介绍了临床各系统常见症状的病因、临床表现、问诊要点。问诊、医患基本沟通技能和临床诊断的步骤篇主要介绍问诊内容、方法及临床诊断的原则、步骤，紧扣目前紧张的医疗环境。体格检查篇简明扼要地介绍基本检查方法、各重要系统视触叩听的检查方法和内容、临床意义。实验诊断学篇主要介绍临床常用的实验检查项目的指标值及其临床应用，并简述了前瞻性的实验检测项目。影像诊断学篇与其他诊断学教材不同之处在于，以器官系统的角度介绍各常见系统的影像学表现特点和临床应用。其他辅助检查篇主要介绍了心电图的正常表现和临床应用、临床判断，以及消化内镜检查、临床常用诊断技术的概念、方法和临床应用。病历书写篇主要介绍病历书写的要求、常用医疗文书的概念和内容，以及电子病历书写的要求和管理。全书编写内容紧密结合临床，深入浅出，语言精练，表达重点突出，可增加读者的感性认识，使读者易读、易懂。

本书在编写过程中，认真参阅了国内外最新版书籍的基础上，严谨行稿，反复审阅，尽最大努力编写；但由于时间仓促，经验有限，难免存在疏忽和错误，期盼各位同行在阅读本书之后，提出宝贵意见和建议，不吝赐教，供我们再版时修正完善。

编　者

目录

第一章　常见症状

症状(symptom)是指患者主观感受到的不适或被发现的客观病态改变,如发热、咳嗽、黄疸等。有些症状只有主观能感觉到,如疼痛;有些症状主、客观均能发现,如黄疸、呼吸困难;也有的症状主观无异常,只有客观检查才能发现,如腹部包块等。

症状学主要研究症状的病因、发生机制、临床特点及其在疾病诊断中的作用。症状是疾病诊断、鉴别诊断的线索和依据,是反映病情的重要指标之一。疾病的症状很多,同一症状可在不同的疾病中出现,同一疾病可有不同的症状。因此,在诊断疾病时切忌单凭一个或几个常见症状片面地做出诊断。

第一节　发热

发热(fever)是机体在致热原(pyrogen)作用下或各种原因引起体温调节中枢的功能障碍时,体温升高超出正常范围。正常人的体温在体温调节中枢的调控下,通过神经、体液因素使产热和散热过程保持动态平衡,使体温在相对恒定的范围内波动。

正常人体温一般为 36～37℃,不同个体之间的体温可能有所不同,且受机体内、外因素的影响。在 24 小时内,下午体温较早晨稍高,剧烈运动或进餐后体温可略升高,妇女月经前及妊娠期体温略高。老年人因代谢率稍低,体温可低于青壮年。另外,在高温环境下体温也可稍升高。

一、病因

发热的病因甚多,根据致热原性质和来源不同,分为感染性发热和非感染性发热两大类。

(一)感染性发热

各种病原体如细菌、病毒、真菌、支原体、立克次体、螺旋体、寄生虫等侵入机体后,引起相应的疾病并出现发热称感染性发热。感染性发热占发热病因的 50%—60%,其中细菌感染居首,占 43%。

(二)非感染性发热

凡是病原体以外的各种物质引起的发热均属于非感染性发热。常见病因如下。

1. 血液病。如白血病、淋巴瘤、恶性组织细胞病等。

2. 结缔组织。病。如系统性红斑狼疮、皮肌炎、类风湿关节炎等。

3. 变态反应性疾病。如风湿热、药物热、溶血反应等

4. 内分泌与代谢疾病。如甲状腺功能亢进症、甲状腺炎、重度脱水等。

5. 血栓及栓塞疾病。如心肌梗死、肺梗死和肢体坏死等,通常称为吸收热。

6.恶性肿瘤。各种恶性肿瘤均有可能出现发热。

7.颅内疾病。因中枢神经系统病变引起体温调节中枢异常所产生的发热,称为中枢性发热,以脑血管病、脑外伤及脑部手术等较常见,也可见于脑部肿瘤、癫痫、酒精戒断及急性颅内压升高等。

8.皮肤病变。皮肤广泛病变致皮肤散热减少而发热,见于广泛性皮炎、鱼鳞病等。

9.自主神经功能紊乱。由于自主神经功能紊乱,影响正常体温调节过程,使产热大于散热,体温升高,但多为低热,常伴有自主神经功能紊乱的其他。表现,属功能性发热范畴。常见的有以下几种。

(1)原发性低热,由于自主神经功能紊乱所致的体温调节障碍。

(2)感染后低热,即感染已愈,仍遗有低热,此系体温调节中枢对体温的调节功能仍未恢复正常所致。

(3)夏季低热,低热仅发生于夏季,气温下降后,体温亦下降至正常,每年如此反复出现,数年后可自愈。

(4)生理性低热,如精神紧张、剧烈运动后、月经前及妊娠初期均可出现低热。

(三)不明原因发热

对于部分患者,其体温升高在中等度(38.5℃)以上,并至少持续2~3周以上,经详细询问病史、体检和常规实验室检查仍未能明确诊断者,称为不明原因发热(fever of unknown origin,FUO)。

二、发生机制

由于各种原因导致产热增加或散热减少都会引起发热。各种不同原因的发热,其发病机制大致分为两类:一类是由于致热原所致;另一类是由于非致热原因素引起。

(一)致热原性发热

致热原包括外源性致热原和内源性致热原两大类。

1.外源性致热原外源性致热原包括:①各种微生物病原体及其产物。②炎性渗出物及无菌性坏死组织。③抗原抗体复合物。④某些类固醇物质。⑤多糖体成分及多核苷酸、淋巴细胞激活因子等。外源性致热原多为大分子物质,不能通过血脑屏障直接作用于体温调节中枢,而是通过激活血液中的中性粒细胞、嗜酸性粒细胞和单核-吞噬细胞系统,使其产生并释放内源性致热原,引起发热。

2.内源性致热原内源性致热原主要有白细胞介素-1(IL-1)、白细胞介素-6(IL-6)、肿瘤坏死因子(TNF)和干扰素等。内源性致热原分子量较小,其致热原性可被蛋白酶类破坏。内源性致热原可通过血脑屏障直接作用于体温调节中枢,使调定点(温阈)上升,体温调节中枢必须对体温加以重新调节,发出调节冲动,通过垂体内分泌因素使代谢增加或通过运动神经使骨骼肌阵缩,使产热增多;另一方面,可通过交感神经使皮肤血管及竖毛肌收缩,排汗停止,散热减少。这一综合调节作用使产热大于散热而发热。

(二)非致热原性发热

非致热原性发热常见于以下情况。

1. 体温调节中枢直接受损。如颅脑损伤、炎症等。

2. 引起产热过多的疾病。如甲状腺功能亢进症等。

3. 引起散热减少的疾病。如范围较广泛的皮肤病、心力衰竭等。

三、临床特点

(一)发热的分度

按照发热时体温的高低分度，体温在37.3～38℃为低热，38.1～39℃为中度发热，39.1～41℃为高热，41℃以上为超高热。

(二)发热的临床过程及特点

发热的临床经过一般分为以下3个阶段。

1. 体温上升期。此期常有疲乏无力、肌肉酸痛、皮肤苍白、畏寒或寒战等现象。该时期产热大于散热，使体温上升。

2. 高热期。是指体温上升达高峰之后保持一定时间，持续时间的长短可因病因不同而异。在此时期，体温已达到或高于上移的体温调定点水平，体温调节中枢不再发出寒战冲动，故寒战消失；皮肤血管由收缩转为舒张，使皮肤发红并有灼热感；呼吸加深加快；开始出汗并逐渐增多。此时机体产热和散热在较高水平保持相对平衡。

3. 体温下降期。由于病因的消除，致热原的作用逐渐减弱或消失，体温中枢的体温调定点逐渐降至正常水平，使体温降至正常。该时期产热相对减少，散热大于产热，表现为出汗多、皮肤潮湿。

(三)热型及临床意义

发热患者在不同时间测得的体温数值分别记录在体温单上，将各体温数值点连接起来形成体温曲线，该曲线的不同形态(形状)称为热型(fever type)。临床上常见的热型有以下几种。

1. 稽留热(continued fever)。体温恒定地维持在39～40℃以上的高水平，达数天或数周。24小时内体温波动范围不超过1℃。常见于细菌性肺炎、斑疹伤寒及伤寒高热期。

2. 弛张热(remittent fever)。又称败血症热型，体温常在39℃以上，波动幅度大，24小时内波动范围超过2℃，但都在正常水平以上。常见于败血症、风湿热、重症肺结核及化脓性炎症等。

3. 间歇热(intermittent fever)。亦称消耗热，体温骤升达高峰后持续数小时，又迅速降至正常水平，无热期(间歇期)可持续1天至数天，如此高热期与无热期反复交替出现。

5. 回归热。体温急剧上升达39℃或以上，持续数天后又骤然下降到正常水平。高热期与无热期各持续若干天后规律性交换一次。可见于回归热、霍奇金病等。

6. 不规则热(irregular fever)。发热的体温曲线无一定规律，可见于结核病、风湿病、支气管炎、渗出性胸膜炎等。

热型的不同有助于发热病因的诊断或鉴别诊断。但必须注意：①由于抗生素的广泛应用，及时控制了感染，或因解热药及肾上腺皮质激素的应用，可使某些疾病的特征性热型变得不典型或呈不规则热型；②热型也与个体反应的强弱有关，如老年人休克型肺炎时可仅有低热或无发热，而不具备肺炎的典型热型。

四、伴随症状

1.发热伴寒战。常见于大叶性肺炎、败血症、急性胆囊炎、急性肾盂肾炎、流行性脑脊髓膜炎、急性溶血、输血反应、疟疾等。

2.发热伴咳嗽、咳痰。可见于多种支气管及肺部疾病。

3.发热伴结膜充血。多见于流行性出血热、钩端螺旋体病、麻疹、斑疹伤寒等。

4.发热伴淋巴结肿大。见于白血病、淋巴瘤、传染性单核细胞增多症、淋巴结结核等。

5.发热伴肝、脾大。常见于传染性单核细胞增多症、病毒性肝炎、肝及胆道感染、白血病、淋巴瘤、黑热病等。

6.发热伴出血。发热伴皮肤黏膜出血可见于某些急性传染病，如流行性出血热、病毒性肝炎、斑疹伤寒、败血症等。也可见于某些血液病，如急性白血病、重症再生障碍性贫血等。

7.发热伴关节肿痛。常见于败血症、猩红热、布氏杆菌病、风湿热及结缔组织病等。

8.发热伴皮疹。常见于麻疹、风疹、猩红热、水痘、斑疹伤寒及药物热等。

9.发热伴昏迷。先发热后昏迷者常见于流行性乙型脑炎、斑疹伤寒、流行性脑脊髓膜炎、中毒性细菌性痢疾及中暑等；先昏迷后发热者见于脑出血、巴比妥类药物中毒等。

第二节　水肿

人体组织间隙有过多的液体积聚而使组织肿胀，称为水肿(edema)。水肿可分为全身性水肿和局部性水肿。当液体在体内组织间隙呈弥漫性分布时称全身性水肿；液体集聚在局部组织间隙时称局部水肿；发生于体腔内称积液，如胸腔积液、腹水、心包积液等。一般情况下，水肿不包括如脑水肿、肺水肿等内脏器官的局部水肿。

一、病因

1.全身性水肿

(1)心源性水肿。见于各种原因引起的心力衰竭，如肺源性心脏病、肺动脉高压、缩窄性心包炎等。

(2)肾源性水肿。可见于各型肾炎和肾病，如急性肾小球肾炎、慢性肾小球肾炎、肾病综合征、梗阻性肾病等。

(3)肝源性水肿。见于肝硬化失代偿期、重症肝炎、肝肿瘤等。

(4)营养不良性水肿。见于慢性消耗性疾病长期营养缺乏、胃肠吸收不良、维生素缺乏等。

(5)其他。原因的全身性水肿。①药物性水肿，一些药物可致水钠潴留，如肾上腺皮质激素、雌激素、雄激素和萝芙木制剂等。②甲状腺功能减退时颜面和下肢黏液性水肿，表现为非凹陷性水肿。③经前期紧张综合征，在月经前1周左右出现眼睑、踝部等的轻度水肿，月经过后消退。④特发性水肿，主要见于女性，原因未明。⑤妊娠高血压综合征、硬皮病、皮肌炎、血清病及间脑综合征等也可有水肿。

2. 局部性水肿

(1)毛细血管通透性增加。见于局部炎症、创伤、过敏等引起的血管神经性水肿等。

(2)局部静脉回流受阻所致水肿。如浅部或深部静脉血栓、上腔静脉综合征及静脉曲张等。

(3)淋巴回流受阻所致水肿。如丝虫病所致的象皮肿、淋巴组织损伤或受压和淋巴管炎等。

二、发生机制

正常人体的水分约占总体重的60%,分为细胞内液、组织间液及血液。细胞内液比较稳定,而血液则不断地从毛细血管小动脉端滤出至组织间隙成为组织间液,组织间液又不断从毛细血管小静脉端回吸收入血管中,淋巴管也参与组织间液的回吸收,两者保持动态平衡,因此,组织间隙无过多液体积聚。保持这种动态平衡主要有4种压力因素,即毛细血管内静水压、组织间隙的组织压、血浆胶体渗透压和组织间液胶体渗透压。当维持液体平衡的因素,发生障碍时,出现组织间液的生成多于回吸收,则可产生水肿。产生水肿的主要因素为:①水钠潴留,如继发性醛固酮增多症等。②毛细血管小静脉端静水压升高,如右心功能不全等。③毛细血管通透性增高,如急性肾小球肾炎等。④血浆胶体渗透压降低,如严重的低蛋白血症等。⑤淋巴回流受阻,如丝虫病等。⑥组织压力减低。在大多数水肿中,肾性水钠潴留是水肿发生的主要原因,毛细血管的压力梯度(即驱使液体离开血管的压力与重新进入血管的压力之差)决定水肿的部位。

三、临床特点

根据引起水肿的病因不同,水肿可分为以下几种:

1. 心源性水肿。特点为先出现身体下垂部位的水肿,逐渐向上部延及全身,活动后加重,休息后减轻。颜面部一般不水肿。水肿为对称性、凹陷性。伴右心衰竭的其他。表现,如颈静脉怒张、肝大、静脉压升高、心脏增大,严重时可出现胸腔积液和腹水。此外,心源性水肿还可见于心包积液、心肌梗死等。

2. 肾源性水肿。其特点为疾病早期晨间起床时有眼睑和颜面水肿,以后逐渐发展为全身性水肿。常有尿液改变、高血压及肾功能损害的表现。在水肿出现之前常有上呼吸道感染、皮肤感染等前期病史。

3. 肝源性水肿。失代偿期肝硬化主要表现为腹水,也可首先出现踝部水肿,逐渐向上蔓延,而头、面部及上肢常无水肿。门脉高压症、低蛋白血症、肝淋巴液回流障碍、继发性醛固酮增多等因素是水肿与腹水形成的主要机制。

4. 营养不良性水肿。水肿常从足部开始,逐渐蔓延全身。水肿前有体重减轻、消瘦等。

四、伴随症状

1. 水肿伴肝大者为心源性水肿、肝源性水肿或营养不良性水肿,而同时有颈静脉怒张者则为心源性水肿。

2. 水肿伴重度蛋白尿,常为肾源性水肿,而轻度蛋白尿也可见于心源性水肿。

3. 水肿伴呼吸困难和发绀者,常提示由于心脏病、上腔静脉阻塞综合征等所致。

4. 水肿与月经周期有关,伴失眠、烦躁及思想不集中者,可见于经前期紧张综合征。

第三节　呼吸困难

呼吸困难(dyspnea)是指患者主观感到空气不足、呼吸费力,客观上表现为呼吸运动用力,严重时出现张口耸肩、鼻翼扇动、端坐呼吸、甚至发绀,并有呼吸频率、深度及节律的改变。

一、病因

1.呼吸系统疾病。常见于①呼吸道阻塞或气流受限:如支气管哮喘、慢性支气管炎、阻塞性肺气肿、慢性阻塞性肺疾病(chronic obstructive pulmonary diseases,COPD),以及喉、气管和支气管的炎症、水肿、肿瘤或异物等所致的狭窄或阻塞。②肺部疾病:如支气管肺炎、肺癌、肺水肿、肺脓肿、肺淤血、肺间质性疾病和细支气管肺泡癌等。③胸壁、胸廓及胸膜腔疾病:如胸腔积液、自发性气胸、胸壁炎症、广泛胸膜粘连、严重胸廓脊柱畸形、结核及外伤等。④神经肌肉疾病:如脊髓灰质炎、重症肌无力、急性多发性神经根神经炎及药物所致的呼吸肌麻痹等。⑤膈肌活动受限:如膈肌麻痹、大量腹水、腹腔巨大肿瘤、胃扩张及妊娠末期等。

2.循环系统疾病。如各种原因引起的左心衰竭和(或)右心衰竭、肺栓塞、心脏压塞等。

3.中毒。如急性一氧化碳中毒、有机磷杀虫药中毒、氯化物中毒、吗啡类药物中毒及糖尿病酮症酸中毒等。

4.血液系统疾病。重度贫血、高铁血红蛋白血症及硫化血红蛋白血症等。

5.神经精神性疾病。如脑出血、脑外伤、脑肿瘤、脑膜炎、脑脓肿等颅脑疾病引起呼吸中枢功能障碍及焦虑症等精神性因素所致的呼吸困难。

二、发病机制

1.肺源性呼吸困难。主要是由于呼吸系统疾病引起通气、换气功能障碍导致缺氧和(或)二氧化碳潴留所致。①呼吸道疾病引起呼吸道狭窄或阻塞致肺通气减少;②肺部疾病使弥散膜面积减少和肺泡通气/血流比例失调,影响肺换气功能;③胸壁、胸廓及胸腔疾病使胸壁顺应性降低,呼吸运动受限,肺通气明显减少,肺泡氧分压降低,引起缺氧;④呼吸肌功能障碍限制呼吸运动,同时影响肺通气和换气功能。

2.心源性呼吸困难。主要由左心衰竭和(或)右心衰竭所致。左心衰竭时呼吸困难更为严重,左心衰竭发生呼吸困难的主要原因是肺淤血和肺泡弹性降低。其机制为:①肺淤血使气体弥散功能降低。②肺泡张力增高,刺激牵张感受器,通过迷走神经反射兴奋呼吸中枢。③肺泡弹性减退,使肺活量减少。④肺循环压力升高对呼吸中枢的反射性刺激。急性左心衰竭时常出现夜间阵发性呼吸困难伴喘息,称为“心源性哮喘”(cardiac asthma)。其发生机制为:①睡眠时迷走神经兴奋性增高,使冠状动脉收缩,心肌供血不足,心功能降低。②仰卧时肺活量减少和下半身静脉回流量增多,致肺淤血加重。③迷走神经兴奋性增高等引起小支气管收缩,肺泡通气量减少。④呼吸中枢敏感性降低,对肺淤血引起的轻度缺氧反应迟钝,当淤血加重、缺氧明显时,才刺激呼吸中枢做出应答反应。

右心衰竭严重时也可引起呼吸困难，但程度较左心衰竭轻。右心衰竭时呼吸困难的原因主要是体循环淤血。右心衰竭呼吸困难的发生机制为：①右心房和上腔静脉压升高，刺激压力感受器反射性地兴奋呼吸中枢。②血氧含量减少，乳酸、丙酮酸等代谢产物增加，刺激呼吸中枢。③淤血性肝大、腹水和胸腔积液，使呼吸运动受限，肺受压，气体交换面积减少。临床上主要由慢性肺源性心脏病、某些先天性心脏病或由左心衰竭发展而成。渗出性心包炎或缩窄性心包炎虽无右心衰竭，但由于大量心包渗液致心脏压塞或心包纤维性增厚、钙化、缩窄，使心脏舒张受限，引起体循环静脉淤血所致。

3. 中毒性呼吸困难。①尿毒症、糖尿病酮症酸中毒时，血中酸性代谢产物增多，强烈刺激颈动脉窦、主动脉体化学受体或直接兴奋呼吸中枢使呼吸深而规则。②某些药物如吗啡类、巴比妥类等中枢抑制药和有机磷杀虫药中毒时，可抑制呼吸中枢致呼吸缓慢。③亚硝酸盐、苯胺类、一氧化碳或割化物等化学毒物中毒可导致机体缺氧引起呼吸困难，其发生呼吸困难的机制分别是：亚硝酸盐和苯胺类中毒时，使血红蛋白生成高铁血红蛋白失去携氧的能力而导致缺氧；一氧化碳中毒时，吸入的一氧化碳与血红蛋白结合形成碳氧血红蛋白，失去携带氧的能力导致缺氧而产生呼吸困难；氯化物和含氧化物较多的苦杏仁、木薯中毒时，氯离子抑制细胞色素氧化酶的活性，影响细胞的呼吸作用，导致组织缺氧引起呼吸困难，严重时引起脑水肿抑制呼吸中枢。

4. 血源性呼吸困难。多由于红细胞携带氧减少，血氧含量减少，刺激呼吸中枢所致。大出血或休克时，因缺氧和血压下降，刺激呼吸中枢，也可出现呼吸困难。

5. 神经精神性呼吸困难。常因颅内压增高和脑供血减少刺激呼吸中枢或神经肌肉麻痹，或过度通气而发生呼吸性碱中毒等引起。临床上还可见到精神性呼吸困难，即无器质性疾病的呼吸困难。

三、临床特点

1. 肺源性呼吸困难临床上常分为 3 种类型

(1)吸气性呼吸困难。由喉部水肿、气管肿瘤、气管和支气管内膜结核等原因引起喉部、气管、大支气管的狭窄和阻塞所致。表现为吸气显著费力，吸气加深，常伴有干咳及高调吸气性喉鸣，严重者由于呼吸肌极度用力，胸腔负压增加，吸气时可见“三凹征”(three：depression sign)，即胸骨上窝、锁骨上窝和肋间隙明显凹陷。

(2)呼气性呼吸困难。常见于喘息型慢性支气管炎、慢性阻塞性肺气肿、慢性阻塞性肺：疾病、支气管哮喘及弥漫性细支气管炎等，表现为呼气缓慢、费力，呼气时间明显延长，常伴有呼气期哮鸣音，常由于小支气管痉挛或炎症和(或)肺泡弹性下降所致。

(3)混合性呼吸困难。见于肺部和胸膜疾病。如重症肺炎、重症肺结核、大面积肺栓塞、弥漫性肺间质病变、大量胸腔积液、气胸及广泛性胸膜增厚等。表现为吸气期与呼气期均感呼吸费力，呼吸变快变浅，可伴有呼吸音异常和病理性呼吸音，常由于肺或胸膜腔病变使肺呼吸面积减少导致肺换气功能障碍所致。

2. 心源性呼吸困难。由于活动时心脏负荷加重，机体耗氧量增加；坐位时下半身回心血；量减少，肺淤血减轻，且坐位时膈肌位置较低，膈肌活动增大，肺活量增加。故左心衰竭时呼吸困难的特点：表现为混合性呼吸困难，活动时呼吸困难出现或加重，休息时减轻或消失，仰卧时加重，坐位减轻。故当患者病情较重时，通常被迫取半坐位或端坐体位呼吸(or-

thopnea）。急性左心衰竭时，常出现夜间阵发性呼吸困难，表现为睡眠中突感胸闷、气急，被迫坐起，惊恐不安。轻者数分钟或数十分钟后症状逐渐消失；重者可见端坐呼吸、面色发绀、出汗，有哮鸣音，咳浆液性粉红色泡沫痰，两肺底有较多湿啰音，心率加快，可有奔马律。这种呼吸困难称“心源性哮喘”，是由于各种心脏病发生急性左心功能不全，导致急性肺水肿所致。常见疾病有高血压心脏病、冠状动脉硬化性心脏病、心肌病及风湿性心脏病等。右心衰竭严重时也可引起呼吸困难，主要见于慢性肺源性心脏病。

3. 中毒性呼吸困难。代谢性酸中毒所致的呼吸困难表现为深长而规则的呼吸，可伴有鼾音，称为酸中毒大呼吸（Kussmaul 呼吸）。见于尿毒症、糖尿病酮症等。吗啡类、巴比妥类等中枢抑制药和有机磷杀虫药中毒时，呼吸中枢受到抑制，呼吸变浅变慢，且常伴有呼吸节律的改变如 Cheyne－Stokes 呼吸（潮式呼吸）或 Biots 呼吸（间停呼吸）。急性感染和急性传染病时，体温升高和毒性代谢产物刺激兴奋呼吸中枢，使呼吸频率增快。

4. 血源性呼吸困难。由于红细胞数量减少或携氧能力降低，使血氧含量降低，表现为代偿性的呼吸浅快、心率快。

5. 神经精神性呼吸困难。神经性呼吸困难主要是由于呼吸中枢受增高的颅内压影响，呼吸变为慢而深，并常伴有呼吸节律的改变，如双吸气（抽泣样呼吸）、呼吸遏制（吸气突然停止）等。精神性呼吸困难，临床上常见于癔病患者。癔病患者呼吸困难发作的特点是可突然出现，主要表现为呼吸频率快而浅，1 分钟可达 60～100 次，常因通气过度而发生呼吸性碱中毒，出现口周、肢体麻木和手足搐搦，严重时可有意识障碍。叹息样呼吸，患者自述呼吸困难，但并无呼吸困难的客观表现，偶尔出现一次深大吸气，伴有叹息样呼气，在叹息之后自觉轻快，这实际是一种神经症表现。

四、伴随症状

1. 发作性呼吸困难伴哮鸣音。见于支气管哮喘、气管和支气管内膜结核、大气道肿瘤、心源性哮喘；骤然发生的严重呼吸困难出现哮鸣音，多见于急性喉水肿、气管异物、大面积肺栓塞及自发性气胸等。

2. 呼吸困难。伴发热见于大叶性肺炎、肺炎、肺脓肿、肺结核、胸膜炎、急性心包炎及咽后壁脓肿等。

3. 呼吸困难。伴一侧胸痛见于大叶性肺炎、急性渗出性胸膜炎、肺栓塞、气胸、支气管肺癌及急性心肌梗死等。

4. 呼吸困难。伴咳嗽、咳痰见于慢性支气管炎、阻塞性肺气肿、慢性阻塞性肺疾病继发肺部感染、支气管扩张及肺脓肿等；伴脓痰常见于呼吸系统感染；伴大量泡沫痰可见于有机磷中毒；伴粉红色泡沫痰见于急性肺水肿。

5. 呼吸困难。伴意识障碍多见于脑出血、脑膜炎、糖尿病酮症酸中毒、尿毒症、肺性脑病、急性中毒及重症肺炎等。

第四节　头痛

头痛（headache）是指头颅内外各种性质的疼痛。很多疾病伴有头痛，多无特殊意义。

例如，全身感染、发热性疾病常伴有头痛，精神紧张、过度疲劳也可有头痛。但反复发作或持续的头痛，可能意味着存在某些器质性疾病，应全面检查，明确诊断，及时治疗。

一、病因

1. 颅脑病变

(1)感染。如脑膜炎、脑膜脑炎、脑炎、脑脓肿等。

(2)血管病变。如蛛网膜下腔出血、脑出血、脑血栓形成、脑栓塞、高血压脑病、脑供血不足、脑血管畸形等。

(3)占位性病变。如脑肿瘤、颅内转移癌、颅内白血病浸润、颅内猪囊尾蝴病或棘球蝴病等。

(4)颅脑外伤。如脑震荡、脑挫伤、硬膜下血肿、颅内血肿、脑外伤后遗症。

(5)其他。如偏头痛、丛集性头痛(组胺性头痛)、头痛型癫痫。2. 颅外病变

(1)颅骨疾病。如颅底凹入症、颅骨肿瘤。

(2)颈部疾病。如颈椎病及其他。颈部疾病。

(3)神经痛。如三叉神经痛、舌咽神经痛及枕神经痛。

(4)其他。。如眼、耳、鼻和牙疾病所致的头痛。

3. 全身性疾病

(1)急性感染。如流行性感冒、肺炎、伤寒等发热性疾病。

(2)心血管疾病。如高血压病、心力衰竭。

(3)中毒如铅、乙醇、一氧化碳、有机磷、药物(如颠茄、水杨酸类)等中毒。

(4)其他。。如尿毒症、低血糖、贫血、肺性脑病、系统性红斑狼疮、月经期及绝经期头；痛、中暑等。

二、发生机制

颅外各层组织及吡邻组织对痛觉均敏感，颅内组织对痛觉敏感只局限于一部分血管及软：脑膜、硬脑膜，传导颅内外痛觉的神经主要是第Ⅴ、第Ⅸ、第Ⅹ3 对脑神经和颈神经，颅内外的痛敏结构受到各种病变损害时，可引起多种性质的头痛。

1. 血管因素。各种原因引起的颅内外血管的收缩、扩张以及血管受牵引、挤压。

2. 脑膜受刺激或牵拉。

3. 具有痛觉的脑神经(第Ⅴ、第Ⅸ、第Ⅹ3 对脑神经)和颈神经被刺激、挤压或牵拉。

4. 头、颈部肌肉的收缩。

5. 五官和颈椎病变引起的头面痛。

6. 内分泌功能紊乱。

7. 神经功能紊乱。

三、临床特点

1. 发病情况。急性起病并有发热者常为感染性疾病所致。急剧的头痛，持续不减，并有不同程度的意识障碍而无发热者，提示颅内血管性疾病(如蛛网膜下腔出血)。长期的反复发作性头痛或搏动性头痛，多为血管性头痛(如偏头痛)或神经官能症。慢性进行性头痛并

有颅内压增高的症状(如呕吐、缓脉、视盘水肿),应注意颅内占位性病变。青壮年慢性头痛,但无颅内压增高,常因焦急、情绪紧张而诱发,多为肌收缩性头痛(或称紧张性头痛)。

2.头痛部位。头痛部位是单侧或双侧、前额或枕部、局部或弥散、颅内或颅外,对病因诊断有一定价值。偏头痛及丛集性头痛多在一侧;颅内病变的头痛常为深在性且较弥散;高血压引起的头痛多在额部或整个头部;全身性或颅内感染性疾病的头痛多为全头部痛;蛛网膜下腔出血或脑脊髓膜炎除头痛外,尚有颈痛;眼源性头痛为浅在性且局限于眼眶、前额;鼻源性头痛或牙源性头痛也多为浅表性疼痛。

3.头痛的程度与性质。头痛的程度一般分为轻度、中度、重度,但与病情的轻重并无平行关系。三叉神经痛、偏头痛及脑膜刺激的疼痛最为剧烈;脑肿瘤的痛多为中度或轻度;高血压性头痛、血管性头痛及发热性疾病的头痛,常带搏动性;神经痛多呈电击样痛或刺痛肌肉收缩性头痛多为重压感、紧箍感或钳夹样痛。

4.头痛发生的时间与持续时间。某些头痛可发生在特定时间,如颅内占位性病变常于清晨头痛加剧;鼻窦炎的头痛也常发生于清晨或上午;丛集性头痛常在晚间发生;女性偏头痛常与月经期有关;脑肿瘤的头痛多为持续性,可有长短不等的缓解期。

5.加重、减轻或激发头痛的因素。咳嗽、打喷嚏、摇头、俯身可使颅内高压性头痛、血管性头痛、颅内感染性头痛及肿瘤性头痛加剧。丛集性头痛直立时可缓解。颈部肌肉急性炎:症所致的头痛可因颈部运动而加剧,慢性或职业性颈部肌肉痉挛所致的头痛,可因活动按摩:颈肌而逐渐缓解。偏头痛应用麦角胺后可缓解。

四、伴随症状

1.头痛同时伴剧烈呕吐者提示为颅内压增高,头痛在呕吐后减轻者可见于偏头痛。
2.头痛伴眩晕者见于小脑肿瘤、椎一基底动脉供血不足。
3.头痛伴发热者常见于全身性感染性疾病或颅内感染。
4.慢性进行性头痛伴精神症状者应注意颅内肿瘤。
5.慢性头痛突然加剧并有意识障碍者提示可能发生脑疝。
6.头痛伴视力障碍者可见于青光眼或脑疝。
7.头痛伴脑膜刺激征者提示有脑膜炎或蛛网膜下腔出血。
8.头痛伴癫痫发作者可见于脑血管畸形、脑内寄生虫病或脑肿瘤。
9.头痛伴重压、金箍感可能为肌收缩性头痛。
10.头痛伴神经功能紊乱症状者可能是神经功能性头痛。

第五节 胸痛

胸痛(chest pain)主要由胸部疾病所引起,但也可由其他。部位的病变所致。

一、病因

1.心血管疾病。心绞痛、急性心肌梗死、心肌病、急性心包炎、二尖瓣或主动脉瓣的病变、胸主动脉瘤、主动脉窦动脉瘤、肺梗死、心脏神经官能症。

2.呼吸系统疾病。胸膜炎、胸膜肿瘤、自发性气胸、肺炎、支气管炎、肺癌等。

3.纵隔疾病。纵隔炎、纵隔脓肿、纵隔肿瘤。

4.胸壁疾病。急性皮炎、皮下蜂窝织炎、带状疱疹、非化脓性肋软骨炎、肌炎、流行性肌炎、肋间神经炎、肋骨骨折、多发性骨髓瘤、白血病对神经压迫或浸润。其特点为疼痛部位固定，局部有压痛。

5.其他。。食管炎、食管癌、食管裂孔疝、膈下脓肿、肝脓肿、脾梗死等。

二、发生机制

各种刺激因子如缺氧、炎症、癌肿浸润、组织坏死以及物理、化学因子都可刺激胸部感觉神经纤维产生痛觉冲动，传入大脑皮质的痛觉中枢引起胸痛。胸部感觉神经纤维有：①肋间神经感觉纤维。②支配心脏和主动脉的交感神经纤维。③支配气管与支气管的迷走神经纤维。④膈神经的感觉纤维。

三、临床表现

1.发病年龄。青壮年胸痛，应注意结核性胸膜炎、自发性气胸、心肌病、风湿性心脏病，而在老年人则应注意心绞痛、心肌梗死与支气管肺癌。

2.胸痛部位。胸壁的炎症性病变，局部可有红、肿、热、痛表现。带状疱疹是成簇的水疱沿一侧肋间神经分布伴神经痛，疱疹不超过体表中线。非化脓性肋骨软骨炎多侵犯第一、第二肋软骨，呈单个或多个隆起，有疼痛，但局部皮肤无红肿表现。食管及纵隔病变，胸痛多在胸骨后。心绞痛及心肌梗死的疼痛多在心前区及胸骨后或剑突下。自发性气胸、胸膜炎及肺梗死的胸痛多位于患侧的腋前线及腋中线附近。

3.胸痛性质。带状疱疹呈刀割样痛或灼痛。食管炎则多为烧灼痛。心绞痛呈绞窄性痛并有窒息感，可向左肩和左臂内侧放射；心肌梗死则疼痛更剧烈而持久。干性胸膜炎常呈尖锐。

的刺痛或撕裂痛。肺癌常有胸部闷痛。肺梗死则表现突然的较剧烈刺痛，并伴有呼吸困难与发绀。食管炎多呈烧灼痛。

4.影响胸痛的因素。劳累、精神紧张可诱发心绞痛发作，休息或含服硝酸甘油片，可使绞痛缓解。用力呼吸及咳嗽，使胸膜炎的胸痛加剧。服用抗酸药和胃动力药物（如多潘立酮等）后反流性食管炎的胸骨后烧灼痛可缓解或消失。

四、伴随症状

1.胸痛伴吞咽困难者提示食管疾病。

2.胸痛伴有咳嗽或咯血者提示为肺部疾病，可能为肺炎、肺结核、肺癌或肺栓塞。

3.胸痛伴呼吸困难者提示肺部较大面积病变，如大叶性肺炎或自发性气胸、渗出性胸膜炎以及过度换气综合征（hyperventilation syndrome）。

第六节　腹痛

腹痛（abdominal pain）是临床极其常见的症状。腹痛多由腹部脏器疾病所致，但胸部疾病及全身性疾病也可引起腹痛。病变的性质可为器质性，也可能是功能性。由于发病原因比较复杂，故对腹痛患者必须仔细询问病史，认真进行全面体格检查和必要的辅助检查（包括：化验检查与器械检查）才能做出正确的诊断。临床上一般将腹痛分为急性腹痛与慢性腹痛。其中属于外科范围（须做外科紧急处理）的急性腹痛称为急腹症（acute abdomen）。

一、病因

1.急性腹痛

（1）腹膜炎症。多由胃肠穿孔、肠梗阻等引起，偶可见自发性腹膜炎。

（2）腹腔器官急性炎症。如急性胃炎、急性肠炎、急性胰腺炎、急性出血坏死性肠炎、急性胆囊炎等。

（3）空腔脏器阻塞或扩张。如肠梗阻、胆道结石、胆道蛔虫症、泌尿系结石梗阻等。

（4）脏器扭转或破裂。如肠扭转、肠绞窄、肠系膜或大网膜扭转、卵巢扭转、肝破裂、脾破裂、异位妊娠破裂等。

（5）腹腔内血管阻塞。如缺血性肠病、腹主动脉夹层等。

（6）胸腔疾病所致的腹部牵涉性痛。如肺炎、肺梗死、心绞痛、心肌梗死、急性心包炎、胸膜炎、食管裂孔疝。

（7）腹壁疾病。如腹壁挫伤、腹壁脓肿及腹壁带状疱疹。

（8）全身性疾病所致的腹痛。如腹型过敏性紫癜、腹型风湿热、尿毒症、铅中毒、血卟啉病等引起的腹痛。

2.慢性腹痛

（1）腹腔内脏器的慢性炎症。如反流性食管炎、慢性胃炎、慢性胆囊炎及胆道感染、慢性胰腺炎、结核性腹膜炎、慢性溃疡性结肠炎、克罗恩病等。

（2）溃疡。如胃、十二指肠溃疡。

（3）腹腔内脏器的扭转或梗阻。如慢性肠梗阻。

（4）包膜张力增加。实质性器官因病变肿胀，导致包膜张力增加而发生的腹痛，如肝淤血、肝癌、肝炎、肝脓肿等常引起右上腹的持续性胀痛。

（5）中毒与代谢障碍。如铅中毒、尿毒症。

（6）肿瘤压迫及浸润。以恶性肿瘤居多，可能与肿瘤不断生长、压迫和侵犯感觉神经有关，多为钝痛。

（7）胃肠神经功能紊乱。如胃神经官能症、肠易激综合征等。

二、临床特点

1.腹痛部位。一般腹痛部位多为病变所在。如胃、十二指肠疾病和急性胰腺炎，疼痛多在中上腹部。胆囊炎、胆石症、肝脓肿等疼痛多在右上腹。急性阑尾炎疼痛在右下腹麦氏点。小肠疾病疼痛多在脐部或脐周。结肠疾病疼痛多在左下腹部。膀胱炎、盆腔炎症及异位妊娠破裂，疼痛在下腹部。弥漫性或部位不定的疼痛见于急性弥漫性腹膜炎（原发性或继发性）、机械性肠梗阻、急性出血性坏死性肠炎、铅中毒、腹型过敏性紫癜等。

2.腹痛性质及程度。突然发生的中上腹剧烈刀割样痛、烧灼样痛多为胃、十二指肠溃疡穿孔。中上腹持续性剧痛或阵发性加剧应考虑急性胰腺炎。泌尿系结石常为阵发性疼痛，疼痛剧烈，患者辗转不安。阵发性剑突下钻顶样疼痛是胆道蛔虫症的典型表现。持续性、广泛性剧烈腹痛并有腹壁肌紧张或板样硬，提示为急性弥漫性腹膜炎。绞痛多为空腔脏器痉挛、扩张或梗阻所致。

3. 诱发因素。胆囊炎或胆石症发作前常有进油腻食物史；急性胰腺炎发作前则常有酗酒史；部分机械性肠梗阻与腹部手术史有关；腹部外伤或工作时用力过猛而突然引起的腹部剧痛并有休克者，可能是肝、脾破裂所致。

4. 腹痛与体位的关系。某些体位可使腹痛加剧，改变体位可使疼痛减轻，为诊断提供线索。如左侧卧位可使胃黏膜脱垂患者的疼痛减轻。膝胸卧位或俯卧位可使十二指肠淤滞症的腹痛及呕吐等症状缓解。胰体癌患者仰卧位时疼痛明显，而前倾位或俯卧位时腹痛减轻；反流性食管炎患者剑突下的烧灼痛在躯体前屈时明显，直立位时可疼痛减轻。

三、伴随症状

1. 腹痛伴有发热、寒战。提示有炎症存在，见于急性胆系感染、肝脓肿、腹腔脓肿（如膈下脓肿等），也可见于腹腔外疾病。

2. 腹痛伴黄疸者。可能与胆系疾病或胰腺疾病有关。急性溶血性贫血也可出现腹痛与黄疸。

3. 腹痛伴休克。同时有贫血者可能是腹腔脏器破裂（如肝、脾破裂或异位妊娠破裂）；无贫血者则见于胃肠穿孔、绞窄性肠梗阻、肠扭转、急性出血坏死性胰腺炎。

4. 腹痛伴血尿。可能为泌尿系疾病（如泌尿系结石）。

腹腔外疾病。如心肌梗死、肺炎也可有腹痛与休克，应特别警惕，以防误诊。

第七节　腰背痛

腰背痛（lumbodorsalgia）主要见于从事体力劳动者，且以下腰背痛更为多见。

一、病因

腰背痛的病因既可能是腰背组织病变直接所致，也可能是邻近组织器官病变引起。这些疾病包括各种先天性疾病、外伤、炎症或骨关节疾病，还可能与某些代谢性疾病、原发或转:移肿瘤等有关。腰背痛累及的范围及部位取决于具体的疾病，可以是某个部位的局限性疼痛，也可以是整个脊柱痛。

1. 脊柱先天性畸形。如脊柱侧弯、脊柱裂或第 5 腰椎骶化等。

2. 外伤。如腰背肌扭伤、劳损，椎体、肋骨骨折及椎间盘突出等。

3. 代谢性骨病。如甲状旁腺功能亢进、骨质疏松等。

4. 风湿性疾病。如血清阴性脊柱关节病，尤其是强直性脊柱炎、类风湿关节炎及骨性关节炎等。

5. 骨破坏性疾病。原发或转移性骨肿瘤，感染如椎体结核、脓肿等。

6. 内脏放射痛。如心绞痛牵涉所致的左肩背痛，胆囊炎、消化性溃疡及胰腺疾病引起的腰背痛，女性盆腔疾病或男性前列腺炎引起的下腰背、腰骶痛等。

7.其他。姿势。不当造成的腰背痛及某些精神异常所致的腰背痛。

二、发病机制

腰背痛病因不同,发生机制也各异。主要有以下几个方面。

1.解剖结构异常。脊柱、肋骨、软组织及椎管内脊髓等组织的解剖结构受到损伤即可引起腰背痛,如椎体、肋骨骨折,骨肿瘤引起的骨结构破坏或腰背肌拉伤等。

2.炎症介质与炎症性反应。类风湿关节炎和血清阴性脊柱关节病等不仅可以引起骨结构的破坏,而且会产生多种炎症因子如白细胞介素、肿瘤坏死因子等。有些炎症因子具有较强的致痛作用,可引起相应部位组织炎性反应,引发疼痛感觉。

3.反射性疼痛。某些内脏与分布体表的传入神经进入脊髓同一节段,并在后角形成联结或整合,来自内脏的痛觉冲动可以直接激发脊髓体表感觉神经元,引起相应体表区域的痛感,即放射痛或牵涉痛,如心绞痛的左肩背痛、胆囊炎的右腰背痛和肾结石的腰背痛等。

三、临床特点

1.腰背痛。腰背痛是腰背部疾病最常见的临床表现。通常,腰背痛最明显的部位是病变所在位置,有时其他。部位也有疼痛感,但较轻。

2.功能障碍。腰背痛多伴有脊柱运动功能障碍,并可能影响四肢的活动,有时呼吸运动也受限制。其原因有二:一是疼痛引起机体自我保护,如骨折或急性扭伤等。躯干、四肢或:关节活动受限,呼吸减慢,可以减轻疼痛;二是疾病导致解剖结构改变,原部位功能下降或丧失,如强直性脊柱炎出现的脊柱强直。

3.畸形。某些腰背组织损伤,如椎体压缩性骨折、椎体结核导致的椎体缺损变形、强直性脊柱炎的脊柱变形、先天性脊柱侧弯以及腰背软组织损伤、瘢痕痉挛等,可以使脊柱出现畸形改变,同时影响脊柱和肢体的功能。

四、伴随症状

1.腰背痛伴发精神萎靡,食欲、体重下降,发热和贫血等全身症状者,可见于感染性疾病(如结核)、风湿性疾病(如强直性脊柱炎、类风湿关节炎)等。

2.腰背痛伴发其他。关节疼痛、肿胀者见于关节炎性疾病。

3.腰背痛伴有晨僵者见于全身关节炎性疾病,如类风湿关节炎、强直性脊柱炎。

4.伴患侧腰背痛随活动加重者见于急性腰肌劳损、腰椎骨关节炎;相反,活动后疼痛减轻者见于血清阴性脊柱关节病。

5.腰背痛伴有放射痛、患侧下肢麻木或下肢肌肉萎缩者见于腰椎间盘突出。

6.腰背痛伴有月经异常、痛经、白带增多,见于宫颈炎、盆腔炎、卵巢及附件炎症或:肿瘤。

第八节　肌肉、关节痛

关节痛(arthralgia)是指关节部位的疼痛,多发生在间接连结的活动关节,不动关节或I

微动关节比较少见。患者可因关节痛而不同程度地影响活动、工作和睡眠等，甚至可能生活不能自理。关节痛的病因较多，除了关节局部的病变以外，也见于某些全身疾病。因此，关节痛患者常伴有全身其他。症状。根据关节痛的病因和病程，关节痛可分为急性关节痛和慢性关节痛。

一、病因

关节痛是风湿病的主要表现，见于所有关节、骨骼疾病和软组织风湿病，也见于感染性疾病、药物反应、过敏及免疫接种等。关节痛偶还可出现于正常人，有些人的关节痛延续一生，与气候变化相关。根据风湿病的分类，下列疾病可引起关节痛。

1. 弥漫性结缔组织病。如类风湿关节炎、系统性红斑狼疮等。

2. 血清阴性脊柱关节病。这组疾病与 HLA－B27 关系密切，如强直性脊柱炎、赖特综合征等。

3. 变应性关节疾病。主要有骨关节炎和骨关节病。

4. 与感染因素有关的疾病。如关节炎、腱鞘炎和滑膜炎。

5. 代谢和内分泌疾病。如痛风和甲状腺功能亢进症等。

6. 肿瘤。如原发在滑膜、骨的肿瘤和转移瘤。

7. 神经病变性疾病。如神经根痛、椎管狭窄等。

8. 伴有关节表现的骨和关节疾病。如骨质疏松、骨软化等。

9. 非关节风湿病。如肌筋膜疼痛综合征、下背痛及椎间盘病变等。

10. 其他疾病。如外伤、血友病及药物诱发的风湿性综合征等。

11. 假性关节痛。见于关节周围的组织损伤，如关节的皮肤结节红斑、肌腱损伤等。患者常因此而判断失误，主诉为关节痛。

二、发病机制

关节解剖结构的任何部分受到损伤都可以引起关节痛。不同疾病，关节痛的发生机制也不同。主要有以下几个方面。

1. 关节结构损伤。各种原因引起的关节结构损伤都可以出现关节痛，如骨折、关节部位的骨肿痛及关节内软骨、韧带损伤等。这是由于损伤直接刺激神经和炎症反应所致。

2. 免疫和炎症反应。一些不明原因的自身免疫性疾病和多种感染在慢性骨、关节病中的发病机制尤其重要。在异常免疫反应过程中，产生多种自身抗体、细胞因子和炎症介质(如组胺、5－羟色胺及前列腺素等)，引起关节滑膜、软骨、韧带和肌肉附着点等部位的炎症。关节组织出现变性、渗出及增生等炎症改变，局部出现红、肿、热、痛和功能障碍。

三、临床特点

1. 关节疼痛。一般关节痛的程度与局部病情严重程度成正比，但与患者个体对疼痛的敏感性和耐受程度有关。关节痛既可能为自我感觉痛，也可以是触压痛。

2. 关节肿胀。关节局部的肿胀大多与关节痛同步存在。在关节软组织肿胀的同时，常可能有关节腔积液。关节肿胀是确定关节炎的重要体征。

3. 关节局部发红和皮肤温度升高。多见于感染性关节炎或痛风性关节炎。关节局部表面:皮肤发红和皮肤温热提示炎症重、发病急。

4.发僵或晨僵发僵指患者关节活动困难,也是关节炎的重要症状。在早晨起床时明显,活动后减轻,称为晨僵。这对于诊断类风湿关节炎有重要意义,也可用于评价治疗效果。

5.关节畸形。长期、慢性关节炎症造成结构破坏,关节排列不良,出现畸形。

6.关节功能障碍。关节痛限制关节运动,引起关节运动障碍。疾病控制后可能恢复正常,但若关节炎症长期存在,结构破坏,形成关节腔狭窄、消失或关节半脱位等,则无法恢复正常的关节功能。

7.摩擦音。在某些关节和腱鞘病变时,活动关节可听到或感觉到摩擦音。常见于膝关节病变。

四、伴随症状

1.关节痛伴高热、畏寒,局部红、肿、灼热,见于化脓性关节炎。

2.关节痛伴低热、乏力盗汗、消瘦、食欲下降,见于结核性关节炎。

3.全身小关节对称性疼痛,伴有晨僵和关节畸形,见于类风湿关节炎。

4.关节疼痛呈游走性,伴有心肌炎、舞蹈症,见于风湿热。

5.关节痛伴血尿酸升高,同时局部红、肿、灼热,见于痛风。

6.关节痛伴皮肤红斑、光过敏、低热和多器官损害,见于系统性红斑狼疮。

7.关节痛伴皮肤紫癜、腹痛、腹泻,见于关节受累型过敏性紫癜。

第九节　皮肤、黏膜出血

皮肤黏膜出血是由于机体的止血或凝血功能障碍所引起,常以皮肤黏膜自发性出血或受:轻伤后难以止血为临床特征。

一、病因和发病机制

皮肤黏膜出血的基本病因有:①毛细血管壁缺陷。②血小板质或量的异常。③凝血因子缺乏或活性不足。④血液中的抗凝物质增多。

1.毛细血管壁缺陷。正常毛细血管损伤后,局部小血管立即发生反射性收缩,随后在血管收缩素作用下较持久收缩,利于止血。毛细血管壁先天性缺陷或病变时,可致皮肤黏膜出血。常见于以下几种原因。

(1)遗传性如遗传性出血性毛细血管扩张症、血管性血友病等。

(2)感染、营养不良如维生素 C 或维生素 PP 缺乏、尿毒症等。

(3)紫癜如过敏性紫癜、单纯性紫癜、老年性紫癜及机械性紫癜等。

2.血小板异常。血小板的主要生理功能是参与止血与血栓形成,其作用与血小板黏附、;释放和聚集等活性密切相关。血小板可在血管损伤处相互黏附,聚集形成白色血栓阻塞伤口。还可通过促使血栓素 A_2 形成、释放血小板因子及血清素等促进血小板聚集、血凝块收缩及更强烈的血管收缩而促进止血。因此,血小板的质或量的异常均可导致皮肤黏膜出血,常见于以下几种情况。

(1)血小板减少。①原发性:如特发性血小板减少性紫癜。②继发性:如药物、感染、再生障碍性贫血、白血病及脾功能亢进等。(2)血小板功能障碍如先天性的血小板无力症,继发于药物、肝病及尿毒症等的血小板功能障碍。

(3)血小板增多如原发性血小板增多症、血小板病及继发于感染、脾切除后的血小板增多。

3.凝血功能障碍。凝血过程是一系列血浆凝血因子相继酶解激活的过程。任一凝血因子缺乏或功能不足均可引起凝血障碍而致出血。常见于以下两种情况。

(1)先天性因素如血友病、先天性纤维蛋白原缺乏症及凝血因子Ⅴ缺乏症等。

(2)继发性因素如维生素 K 缺乏症、肝病、尿毒症等。

4.循环血液中抗凝物质增多抗凝治疗中抗凝药物的使用,如肝素、维生素 K 拮抗药、水蛭素及 FX 拮抗药等。

二、临床特点

皮肤黏膜出血形成红色或暗红色的斑点,一般不高出皮面,压之不褪色,根据面积大小可分为瘀点(亦成出血点,直径≤2mm)、紫癜(直径 3～5mm)和瘀斑(直径＞5mm)。毛细血管壁缺陷及血小板异常所致的出血多为皮肤黏膜瘀点、紫癜和瘀斑,软组织血肿及内脏出血较少见。凝血因子缺乏或活性不足引起的出血则常为内脏、肌肉、关节腔出血或软组织血肿,且常有家族史或肝病史。

三、伴随症状

1.四肢对称性紫癜伴有关节痛、腹痛、血尿者,见于过敏性紫癜。

2.紫癜伴有广泛性出血者,如鼻出血、牙龈出血、血尿、黑粪等,见于血小板减少性紫癜、弥散性血管内凝血。

3.紫癜伴有黄疸者,见于肝病。

4.自幼即有轻伤后出血不止、关节肿痛或畸形者,见于血友病。

5.皮肤黏膜出血伴贫血和(或)发热者,常见于白血病、再生障碍性贫血等。

第十节　咳嗽与咳痰

咳嗽(cough)、咳痰(expectoration)是临床最常见的症状之一。咳嗽是一种反射性防御动作,通过咳嗽可以清除呼吸道内分泌物及气道内异物,倘若咳嗽过于剧烈或持久,也能影响工作和休息,引起呼吸道内感染扩散、呼吸肌疼痛甚或引起血管、肺泡破裂致咯血及气胸等不利的一面。痰是气管、支气管的分泌物或肺泡内的渗出液,借助于支气管黏膜上皮纤毛:运动和平滑肌收缩及咳嗽运动将其排出称为咳痰。

一、病因

1.呼吸道和胸膜疾病。当鼻咽部至小支气管整个呼吸道黏膜受到刺激时,均可引起咳嗽。如咽、喉、气管、支气管和肺,由于刺激性气体、异物、炎症、出血、免疫反应、结核、肿瘤或大气道外压等刺激，均可引起咳嗽和（或）咳痰。呼吸道感染是引起咳嗽、咳痰最常见的病因。另外，咳嗽亦见于胸膜疾病，如胸膜炎、胸膜间皮瘤及自发性气胸等。

2. 心血管疾病。二尖瓣狭窄或各种原因所致左心衰竭导致肺淤血、肺水肿或右心及体循环静脉栓子、羊水、气栓、瘤栓及菌栓等所致的肺栓塞时，因肺泡及支气管内有漏出液或渗出液，可引起咳嗽。

3. 其他。皮肤受冷刺激或由三叉神经支配的鼻黏膜及由舌咽神经支配的咽峡部黏膜受刺激时，均可反射性引起咳嗽。脑炎、脑膜炎时也可引起咳嗽。另外，因咳嗽中枢受大脑皮质支配，人可随意发起咳嗽反射或抑制咳嗽反射。

二、发生机制

咳嗽的神经调节中枢在延髓。感受器（包括耳、鼻、喉、支气管及胸膜等，尤以喉部勺状间隙和气管分叉部黏膜最敏感）接受刺激后经迷走神经、舌下神经和三叉神经传入延髓咳嗽中枢，再将冲动传向喉下神经、膈神经和脊髓神经，分别引起咽肌、膈肌和其他。呼吸肌运动来完成咳嗽动作，即深吸气后，声门关闭，随即呼吸肌、膈肌及腹肌收缩，胸内压迅速升高，气流冲出狭窄的声门裂隙产生咳嗽动作和发出声音。

咳痰是一种病态现象。正常支气管黏膜腺体和杯状细胞只分泌少量黏液，以保持呼吸道Ⅰ黏膜的湿润，当各种原因（如感染、理化刺激或过敏反应等）引起呼吸道炎症时，可致呼吸道黏膜充血、水肿，黏液分泌增多，毛细血管壁通透性增加，浆液渗出，渗出物和黏液、吸入的尘埃和某些组织坏死物等混合而成痰。在呼吸道和肺部感染及肺寄生虫病时，痰中查找病原体有助于疾病的诊断和治疗。在肺淤血和肺水肿时，肺泡和小支气管内有不同程度的浆液漏出，也可引起咳痰。

三、临床特点

1. 咳嗽的性质。湿性咳嗽是指咳嗽伴有咳痰，常见于慢性支气管炎、支气管扩张、肺炎、肺脓肿和空洞性肺结核等。干性咳嗽为一种无痰或痰量极少的咳嗽，常见于急慢性咽喉炎、喉癌、急性支气管炎初期、气管受压、支气管异物、肺癌及胸膜疾病、原发性肺动脉高压、二尖瓣狭窄等。

2. 咳嗽的时间和规律。①发作性咳嗽见于百日咳、咳嗽为主要症状的变异性哮喘及支气管结核等。②突发性咳嗽常由于吸入刺激性气体或异物、气管或支气管分叉处受淋巴结或肿瘤等压迫引起。③长期慢性咳嗽，多见于慢性支气管炎、哮喘、胃食管反流、支气管扩张、肺脓肿或肺结核等。④夜间咳嗽加重常见于急性左心衰竭、支气管哮喘或肺结核等，引起夜间咳嗽的原因，可能与夜间肺淤血加重及迷走神经兴奋性增高有关。⑤周期性咳嗽见于慢性支气管炎或支气管扩张，且往往于清晨起床或晚上躺下时（即体位改变时）咳嗽加剧。

3. 咳嗽的音色即咳嗽声音的特点。①咳嗽声音嘶哑，多为声带的炎症或肿瘤压迫喉返神经所致。②金属音咳嗽，常因纵隔肿瘤、主动脉瘤或支气管肺癌直接压迫气管所致。③鸡鸣样咳嗽，多见于会厌、喉部疾病或气管受压，表现为连续阵发性剧咳伴有高调吸气回声。④咳嗽声音低微或无力，见于严重肺水肿、声带麻痹及极度衰弱的患者。

4. 痰量和性质。痰为呼吸道内的病理性分泌物，通过对其检查有利于病原学的诊断。痰液量和性质的改变是病情观察及疗效判断的指标之一。健康人很少有痰，急性呼吸道炎症时:痰量较少,支气管扩张、肺脓肿和支气管胸膜瘘时痰量多。排痰与体位有关,痰量多时静置后可出现分层现象:上层为泡沫,中层为浆液或浆液脓性,下层为坏死物质。痰的性质可分为脓性痰、黏液性痰、浆液性痰和血性痰等。脓性痰见于化脓性细菌性下呼吸道感染。黏液性痰多见于急性支气管炎、支气管哮喘及大叶性肺炎的初期,也可见于慢性支气管炎、肺结核等。浆液性痰见于肺水肿。血性痰是由于呼吸道黏膜受侵害、损害毛细血管或血液渗入肺泡所致。上述各种痰液均可带血。痰液的颜色和气味对某些肺部疾病常有提示作用,如恶臭痰提示厌氧菌感染;铁锈色痰为典型肺炎球菌肺炎的特征;黄绿色或翠绿色痰,提示铜绿假单胞菌感染;痰白黏稠且牵拉成丝难以咳出,提示真菌感染;粉红色泡沫痰是肺水肿的特征;每日若咳出数百至上千毫升浆液泡沫痰,要警惕肺泡癌的可能。

四、伴随症状

1. 咳嗽伴发热常。提示感染性疾病。多见于急性呼吸道感染、肺炎、支气管扩张合并感染、肺结核及肺脓肿等。

2. 咳嗽伴胸痛。提示病变累及胸部感觉神经纤维,如肋间神经感觉纤维、膈神经感觉纤维、支配主动脉的交感神经纤维、支配气管和支气管的迷走神经纤维。常见的疾病有肺炎、胸膜炎、自发性气胸、肺栓塞及肺癌等。严重咳嗽可引胸部肌肉疼痛。

3. 咳嗽伴咯血。常见于支气管扩张、肺结核、肺癌、肺脓肿、肺栓塞、二尖瓣狭窄及支气管结石等。

4. 咳嗽伴大量咳痰。常见于支气管扩张、肺脓肿及支气管胸膜瘘。

5. 咳嗽伴有哮鸣音。提示气道狭窄或痉挛性病变存在。多见于支气管哮喘、慢性阻塞性肺疾病、心源性哮喘或弥漫性泛细支气管炎,固定性哮鸣音见于气管和支气管异物、支气管内膜结核及肺癌等。

6. 咳嗽伴有杵状指(趾)。常见于支气管扩张、慢性肺脓肿、支气管肺癌及脓胸等。

7. 咳嗽伴呼吸困难。提示咽、喉或气道被炎性渗出物、肿瘤、出血及异物等堵塞、压迫或肺部有严重的弥漫性病变存在。见于喉水肿、喉肿瘤、支气管哮喘、重症肺炎、肺结核、慢性阻塞性肺疾病、气胸、肺淤血、大量胸腔积液、肺水肿、气管或支气管异物。

8. 咳嗽伴有发绀。常见于重症心肺疾病,如自发性气胸、肺源性心脏病伴有心功能不全。

第十一节　咯血

咯血(hemoptysis)是指喉及喉部以下的呼吸道及肺任何部位出血,经口腔咯出。少量咯血有时仅表现为痰中带血,大咯血时血液经口、鼻涌出,常可阻塞呼吸道,造成窒息死亡。一旦出现咯血,需与口腔出血、鼻出血及上消化道出血相鉴别。鉴别时必须先检查口腔和鼻咽部,观察局部有无出血灶。鼻出血多自前鼻孔流出,常可在鼻中隔前下方发现出血灶;鼻后部出血,尤其是出血量较多时,易与咯血相混淆。此时由于血液经后鼻孔沿软腭和咽后壁下流,使患者咽部有异物感,用鼻咽镜检查即可确诊。

另外,还要与呕血相鉴别。呕血是指上消化道出血经口腔呕出,出血的部位常见于食管、胃及十二指肠。

一、病因

咯血主要见于呼吸系统疾病和心血管系统疾病。

1. 支气管及肺部疾病。支气管扩张、支气管肺癌、支气管结核、慢性支气管炎等支气管疾病和肺结核、肺炎、肺脓肿、肺栓塞、肺泡炎、肺含铁血黄素沉着症及肺出血—肾炎综合:征等肺部疾病是引起咯血的常见原因。在我国,肺结核是引起咯血最主要的病因,常见于浸润型肺结核、空洞型肺结核或干酪型肺炎。其机制为炎症、肿瘤、结石致支气管黏膜或毛细血管通透性增加,血液外渗;或黏膜下血管破裂,或小血管管壁破溃出血。

2. 心血管疾病。二尖瓣狭窄、肺动脉高压、肺栓塞、肺血管炎及高血压病等心血管疾病可引起小量咯血或痰中带血、大咯血、粉红色泡沫样痰及黏稠暗红色血痰。少量咯血系肺淤血致肺泡壁或支气管内膜毛细血管破裂所致;大量咯血是由支气管黏膜下层支气管静脉破裂出血引起;急性肺水肿时,可出现粉红色泡沫痰。

3. 其他。血液病(如白血病、血小板减少性紫癜、血友病及再生障碍性贫血等)、某些急性传染病(如流行性出血热、肺出血型钩端螺旋体病等)、结缔组织疾病(如结节性多动脉炎、系统性红斑狼疮、白塞病及 Wegener 肉芽肿等)、支气管子宫内膜异位症等均可引起咯血。

二、临床特点

1. 年龄。40 岁以上有长期吸烟史者,要高度警惕肺癌的可能。青壮年咯血多见于肺结核、支气管扩张及二尖瓣狭窄等。儿童慢性咳嗽伴少量咯血和低血色素贫血,应注意特发性I含铁血黄素沉着症的可能。

2. 咯血量。一般认为每日咯血量在 100ml 以下为小量,10 绀 500ml 为中量,500ml 以上(或一次 10 绀 500ml)为大量。肺癌咯血多为持续性或间断性痰中带血,少有大咯血。慢性支气管炎和支原体肺炎患者在剧烈咳嗽时也可出现痰中带血或血性痰。大量咯血主要见于肺结核空洞、支气管扩张及慢性肺脓肿。

3. 咯血的颜色和性状。铁锈色血痰主要见于大叶性肺炎、肺吸虫病和肺泡出血;砖红色胶冻样血痰主要见于克雷白杆菌肺炎;鲜红色血痰常见于肺结核、支气管扩张、肺脓肿及出血性疾病;暗红色血痰多由二尖瓣狭窄引起;黏稠暗红色血痰多由肺栓塞引起;粉红色泡沫痰多由左心衰竭引起的急性肺水肿所致。

三、伴随症状

1. 咯血伴发热。多见于肺结核、肺炎、肺脓肿、支气管肺癌、肺出血型钩端螺旋体病及流行性出血热等。

2. 咯血伴胸痛。多见于肺炎球菌肺炎、肺栓塞、肺结核及支气管肺癌等。

3. 咯血伴呛咳。多见于支气管肺癌、支原体肺炎等。

4. 咯血伴脓痰。多见于支气管扩张、肺脓肿及空洞性肺结核继发感染,但干性支气管扩张可仅表现为反复咯血而无脓痰。

5. 皮肤黏膜出血。可见于血液病、风湿病、肺出血型钩端螺旋体病及流行性出血热等急性传染病。

6. 咯血伴杵状指。多见于支气管扩张、肺脓肿及支气管肺癌等。

7. 咯血伴黄疸。多见于钩端螺旋体病、肺炎球菌肺炎及肺栓塞等。

第十二节　发绀

发绀(cyanosis)是指血液中还原血红蛋白增多,或血液中存在异常血红蛋白使皮肤、黏膜呈青紫色改变的一种现象,又称紫绀、口唇、鼻尖、颊部、指(趾)及甲床等皮肤较薄、色素较少和毛细血管丰富的部位容易呈现。

一、发生机制

发绀主要是因为血液中还原血红蛋白含量绝对增多及血液中存在异常血红蛋白。氧是维持生命活动所必需的物质。缺氧是造成细胞损伤最常见的原因,也是临床上多种疾病的基本病理生理过程。正常情况下,1g 血红蛋白可结合 1.34ml 氧,按血红蛋白 150g/L 计算,正常血氧容量约 200ml/L。一般而言,当毛细血管内还原血红蛋白的平均浓度超过 5Og/L 时,即可表现发绀。但临床所见并不完全如此。以正常血红蛋白浓度 150g/L 计算,若还原血红蛋白为 50g/L,提示有 1/3 血红蛋白氧不饱和。而当动脉血氧饱和度(SaO_2)为 66%时,相应动脉血氧分压(PaO_2)已低至 34mmHg(4.5kPa)的危险水平。事实上,血红蛋白浓度正常者,若 SaO_2 低于 85%时,舌和口腔黏膜的发绀已很明显;轻度发绀者,约 60%患者 SaO_2 高于;85%。此外,红细胞增多症时,血红蛋白浓度增加,脱氧血红蛋白浓度也随之增加,即使 SaO_2 高于 85%,亦会表现发绀。相反,重度贫血(血红蛋白<60/L)时患者表现面色苍白,即使 SaO_2 明显降低,由于其脱氧血红蛋白浓度达不到 50g/L,因而不会出现发绀。临床上,发绀是缺氧的典型表现,但发绀本身还不能准确反映动脉血氧下降的情况。

二、病因与分类

根据发生原因不同,发绀可分为两大类。

1.血液中还原血红蛋白增多

(1)中心性发绀。其特点是全身性发绀,包括四肢、颜面、黏膜(如舌、口腔黏膜)及躯干皮肤,但受累的皮肤温暖。大多是由于心、肺疾病引起呼吸功能不全、通气与换气功能障碍、肺氧合作用不足使 SaO_2 降低所致。原因一般分为:①肺性发绀,见于各种严重呼吸系统疾病。如呼吸道(喉、气管、支气管)阻塞、肺部疾病(肺炎、阻塞性肺气肿、肺间质疾病)、胸膜疾病(大量胸腔积液、气胸、严重胸膜增厚)、肺血管疾病(原发性肺动脉高压、肺动静脉瘘)以及肺淤血、肺水肿等。由于呼吸衰竭,肺通气和(或)换气功能障碍,肺动一静脉样分流,使体循环毛细血管中脱氧血红蛋白量增多而表现发绀。②心性混合性发绀见于发绀型或右向左分流先天性心血管病,如 Fallot 四联症、Eisenmenger 综合征及 Ebstein 畸形等。由于心内或大血管间存在异常通道,使部分静脉血无机会经过肺进行气体交换,直接分流混入体循环动脉血中,如分流量超过心排血量的 1/3,可表现发绀。

(2)周围性发绀。其特点是肢体末梢与下垂部分(如肢端、耳垂与鼻尖)发绀。常伴局部皮肤发凉,若按摩或温暖局部皮肤,发绀可消失。这一特点有别于中心性发绀,后者即使按摩或加温使局部皮肤转暖,发绀仍存在。周围性发绀多是由于周围循环血流障碍所致。一般分为:①淤血性周围性发绀,如右心衰竭、缩窄性心包炎及局部静脉病变等,由于体循环淤血，周围血流缓慢，使组织过多摄取氧，导致发绀。②缺血性周围性发绀，常见于严重休克。由于心排血量减少，周围血管收缩，循环血容量不足，周围组织血流灌注不足、缺氧，致使皮肤黏膜呈青紫色。由于严重休克等原因引起末梢循环障碍，即使动脉血氧分压尚正常，也可以出现发绀。此外，某些疾病（如血栓闭塞性脉管炎、Raynaud 综合征、冷球蛋白血症及肢端发绀等）或暴露于寒冷中，由于肢体动脉阻塞或小动脉遇寒冷时强烈收缩，使局部血液循环障碍，也可引起局部发绀。

（3）混合性发绀。中心性发绀与周围性发绀同时存在，常见于心力衰竭。

2. 血液中存在异常血红蛋白衍化物

（1）获得性高铁血红蛋白血症。由于药物或各种化学物质（如磺胺类、亚硝酸盐、氯酸钾、硝基苯及苯胺等）中毒引起血红蛋白分子中二价铁被三价铁所取代，失去与氧结合的能力。当血中高铁血红蛋白量达 30g/L 时，可出现发绀。其特点是发绀急骤出现，暂时性，病情危重，通过氧疗青紫仍不消失。静脉血呈深棕色，暴露于空气中也不能转变为鲜红色。用分光镜检查可证明血中存在高铁血红蛋白。若静脉注射亚甲蓝溶液、硫代硫酸钠或大量维生素 C，可使发绀消退。由于大量进食含亚硝酸盐的变质蔬菜，引起中毒性高铁血红蛋白血症，也可出现发绀，称“肠源性青紫症”。

（2）先天性高铁血红蛋白血症自幼即存在发绀，而无心、肺疾病以及引起异常血红蛋白的其他。原因，可有家族史，身体一般状况较好。

（3）硫化血红蛋白血症正常红细胞内无硫化血红蛋白。如果患者有便秘或服用硫化物（主要为含硫氨基酸），在肠内已经形成大量硫化氢的基础上，凡服食能引起高铁血红蛋白血症的各种药物或化学物质也可引起硫化血红蛋白血症。患者所服用的含氮化合物或芳香族氨基化合物可起触媒作用，使硫化氢作用于血红蛋白，生成硫化血红蛋白。一旦形成这种硫化血红蛋白，将不能再恢复为血红蛋白。当血中硫化血红蛋白含量达 5g/L 时，可出现发绀。其特点是发绀持续时间很长，可达数月或更长。血液呈蓝褐色，用分光镜检查可确定血中存在硫化血红蛋白。

三、伴随症状

1. 发绀伴呼吸困难。常见于心力衰竭、呼吸衰竭（如急性肺损伤或急性呼吸窘迫综合征）、急性呼吸道梗阻、大量气胸及原发性肺动脉高压等。高铁血红蛋白血症和硫化血红蛋白血症发生的显著发绀，一般不伴有呼吸困难。

2. 发绀伴杵状指（趾）。病程较长，主要见于发绀型或右向左分流先天性心血管病及某些慢性肺部疾病。

3. 急性发绀。伴意识障碍见于某些药物或化学物质急性中毒、休克及急性肺部感染等。

4. 发绀伴低血压。见于心力衰竭、休克患者。

第十三节　心悸

心悸（palpitation）是指一种自觉心跳或心脏搏动的不适感或心慌感，临床上很常见。发生时心率可以正常，也可以加快、减慢或不齐，心律可以正常或心律失常。常见于心脏病患者，亦可见于部分正常人。

一、病因

1. 心脏搏动增强心脏搏动增强引起的心悸可分为生理性或病理性。

(1)生理性心脏搏动增强

①健康人在剧烈运动或精神过度紧张时。

②饮酒、浓茶或咖啡后。

③应用某些药物，如阿托品、麻黄碱、咖啡因、肾上腺素或甲状腺素类药物等。

(2)病理性心脏搏动增强

①心室肥大：原发性高血压、主动脉瓣关闭不全或二尖瓣关闭不全等可引起左心室肥大，心肌收缩力增强，引起心悸。动脉导管未闭、室间隔缺损等，由于回心血流量增多，心脏负荷量增加，心室增大，也可引起心悸。此外，心肌代谢障碍性疾病，如维生素 B_1 缺乏，导致回心血液增多，心脏负荷量增加，也可以出现心悸。

②其他。引起心率加快、心脏搏出量增加的疾病，如甲状腺功能亢进症，由于甲状腺素分泌增多导致交感神经兴奋性增高和新陈代谢加速，出现心率增快及心律失常；贫血，尤其急性失血时心悸更明显；发热可以使心率加快，心排血量增加；低血糖症、嗜铬细胞瘤引起的肾上腺素分泌增多，导致心率加快。

2. 心律失常

(1)心动过速。各种原因引起的窦性心动过速、室上性心动过速或室性心动过速等，均可发生心悸。

(2)心动过缓。显著窦性心动过缓、窦性停搏或高度房室阻滞，由于心率缓慢，舒张期延长，心室充盈增加，每搏量增加，可导致心悸。

(3)其他。心律失常。房性期前收缩、室性期前收缩或心房颤动，由于心脏搏动不规则或有长代偿间歇，可出现心悸甚至停搏感。

3. 心脏神经官能症。是以心血管疾病有关症状为主要表现的一种临床综合征，无器质性；心脏病证据，属于功能性神经症的一种类型。病因尚不清楚，可能与神经类型、环境因素、性格及遗传等有关。大多数发生在中、青年，女性多于男性，尤其多见于更年期妇女。临床表现为心悸、呼吸困难、心前区疼痛、多汗、疲乏无力、失眠、头晕及耳鸣等，在焦虑、情绪激动或工作压力过大难以适应等情况下更易发生。

4. β一肾上腺素能受体反应亢进综合征。也与自主神经功能紊乱有关，可出现心悸、胸闷及头晕等，心电图表现为窦性心动过速及轻度 ST－T 改变，应用 β 受体阻滞药后心电图可恢复正常。

二、发生机制

心悸的发生机制目前尚未完全清楚，一般认为与心动过速、每次搏出量增大以及心律失常有关。心动过速时，舒张期变短，心室充盈不足，心瓣膜在舒张晚期处于低垂状态，当心室收缩时，心室肌与心瓣膜紧张度突然增加，可引起心搏增强而感觉心悸。心律失常如期前收缩，跟随一个较长代偿间歇之后的一次心室收缩，往往强而有力，使患者感到心悸。心悸的发生因人而异，精神过于紧张、焦虑及注意力集中的人容易出现心悸不适。某些器质性心脏病或慢性心律失常患者可以无心悸，如冠状动脉粥样硬化性心脏病、心脏瓣膜病等，慢性；心房颤动患者因逐渐适应不规则的心室律也可无明显症状。

三、伴随症状

1. 伴心前区痛。见于冠状动脉粥样硬化性心脏病（如心绞痛、心肌梗死）、心包炎等，亦可见于心血管神经症。

2. 伴呼吸困难。见于心肌病、心包积液、心力衰竭、阻塞性肺气肿或气胸等。

3. 伴黑蒙、晕厥或抽搐。见于窦性停搏、病态窦房结综合征、高度房室传导阻滞、室性心动过速或心室颤动等。

4. 伴发热。见于急性传染病、风湿热、心肌炎、感染性心内膜炎或心包炎等。

5. 伴皮肤苍白。见于贫血等。如急性失血，常伴出汗、脉搏微弱、血压下降或休克。

6. 伴消瘦及出汗。见于甲状腺功能亢进症等。

7. 伴发绀。见于心力衰竭、呼吸衰竭或某些发如型先天性心脏病等。

8. 伴水肿。见于心力衰竭、缩窄性心包炎等。

9. 伴皮肤黏膜出血。见于血液系统疾病（如白血病、再生障碍性贫血）、感染性心内膜炎等。

10. 伴高血压。见于原发性高血压、甲状腺功能亢进症或嗜铬细胞瘤等。

第十四节　恶心与呕吐

恶心（nausea）与呕吐（vomiting）是临床常见症状。恶心为上腹部不适、欲呕的感觉；呕吐是指胃或部分小肠内容物反流，经食管、口腔排出体外的现象。二者均为复杂的反射动作。恶心常为呕吐前奏，多伴有流涎、皮肤苍白、出汗、心动过缓、血压下降等迷走神经兴奋症状或体征。一般恶心之后随之呕吐，也可仅有恶心而无呕吐或仅有呕吐而无恶心。无恶心与呕吐协调运动，胃内容物经食管、口腔溢出体外，称反食（regurgitation）。反食而再行咀；嚼下咽者，为反刍（rumination）。这些都与呕吐不同，易于区别。

呕吐可将胃内有害物吐出而具有一定的保护作用。但反复、持续剧烈呕吐会导致水、电解质与酸碱平衡紊乱及营养障碍，还可引起食管贲门黏膜撕裂（Mallory－Weiss syndrome）。神志不清者，呕吐物易误吸造成吸入性肺炎，甚至窒息而危及生命，应予高度重视。

一、病因

1. 反射性呕吐

（1）消化系统疾病是引起反射性呕吐最常见的病因。

①胃肠病变：胃源性呕吐如急性或慢性胃炎、急性食物中毒、消化性溃疡、胃肿瘤、幽门梗阻、非溃疡性消化不良等。胃源性呕吐的特点常与进食有关，常伴有恶心先兆，吐后感轻松。肠源性呕吐如急性肠炎、急性阑尾炎、肠梗阻等。肠梗阻者常伴腹痛，停止排便、排气。

②肝、胆、胰与腹膜病变：如急性或慢性肝炎、急性或慢性胆囊炎、胆石症、胆道蛔虫、急性胰腺炎、急性腹膜炎等。它们的共同特点是有恶心先兆，呕吐后不觉轻松。

(2)呼吸系统疾病。如急性或慢性咽峡炎、百日咳、急性或慢性支气管炎、支气管扩张、肺炎、急性胸膜炎、肺梗死等。

(3)心血管病。如急性心肌梗死、充血性心力衰竭、急性心包炎、主动脉夹层分离等。

(4)泌尿生殖系统疾病。如泌尿系统结石、急性肾炎、急性肾盂肾炎、急性盆腔炎、急性输卵管炎、尿毒症等。

(5)其他。如青光眼、屈光不正、急性鼻旁窦炎、令人嫌恶的景象与气味。

2. 中枢性呕吐

(1)中枢神经系统疾病。①脑血管疾病:如高血压脑病、脑梗死、脑出血、椎一基底动脉供血不足等。②颅内感染:如脑炎、脑膜炎、脑脓肿、脑寄生虫病等。③颅脑损伤:如脑挫裂伤或颅内血肿。④其他。如偏头痛、癫痫(特别是癫痫持续状态)。

各种病因引起颅内高压时,其呕吐的特点是呈喷射状,常无恶心先兆,吐后不感轻松。常伴剧烈头痛、血压升高、脉搏减慢、视盘水肿。

(2)全身疾病。①内分泌与代谢紊乱:如早孕反应、甲状腺危象、Addison 病危象、糖尿病酮症酸中毒、水电解质及酸碱平衡紊乱等。②其他。如休克、缺氧、中暑、急性溶血。

(3)药物反应与中毒。药物反应如应用某些抗生素、抗癌药、洋地黄、吗啡、雌激素、雄激素、环磷酰胺。中毒如有机磷中毒、一氧化碳中毒等。

3. 前庭障碍性呕吐。凡呕吐伴有听力障碍、眩晕的耳科症状时,需考虑前庭障碍性呕吐。常见于迷路炎、梅尼埃病、晕动病,多伴有皮肤苍白、血压下降、心动过缓等症状。

4. 神经症性呕吐。常见于胃神经症、癔症等。

二、发生机制

呕吐是一个复杂的反射动作,由延髓的两个位置相邻而功能不同的中枢控制。一是呕吐中枢,位于延髓外侧网状结构的背部,为神经反射中枢。它接受内脏、躯体、大脑皮质、前庭器官以及化学感受器触发带的传入冲动,产生呕吐反射,可引起呕吐动作。二是化学感受器触发带,位于延髓第四脑室的底面,其本身不能产生呕吐反射动作,而是接受多种药物、化学物、内生代谢物(如吗啡、洋地黄、雌激素、氮芥、硫酸铜、氮质血症、酮体)的刺激,引起兴奋,产生神经冲动,并将冲动传入呕吐中枢,再引起呕吐动作。

呕吐过程为内脏与躯体的协调反射运动,首先是胃窦及幽门区收缩与关闭,胃逆蠕动,胃体与胃底张力减低,继而贲门开放,最后膈肌、肋间肌及腹肌突然收缩,腹压骤增,迫使胃内容物通过食管、咽部而排出体外。

三、问诊要点

1. 呕吐与进食的关系。进食后出现的呕吐多见于胃源性呕吐,如胃炎、幽门痉挛、胃神经症。餐后骤起而集体发病,见于急性食物中毒。幽门梗阻多在餐后较久或数餐餐后呕吐。

2. 呕吐发生时间。晨间呕吐如发生在育龄妇女要考虑早孕反应,亦可见于尿毒症、慢性酒精中毒。鼻旁窦炎、慢性咽炎常有晨起恶心与干呕。服药后出现呕吐,应考虑药物反应。乘飞机、车、船发生呕吐,常提示晕动病。

3. 呕吐特点。有恶心先兆,呕吐后感轻松者,多见于胃源性呕吐。喷射状呕吐多见于颅内高压。无恶心、呕吐不费力、全身状态较好者,多见于神经症性呕吐。

4.呕吐物性质。呕吐物呈咖啡色,见于上消化道出血。呕吐隔餐或隔日食物,并含腐酵气味,见于幽门梗阻。呕吐物含胆汁者,梗阻平面多位于十二指肠乳头以下。呕吐物有粪臭者,提示低位肠梗阻。呕吐物中有蛔虫者,见于胆道蛔虫、肠道蛔虫。

5.伴随症状及体征。①伴发热:见于全身或中枢神经系统感染、急性细菌性食物中毒。②伴剧烈头痛:见于颅内高压、偏头痛、青光眼。③伴眩晕及眼球震颤:见于前庭器官疾病。④伴腹泻:见于急性胃肠炎、急性中毒、霍乱等。⑤伴腹痛:见于急性胃肠炎、急性胰腺炎、急性阑尾炎及空腔脏器梗阻等。⑥伴黄疸:见于急性肝炎、胆道梗阻、急性溶血。⑦伴贫血、水肿、蛋白尿:见于肾衰竭。

四、检查要点

1.体格检查。以腹部检查为重点,注意有无胃肠蠕动波及胃型与肠型、肝脾大、压痛、反跳痛、腹肌紧张、肠鸣音异常、振水音等。神经系统检查应注意意识状态、瞳孔大小、脑膜刺激征及病理反射等。还应注意有无发热、黄疸、呼出异常气味。伴有畏光、流泪、复视或鼻塞、流涕、前额部疼痛、嗅觉减退、咽部异物感等症状时,应做眼科或耳鼻咽喉科相关检查。

2.实验室及其他。检查包括呕吐物检查,血常规、尿常规、粪常规检查。疑肝的病变,可做肝功能检查;疑肾衰竭,应做肾功能检查;疑脑膜炎,应做脑脊液检查;疑内分泌代谢疾病,需做血液生化及内分泌激素检查。消化道疾病可选上消化道内镜、腹部超声检查。颅内占位性病变,可做头颅CT、MRI检查。疑前庭器官病变,可做前庭功能检查。

第十五节 呕血

呕血(hematemesis)是上消化道出血时,血液经口腔呕出。上消化道指屈氏韧带以上的;消化道,包括食管、胃、十二指肠。上消化道出血包括食管、胃、十二指肠、肝病变及全身:性疾病所致的出血,还包括胰腺、胆道及胃空肠吻合术后的空肠出血。呕血常伴有黑粪,严重时可有急性周围循环衰竭的表现。

一、病因

1.消化系统疾病

(1)食管疾病。如食管炎、食管癌、食管贲门黏膜撕裂、食管异物、食管裂孔疝。食管异物刺穿主动脉常表现为大量呕血。

(2)胃及十二指肠疾病。最常见的原因是消化性溃疡,非陪体消炎药、肾上腺皮质激素及应激所致的急性胃黏膜病变。其他。病因有胃良性或恶性肿瘤、急性或慢性胃炎、胃黏膜脱、垂症、十二指肠炎等。

(3)肝、胆、胰疾病门静脉高压引起食管与胃底静脉曲张破裂是引起上消化道大出血的常见病因,多由肝硬化所致。胆道感染、胆石症、胆道肿瘤、胰腺癌、急性重症胰腺炎,也可引起上消化道出血,但均少见。

2.血液系统疾病。凡能引起凝血与止血功能障碍的疾病,都可能引起上消化道出血。如:白血病、再生障碍性贫血、血小板减少性紫癜、过敏性紫癜、弥散性血管内凝血(DIC)。

3.急性传染病。流行性出血热、钩端螺旋体病、急性重型肝炎等。

4.其他。尿毒症、慢性肺源性心脏病、结节性多动脉炎等。

引起上消化道出血的疾病很多，临床上前3位的病因分别是消化性溃疡、食管与胃底静脉曲张破裂、急性胃黏膜病变。

二、临床特点

呕血是上消化道出血的主要表现，临床表现的差异取决于出血的部位、出血的量及速度。一般来说，呕血者均伴有黑粪，而黑粪者不一定伴有呕血。幽门以下的出血常无呕血，仅有黑粪，因粪便附有黏液而发亮，呈柏油样，故又称柏油样便(tarry stool)；但当出血量大且速度快时，可反流入胃，也可有呕血表现。而幽门以上的出血则呕血与黑粪并见，出血量少时，血红蛋白经酸作用后变成酸化正铁血红蛋白，呕吐物为咖啡色或棕褐色；也可无呕血，而只；表现为黑粪。出血量大时，呕吐物为暗红色，甚至鲜红色或混有血凝块。

上消化道出血量大时，可出现贫血貌、头晕、心悸、口渴、冷汗、晕厥、尿少、血压下降、脉搏增快等失血性周围循环障碍表现，还可出现血尿素氮浓度增高，即肠源性氮质血症。少数急性上消化道大出血的患者，早期未表现出呕血及黑粪，而表现为急性周围循环障碍，应及时做相关检查，早期做出诊断。

三、伴随症状

1.伴慢性、周期性、节律性上腹痛。见于消化性溃疡。

2.伴右上腹痛、黄疸、寒战高热者。见于急性梗阻性化脓性胆管炎。

3.伴蜘蛛痣、肝掌、黄疸、腹壁静脉曲张、腹水、脾大。见于肝硬化门静脉高压。

4.伴皮肤黏膜出血。见于血液病及急性传染病。

5.伴上腹部压痛。见于胃、十二指肠、胰腺等病变。

第十六节　便血

便血(hematochezia)是指消化道或邻近部位出血，血液由肛门排出。根据出血部位距肛门的距离、出血量及血液在肠腔存留时间，便血可呈鲜红色、暗红色或黑色。少量出血不引起粪便色泽改变，需经隐血(occult blood)试验才能确定者，称为隐血。

一、病因

1.上消化道疾病。呕血患者同时或随后可有黑便，出血量大、速度快或部位较低时，甚至可出现暗红色或鲜红色血便。

2.下消化道疾病

(1)小肠疾病。如肠结核、克罗恩病、小肠肿瘤、小肠血管瘤、空肠憩室炎或溃疡、梅克尔憩室炎或溃疡、急性出血坏死性肠炎及肠套叠等。

(2)结肠疾病。如结肠癌、溃疡性结肠炎、急性细菌性痢疾、阿米巴痢疾、结肠憩室炎、结肠息肉病及缺血性结肠炎等。

(3)直肠肛管疾病。如直肠肛管损伤、非特异性直肠炎、直肠癌、直肠息肉、痔、肛裂及肛瘘等。

(4)血管病变血管瘤、血管畸形、缺血性肠炎、肠系膜动脉栓塞。

3.感染性疾病。如肠伤寒、副伤寒、钩端螺旋体病、流行性出血热、重症肝炎、血吸虫病及钩虫病等。

4.全身性疾病。如白血病、血小板减少性紫癜、过敏性紫癜、血友病、奥斯勒一韦伯一郎迪病、维生素C及K缺乏症及肝脏疾病等。

二、临床表现

便血和黑粪的最常见表现形式是粪便带血。出血量少时全身症状不显著,若短期内出血量多,则可出现贫血和周围循环衰竭症状。粪便颜色可因出血部位、出血量及血液在肠腔内停留时间的不同而变化。下消化道出血量多时呈鲜红色;若停留时间长,也可为暗红色。粪便可全为血液或与粪便混合。血色鲜红不与粪便混合,仅粘附于粪便表面或于排便前后有鲜血滴出或喷射者,提示肛门或肛管疾病出血,如痔、肛裂及直肠肿瘤。上消化道或小肠出血并在肠腔内停留时间较长时,由于红细胞被破坏后,血红蛋白在肠道内与硫化物结合形成硫化亚铁,故粪便呈黑色,又因硫化亚铁刺激肠黏膜分泌较多黏液,使粪便黑而发亮,类似柏油,即所谓的柏油便(tarry stool)。应注意在食用动物血、猪肝等后也可使粪便呈黑色。虽然服用籍剂、铁剂、炭粉及中药等后也可出现粪便变黑,但常为灰黑色无光泽,且隐血试验阴性。阿米巴痢疾的粪便多为暗红色果酱样脓血便;急性细菌性痢疾常为黏液脓性鲜血便;急性出血坏死性肠炎可排出洗肉水样血便,并有特殊的腥臭味。消化道出血量在每0.5~10ml以内,无肉眼可见的粪便色泽改变时称为隐血便,需依赖于隐血试验确定。常用的隐血试验方法,虽敏感性高,但有一定的假阳性,应综合临床各种表现予以判断。使用抗人血红蛋白单克隆抗体的免疫学检测,可避免隐血试验的假阳性。

三、伴随症状

1.腹痛。慢性且呈周期性或节律性,出血后疼痛减轻者,见于消化性溃疡;上腹绞痛或黄疸伴便血者,应考虑肝或胆道出血;腹痛时排血便或脓血便,便后腹痛减轻,见于细菌性痢疾、阿米巴痢疾及溃疡性结肠炎;排便后腹痛无减轻者常为小肠疾病;腹痛伴便血还见于急性出血坏死性肠炎、肠套叠、肠系膜血栓形成或栓塞、膈疝等。

2.里急后重(tenesmus)。即肛门坠胀感,似排便未净,虽排便频繁,但每次排便量甚少,且排便后无轻松感,提示肛门或直肠疾病,见于痢疾、直肠炎及直肠癌等。

3.发热。常见于传染性疾病或部分恶性肿瘤,如败血症、流行性出血热、钩端螺旋体病、肠道淋巴瘤、白血病、胃癌及肠癌等。

4.全身出血倾向。有皮肤黏膜出血者,可见于急性传染性疾病及血液病,如重症肝炎、流行性出血热、白血病、过敏性紫癜、血小板减少性紫癜及血友病等。

5.皮肤改变伴蜘蛛痣及肝掌者。便血可能与肝硬化门脉高压有关。皮肤和黏膜出现成簇:的细小紫红色或鲜红色毛细血管扩张,提示便血可能与遗传性毛细血管扩张症有关。

6.腹部肿块。应考虑胃肠道恶性肿瘤(如胃癌、结肠癌或淋巴瘤)、肠结核、肠套叠及;克罗恩病等。

第十七节　腹泻

腹泻(diarrhea)指排便次数增多(每天3次以上)、粪便量增加(>200g/d),并伴有粪质稀薄,甚至带有黏液、脓血或未消化的食物。临床上分急性腹泻、慢性腹泻两大类,病程在3～6周为急性腹泻,超过3～6周或反复发作为慢性腹泻。

一、病因

(一)急性腹泻

感染性腹泻最常见,约占90%。

1.肠道疾病

(1)各种病原微生物及寄生虫引起的急性肠道感染如病毒性肠炎、急性细菌性痢疾、霍乱、空肠弯曲菌肠炎、侵袭性大肠杆菌肠炎、假膜性肠炎、急性出血性坏死性肠炎、白色念珠菌肠炎、急性阿米巴痢疾、急性血吸虫病等。

(2)细菌性食物中毒。常见的有沙门菌属性食物中毒、金黄色葡萄球菌性食物中毒、变形杆菌性食物中毒及嗜盐菌性食物中毒、肉毒中毒等。

(3)其他。如Crohn病或溃疡性结肠炎急性发作、放射性肠炎、急性缺血性肠病等。

2.全身性感染。伤寒、副伤寒、钩端螺旋体病、败血症等。

3.急性中毒。如毒蕈、鱼胆、河豚、发芽马铃薯、有机磷等中毒。

4.其他疾病。过敏性紫癜、变态反应性肠炎、甲状腺危象、肾上腺皮质功能减退危象,利舍平、新斯的明等药物不良反应,以及尿毒症、移植物抗宿主病等。

(二)慢性腹泻

1.消化系统疾病。肠道感染,如慢性阿米巴痢疾、慢性细菌性痢疾、慢性血吸虫病、肠结核等。

(1)肠道非感染性病变。溃疡性结肠炎、放射性肠炎、缺血性肠炎、尿毒症性肠炎、肠易激综合征等。

(2)胃肠道肿瘤。结肠癌、直肠癌、结肠息肉、小肠淋巴瘤、胃泌素瘤、类癌综合征等。

(3)吸收不良。吸收不良综合征、胰源性腹泻、肝胆源性腹泻、短肠综合征等。

2.全身性疾病

(1)内分泌及代谢障碍性疾病。甲状腺功能亢进症、肾上腺皮质功能减退症、糖尿病等。

(2)药物不良反应。利舍平、甲状腺素、洋地黄类药物、考来烯胺、某些抗肿瘤药物和抗生素使用,亦可导致腹泻。

(3)其他。系统性红斑狼疮、硬皮病、艾滋病等。

腹泻病因繁多且复杂,临床上,急性腹泻最常见的病因是急性肠道感染与细菌性食物中毒;慢性腹泻最常见的病因是慢性肠道感染与肠道肿瘤。

二、发生机制

1. 分泌性腹泻(secretory diarrhea)。肠黏膜分泌亢进所致。霍乱弧菌肠毒素引起的大量水样腹泻即属于典型的分泌性腹泻，产生机制为霍乱弧菌肠毒素激活肠黏膜细胞内的腺苷；酸环化酶，促使环磷酸腺苷(cAMP)含量增加，使水、电解质分泌到肠腔增多，从而导致腹泻。某些胃肠道内分泌肿瘤如胃泌素瘤、血管活性肠肽(VIP)瘤所致的腹泻也属分泌性腹泻。

2. 渗透性腹泻(osmotic diarrhea)。是因肠内容物渗透压增高，影响肠腔内水与电解质的吸收所致。如口服盐类泻药或甘露醇所致腹泻，乳糖酶缺乏症所致腹泻也属此类。

3. 渗出性腹泻(exudative diarrhea)。由肠黏膜炎症渗出所致。见于各种肠道炎症，如细菌性痢疾、溃疡性结肠炎、Crohn 病、结肠癌并发感染等。

4. 吸收不良性腹泻(malabsorptive diarrhea)。由于肠黏膜的吸收面积减少或吸收障碍I所致。如短肠综合征、吸收不良综合征、慢性胰腺炎、慢性萎缩性胃炎、胃大部切除术后等。胰、胆管阻塞，因胆汁和胰酶排泌受阻也可引起此类腹泻。

5. 肠蠕动增强性腹泻(motility diarrhea)。由肠蠕动增强引起。见于急性肠炎、甲状腺功能亢进症、类癌综合征、肠易激综合征等。

三、临床特点

1. 病史及病程。急性腹泻起病骤然，病程较短，多见于急性肠道感染及细菌性食物中毒。慢性腹泻起病缓慢，病程较长，常见于慢性肠道感染及消化道肿瘤。同餐后集体暴发者，要考虑食物中毒。

2. 发病季节。急性肠道感染及细菌性食物中毒，多发于夏季与秋季。

3. 诱因及缓解因素。有不洁饮食史，见于急性肠胃炎。进食虾、螃蟹、菠萝后发生腹泻，见于过敏性胃肠病变。长期使用广谱抗生素者，要考虑真菌性肠炎及假膜性肠炎。渗透性腹泻禁食后，腹泻可停止或显著减轻。

四、伴随症状

1. 腹泻伴发热。见于急性肠道感染、细菌性食物中毒、全身感染性疾病及炎症性肠病等。

2. 腹泻伴腹痛。以感染性腹泻明显。小肠疾病的腹痛常在脐周，结肠疾病的腹痛则多在下腹部。

3. 腹泻伴里急后重。常见于细菌性痢疾、左半结肠癌、直肠癌等。

4. 腹泻伴腹泻与便秘交替。见于肠结核、结肠癌、结肠过敏。

5. 腹泻伴关节痛或肿胀。见于炎症性肠病、肠结核、结缔组织疾病。

6. 腹泻伴皮疹或皮下出血。见于伤寒、副伤寒、败血症、过敏性紫癜。

7. 腹泻伴腹部肿块。见于胃肠道肿瘤、增殖型肠结核、血吸虫性肉芽肿、Crohn 病。

8. 腹泻伴明显消瘦。见于恶性肿瘤、肠结核、吸收不良综合征。

9. 腹泻伴重度失水征常。见于分泌性腹泻，如霍乱、细菌性食物中毒或尿毒症等。

第十八节　便秘

便秘(constipation)是指大便次数减少，一般每周少于3次，伴排便困难、粪便干结。便秘是临床上常见的症状，多长期持续存在，症状扰人，影响生活质量，病因多样，以肠道疾病最为常见，但诊断时应慎重排除其他病因。

一、病因

(一)功能性便秘常见原因有以下几种。

1. 进食量少、食物缺乏纤维素或水分不足，对结肠运动的刺激减少。

2. 因工作紧张、生活节奏过快、工作性质和时间变化、精神因素等干扰了正常的排便习惯。

3. 结肠运动功能紊乱，常见于肠易激综合征，系由结肠及乙状结肠痉挛引起，部分患者也可表现为便秘与腹泻交替。

4. 腹肌及盆腔肌张力差，排便推动力不足，难以将粪便排出体外。

5. 滥用泻药，形成药物依赖，造成便秘；老年体弱，活动过少，肠痉挛致排便困难；结肠冗长。

(二)器质性便秘常见原因有以下几种

1. 直肠与肛门病变引起肛门括约肌痉挛、排便疼痛，造成惧怕排便，如痔、肛裂、肛周脓肿和溃疡、直肠炎等。

2. 局部病变导致排便无力。如大量腹水、膈肌麻痹、系统性硬化病、肌营养不良等。

3. 结肠完全或不完全性梗阻。结肠良、恶性肿瘤，Crohn病，先天性巨结肠，各种原因引起的肠粘连、肠扭转、肠套叠等。

4. 腹腔或盆腔内肿瘤压迫。如子宫肌瘤。

5. 全身性疾病使肠肌松弛、排便无力尿毒症、糖尿病、甲状腺功能减退症、脑血管意外、截瘫、多发性硬化、皮肌炎等。

6. 药物不良反应。应用吗啡类药、抗胆碱能药、钙通道阻滞药、神经阻滞药、镇静药、抗抑郁药以及含钙、铝的制酸药等使肠肌松弛引起便秘。

二、发生机制

食物在消化道经消化吸收后，剩余的食糜残渣从小肠输送至结肠，在结肠内再将大部分水分和电解质吸收，形成粪团，最后输送至乙状结肠及直肠，通过一系列的排便活动将粪便排出体外。从形成粪团到产生便意和排便动作的各个环节，均可因神经系统活动异常、肠平滑肌病变及肛门括约肌功能异常或病变而发生便秘。就排便过程而言，其生理活动包括：①粪团在直肠内膨胀所致的机械性刺激，引起便意及排便反射和随后一系列肌肉活动。②直肠平滑肌的推动性收缩。③肛门内、外括约肌的松弛。④腹肌与膈肌收缩使腹压增高，最后将粪便排出体外。若上述任一环节存在缺陷即可导致便秘。便秘发生机制中，常见的因素有:①摄入食物过少,特别是纤维素和水分摄入不足,致肠内食糜和粪团的量不足以刺激肠道的正常蠕动。②各种原因引起的肠道内肌肉张力减低和蠕动减弱。③肠蠕动受阻致肠内容物滞留而不能下排,如肠梗阻。④排便过程的神经及肌肉活动障碍,如排便反射减弱或消失、肛门括约肌痉挛、腹肌及膈肌收缩力减弱等。

三、临床特点

1. 急性便秘者多有腹痛、腹胀甚至恶心、呕吐,多见于各种原因的肠梗阻。

2. 慢性便秘多无特殊表现,部分患者诉口苦、食欲减退、腹胀、下腹不适或有头晕、头痛、疲乏等神经紊乱症状,但一般不重。严重者排出粪便坚硬如羊粪,排便时可有左腹部或下腹痉挛性疼痛及下坠感,可在左下腹触及痉挛的乙状结肠。长期便秘者可因痔加重及肛裂而有大便带血或便血,患者亦可因此而紧张、焦虑。慢性习惯性便秘多发生于中、老年人,尤其是经产妇女,可能与肠肌、腹肌及盆底肌的张力降低有关。

四、伴随症状

1. 便秘伴呕吐、腹胀、肠绞痛,可能为各种原因引起的肠梗阻。

2. 便秘伴腹部包块者,应注意结肠肿瘤、肠结核及 Crohn 病(需注意勿将左下腹痉挛的乙状结肠或粪块误为肿瘤)。

3. 便秘与腹泻交替者,应注意肠结核、溃疡性结肠炎、肠易激综合征。

4. 随生活环境改变,精神紧张出现多为功能性便秘。

第十九节　黄疸

血清总胆红素(total bilirubin,TB)浓度升高致皮肤、黏膜、巩膜黄染,称为黄疸(jaundice)。正常血清总胆红素为 1.7～17.1μmol/L。总胆红素在 17.1～34.2μmol/L,临床无肉眼性黄疸出现,称为隐性黄疸(concealed jaundice);总胆红素>34.2μmol/L,可出现皮肤、黏膜、巩膜黄染,称为显性黄疸(clinical jaundice)。

一、胆红素的正常代谢

胆红素(bilirubin)的主要生成原料是血红蛋白的血红素,代谢过程包括非结合胆红素(unconjugated bilirubin,UCB)的形成及运输,肝细胞对非结合胆红素的摄取、结合及排泄,胆红素的肠肝循环及排泄。

1. 胆红素的来源与形成。血液中衰老红细胞经单核－吞噬细胞系统吞噬、破坏,降解为血红蛋白,血红蛋白在组织蛋白酶的作用下形成珠蛋白与血红素。血红素再转变为胆绿素,胆绿素最后转变为非结合胆红素,这一部分占胆红素来源的 80%～85%。另外的 15%～20%来源于“旁路胆红素”,如骨髓幼稚红细胞的血红蛋白及来自肝中含有亚铁血红素的蛋白质。

2. 胆红素的运输。非结合胆红素与血浆清蛋白结合,经血液循环到达肝。非结合胆红素系脂溶性,不溶于水,不能从肾小球滤出,故不出现于尿中。

3.肝对胆红素的摄取、结合、排泄。随血液循环到达肝的非结合胆红素可被肝细胞摄取，进入肝细胞后与Y、Z两种载体蛋白结合，并被运送到肝细胞光面内质网的微粒体，在那里经葡萄糖醛酸转移酶的作用，与葡萄糖醛酸结合，形成结合胆红素(conjugated bilirubin, CB)。结合胆红素从肝细胞的毛细胆管排出，随胆汁进入胆道，最后排入肠道。结合胆红素：系水溶性，可通过肾小球，增多时可从肾小球滤过，从尿中排出。

4.胆红素的肠肝循环及排泄。结合胆红素进入肠道后，由肠道细菌脱氢还原为尿胆原。大部分尿胆原从粪便排出，称为粪胆原。在肠的下段，无色的粪胆原氧化为黄褐色的粪胆素，从而成为粪便的主要颜色。小部分尿胆原被肠道吸收，经门静脉回到肝，其中的大部分再转变为结合胆红素，又随胆汁经胆道排入肠内，即"胆红素的肠肝循环"。另外的小部分尿胆原进入体循环由肾排出体外。尿胆原被空气氧化后生成尿胆素，成为尿液主要色素。

正常情况下，胆红素进入与离开血液循环保持动态平衡，故血中胆红素的浓度保持相对恒定，总胆红素(TB)1.7～17.1μmol/L，其中结合胆红素(CB)绀3.42μmol/L，非结合胆红素(UCB)1.7～13.68μmol/L。

二、病因、发生机制及临床特点

(一)溶血性黄疸

1.病因

(1)先天性溶血性贫血如遗传性球形红细胞增多症、珠蛋白生成障碍性贫血、蚕豆病等。

(2)后天获得性溶血性贫血.①自身免疫性溶血性贫血。②同种免疫性溶血性贫血，如误输异型血、新生儿溶血。③非免疫性溶血性贫血，如败血症、疟疾、毒蛇咬伤、毒蕈中毒、阵发性睡眠性血红蛋白尿等。

2.发生机制。红细胞破坏增多，非结合胆红素形成增多，如超出肝细胞的摄取、结合与排泄能力，最终会出现血中结合胆红素潴留，超出正常水平。非结合胆红素增多，肝细胞内结合胆红素的形成代偿性增多，排泄到肠道的结合胆红素也相应增多，从而尿胆原的形成增多。

3.临床特点。一般黄疸较轻，呈浅柠檬色。急性溶血时，起病急骤，出现寒战、高热、头痛、腰痛、呕吐，并有不同程度的贫血及血红蛋白尿(hemoglobin in urine)，尿呈酱油色或茶色。严重者出现周围循环衰竭及急性肾衰竭。慢性溶血主要表现为常有家族史，有贫血、黄疸、脾大三大特征。长期溶血，可并发胆道结石及肝功能损害。

(二)肝细胞性黄疸

1.病因。如病毒性肝炎、中毒性肝炎、肝硬化、肝癌、钩端螺旋体病、败血症、伤寒等。

2.发生机制。肝具有很强的代偿能力，轻度损害时可不出现黄疸，当肝细胞广泛损害时，则可发生黄疸。由于肝细胞的损伤致肝细胞对胆红素的摄取、结合及排泄能力下降，因而血中非结合胆红素增加。未受损的肝细胞仍能将非结合胆红素转变为结合胆红素，结合胆红素部分可从损伤的肝细胞反流入血中，部分由于肝内小胆管阻塞而反流入血液循环，故血中结合胆红素也增多。剩下的部分仍经胆道排入肠道。从肠道吸收的尿胆原因为肝损害而转变为结合胆红素的部分减少，大部分经损伤的肝进入体循环并从尿中排除，故尿中尿胆原常增多；但如肝内胆汁淤积较明显时，进入肠道的胆红素少，形成的尿胆原少，尿中尿胆原也可不增多，甚至减少。

3.临床特点。黄疸呈浅黄至深黄，甚至橙黄色。有乏力、食欲下降、恶心、呕吐、甚至出血等肝功能受损的症状及肝、脾大等体征。

(三)胆汁淤积性黄疸

1.病因。胆道机械性梗阻及胆汁排泄障碍,均可致胆汁淤积性黄疸。

(1)肝外性胆汁淤积。常见于外科疾病,如胆道结石、胆管癌、胰头癌、胆道炎症水肿、胆道蛔虫、胆管狭窄等引起的梗阻。

(2)肝内性胆汁淤积

①肝内阻塞性胆汁淤积:如肝内胆管泥沙样结石、华支睾吸虫病、原发性硬化性胆管炎。

②肝内胆汁淤积:胆汁排泄障碍所致,而无机械性梗阻,常见于内科疾病,如毛细胆管型病毒性肝炎、药物性胆汁淤积、原发性胆汁性肝硬化、妊娠期特发性黄疸等。

2.发生机制。胆道梗阻,梗阻以上的胆管压力增高,胆管扩张,最终肝内小胆管及毛细胆管破裂,胆红素随胆汁反流入血液,故血中结合胆红素增多,而非结合胆红素一般不升高。由于胆红素肠肝循环被阻断,故尿胆原减少,甚至消失。

3.临床特点。黄疸深而色泽暗,甚至呈黄绿色或褐绿色。胆酸盐反流入血,刺激皮肤可引起瘙痒,刺激迷走神经可引起心动过缓,尿色深,粪便颜色变浅或呈白陶土色。

三、伴随症状

1.黄疸伴寒战、高热。多见于急性胆道梗阻、急性胆道感染、急性溶血、败血症、钩端螺旋体病等。

2.黄疸伴腹痛。右上腹阵发性绞痛,多见于胆道结石及胆道蛔虫病;右上腹持续性疼痛,多见于急性肝炎、肝脓肿、肝癌等。

3.黄疸伴腰痛、血红蛋白尿。见于急性溶血。

4.黄疸伴乏力、恶心、呕吐、食欲下降。多见于肝细胞性黄疸。

5.黄疸伴皮肤瘙痒、心动过缓。多见于梗阻性黄疸。

6.黄疸伴肝大。常见于病毒性肝炎、中毒性肝炎、原发性或继发性肝癌、肝硬化。

7.黄疸伴胆囊肿大。提示胆总管梗阻,常见于胰头癌、胆总管癌、胆总管结石。

8.黄疸伴贫血貌、脾大。常见于慢性溶血性贫血。

9.黄疸伴腹水。常见于重型肝炎、肝硬化失代偿、肝癌等。

第二十节　眩晕

眩晕(vertigo)是人体对空间关系定向的主观体会错误,是一种并不存在的自身或外景运动幻觉或错觉。患者出现一种异常的自身或环境的旋转、摆动感,一般无意识障碍。头晕指的是自身不稳感;头昏指的是头脑不清晰感。

一、病因

(一)生理性眩晕

生理性眩晕(physiologic vertigo)包括健康人运动时常发生的晕动病、航天病、高处眩晕等不适，患者运动错觉轻微，自主神经反应症状明显。如高处眩晕的患者可经历急性焦虑与恐慌反应，典型的晕动病、航天病患者，会出现出汗、恶心、呕吐、流涎、打呵欠及全身不适感，胃蠕动减少及消化不良，甚者看到或闻到食物都觉得难受，而焦虑时出现的过度换气、低碳酸血症，使周围血管扩张，可诱发直立性低血压及晕厥。

(二)系统性眩晕

系统性眩晕由前庭系统病变引起，可伴眼球震颤、平衡障碍及听力障碍。

1. 周围性眩晕(peripheral vertigo)。是指内耳前庭感受器至前庭神经颅外段之间的病变所引起的眩晕，为脑干神经核以下的病变，除眼震和有时可能伴听力障碍之外，患者没有相关的神经系统损害的症状和体征。常见病因有以下几种。

(1)梅尼埃病(Menierezs disease)。又称内耳膜迷路积水、内耳眩晕病。以发作性眩晕、波动性感音性聋、耳鸣和耳胀为典型临床表现，可伴有眼球震颤、平衡障碍，严重时可伴有恶心、呕吐、面色苍白和出汗。发作多短暂(很少超过 2 周)，具有反复发作的特点。

(2)良性发作性位置性眩晕(benign paroxysmal positional vertigo，BPPV)。又称壶腹嵴结石病、半规管结石病。被认为是自椭圆囊脱落的自由浮动的耳石移动进入一支半规管(通常是后半规管)，当头位改变至激发位时，耳石受到重力作用牵动内淋巴，使流体力学发生改变而刺激壶腹嵴的毛细胞引起眩晕及眼震，是反复发作性眩晕的常见病因。眩晕与眼球震颤发作时间短(短于 1 分钟，典型发作为 15～20 秒)，常因与重力有关的头部位置改变诱发(如坐位躺下、床上翻身、仰卧坐起时)，患者耳蜗器一般不受影响，不伴耳鸣及听力减退，重复该头位，眩晕及眼震可再度发生。

(3)内耳药物中毒性眩晕。常由链霉素、庆大霉素及其同类药物损害内耳前庭神经或蜗神经所致。多表现为用药后渐进性眩晕伴耳鸣、听力减退，可伴恶心、呕吐、唇周及面颊麻木感，眼球震颤多不明显。

(4)急性周围前庭性神经病(前庭神经元炎)。被认为是病毒感染前庭神经或前庭神经元的结果。多数患者于 1～2 周前有上呼吸道感染病史，突然出现眩晕，伴恶心、呕吐、出汗等自主神经反应，持续数日，眼震电图(electronystagmography，ENG)检查可见病侧前庭功能低下，一般无耳鸣及听力减退。多数患者 1～2 周后症状逐渐改善，但头晕、平衡障碍等后遗症状可持续数周至数月，直到中枢发生代偿。本综合征偶呈流行性发病，可于同一家庭数名成员发病。春季与初夏多发。通常，周围性眩晕症状较重，更可能伴有听力减退及耳鸣，常引起恶心、呕吐等自主神经症状，所伴随的眼球震颤常可被凝视固定所抑制。

2. 中枢性眩晕(central vertigo)。是前庭神经颅内段、前庭神经核、核上纤维、内侧纵束、皮质及小脑的前庭代表区病变所引起的眩晕。大部分中枢性眩晕的病灶位于颅后窝。中枢性眩晕患者症状常较周围型者轻，多数患者体格检查可见神经系统局灶性损害的体征，伴随的眼球震颤更频繁或突出，且不被凝视固定所抑制。垂直性眼震、意识改变、运动或感觉功能缺损、失语，提示中枢性眩晕。常见的病因包括以下几种。

(1)血管病变。如椎一基底动脉系统的短暂性脑缺血发作、椎一基底动脉供血不足、小脑或脑干梗死、小脑或脑干出血等。椎一基底动脉供血不足性眩晕，可由动脉管腔变窄、内膜炎症、椎动脉受压或动脉舒缩功能障碍等因素所致。特点为突然出现的短暂性眩晕，常于颈部突然过度伸屈或转侧时诱发，伴恶心、呕吐较轻，偶有黑蒙、耳鸣，共济失调、躯体不稳、程度也较轻。眩晕常于24小时内减轻或消失。

(2)肿瘤。如听神经瘤、小脑肿瘤、第四脑室肿瘤和其他。部位肿瘤,直接浸润或压迫前庭神经核等引起头晕。眩晕程度多不剧烈,可持续性存在,耳鸣、耳聋不明显。

(3)小脑或脑干感染。如急性小脑炎、脑干脑炎、颅后窝蛛网膜炎等,常急性起病,有上呼吸道感染或腹泻等前驱感染史,除有脑干或小脑损害的临床表现外,患者可出现眩晕。

(4)头颈部外伤。外伤损害前庭系统的不同部位,可引起不同形式、不同程度的眩晕。

(5)颅内脱髓鞘疾病及变性疾病。如多发性硬化、延髓空洞症等,病灶累及脑干及小脑时可出现眩晕。

(三)非系统性眩晕

非系统性眩晕指前庭系统以外的全身或局部病变引起的眩晕。患者可有轻度站立不稳,无眼球震颤,通常不伴恶心、呕吐。常见的病因包括以下几种。

1. 低血压、严重心律失常等心脏疾病时,由于射血减少可引起眩晕。

2. 中、重度贫血患者,常在运动时出现眩晕。

3. 内分泌疾病时,如低血糖也常出现眩晕。

4. 屈光不正、眼肌麻痹等眼部疾病可引起的眩晕,遮盖病眼时眩晕常可消失。

5. 深感觉障碍者可出现姿势感觉性眩晕,由姿势不稳引起,伴Romberg征阳性。

二、发生机制

人体空间位象觉的维持需要视觉识别周围物体的方位及自身的关系,深感觉感知自身的姿势、位置、运动幅度,前庭器官感受身体及头部空间移动时的冲动并辨别运动方向及所处位置,这些躯体位置的信息经感觉神经传入中枢神经系统,经大脑皮质及皮质下结构整合后做出位置判断,并通过运动神经传出,调整偏差,维持平衡。

前庭系统、视觉、深感觉三者中,任一环节的功能异常都会引起判断错误,产生眩晕感觉。如眼外肌麻痹、屈光不正、配镜不当等,造成双眼在视网膜上成像不等,使传入中枢神经系统躯体位置的信息错误可引起眼性眩晕。脊髓空洞症、梅毒患者,因本体觉传入障碍而引起姿势感觉性眩晕。梅尼埃病、迷路炎、前庭神经炎、椎—基底动脉供血不足等前庭器官或中枢病变时,前庭感受的刺激与来自肌肉、关节的本体觉以及视觉感受器的关于空间定向的冲动不一致,便产生运动错觉即前庭性眩晕。

前庭系统病变引起的前庭性眩晕是最常见、最典型的眩晕。

三、临床特点

1. 发作特点。急性起病,发作极短暂(常不超过1分钟),有反复发作性、持续数周至数月特点者,考虑良性发作性位置性眩晕。急性起病,发作短暂(多为20分钟至数小时)有反复发作性、持续2周左右者,考虑梅尼埃病。急性发生、单次发作的眩晕多为脑血管病性眩晕。急性发作、慢性经过的眩晕,多为头颈部外伤性眩晕。慢性进展性者,多考虑颅内占位性病变引起的眩晕。

2. 诱因及有关病史。注意询问眩晕是在什么情况下发生,是否与转颈、仰头、起卧、翻身有固定的关系;询问有无头颈部外伤、耳部疾病、眼部疾病、心血管病、血液病的病史以及使用可引起内耳损伤的药物(如链霉素等)史,将有助于眩晕的病因诊断。眩晕诊断流程。

四、伴随症状

1. 眩晕伴有耳鸣、听力减退者,考虑梅尼埃病、内耳药物中毒、小脑脑桥脚肿瘤等。眩晕不伴有耳鸣、听力减退者,考虑良性发作性位置性眩晕、前庭神经元炎、脑干或颅后窝肿瘤等。

2. 眩晕伴有恶心、呕吐等迷走神经激惹征者,多考虑周围性眩晕。颅内占位性病变、颅内高压者,也可伴有呕吐。

3. 眩晕伴站立不稳或左右摇摆者,多考虑周围性眩晕;眩晕伴站立不稳或向一侧运动者,多考虑中枢性眩晕。

第二十一节　抽搐与惊厥

抽搐(tie)与惊厥(convulsion)均属于不随意运动。抽搐是指全身或局部成群骨骼肌非自主的抽动或强烈收缩,常可引起关节运动和强直。当肌群收缩表现为强直性和阵挛性时,称为惊厥。惊厥表现的抽搐一般为全身性、对称性、伴有或不伴有意识丧失。

惊厥的概念与癫痫有相同点也有不相同点。癫痫大发作与惊厥的概念相同,而癫痫小发作则不应称为惊厥。

一、病因

抽搐与惊厥的病因可分为特发性与症状性。特发性常由于先天性脑部不稳定状态所致。症状性病因有以下几种。

1. 脑部疾病

(1)感染。如脑炎、脑膜炎、脑脓肿、脑结核瘤、脑灰质炎等。

(2)外伤。如产伤、颅脑外伤等。

(3)肿瘤。包括原发性肿瘤、脑转移瘤。

(4)血管疾病。如脑出血、蛛网膜下腔出血、高血压脑病、脑栓塞、脑血栓形成、脑缺氧等。

(5)寄生虫病。如脑型疟疾、脑血吸虫病、脑猪囊尾蚴病等。

(6)其他。①先天性脑发育障碍。②原因未明的大脑变性,如结节性硬化、播散性硬化、核黄疸(nuclear icterus)等。

2. 全身性疾病

(1)感染。如急性胃肠炎、中毒型细菌性痢疾、链球菌败血症、中耳炎、百日咳、狂犬病、破伤风等。小儿高热惊厥主要由急性感染所致。

(2)中毒。①内源性:如尿毒症、肝性脑病等;②外源性:如乙醇、苯、铅、砷、汞、阿托品、樟脑、白果、有机磷等中毒。

(3)心血管疾病。高血压脑病或 Adams—Stokes 综合征等。

(4)代谢障碍。如低血糖、低钙血症及低镁血症、急性间歇性血口卜啉病、子痫、维生素B_6缺乏等。其中低血钙可表现为典型的手足搐搦症。

(5)风湿病。如系统性红斑狼疮、脑血管炎等。

(6)其他。如突然撤停催眠药、抗癫痫药,还可见于热射病、溺水、窒息、触电等。

3.神经官能症。如癔症性抽搐和惊厥。

此外,尚有一重要类型,即小儿惊厥(部分为特发性,部分由于脑损害引起),高热惊厥多见于小儿。

二、发生机制

抽搐与惊厥发生机制尚未完全明了,认为可能是由于运动神经元的异常放电所致。这种病理性放电主要是由于神经元膜电位的不稳定引起,并与多种因素相关,可由代谢、营养、脑皮质肿物或瘢痕等激发,与遗传、免疫、内分泌、微量元素、精神因素等有关。

根据引起肌肉异常收缩的兴奋信号的来源不同,基本上可分为两种情况:①大脑功能障碍,如癫痫大发作等;②非大脑功能障碍,如破伤风、士的宁中毒、低钙血症性抽搐等。

三、临床特点

由于病因不同,抽搐和惊厥的临床表现形式也不一样,通常可分为全身性和局限性两种。

1.全身性抽搐。以全身骨骼肌痉挛为主要表现,多伴有意识丧失。

(1)癫痫大发作。表现为患者突然意识模糊或丧失,全身强直、呼吸暂停,继而四肢发生阵挛性抽搐,呼吸不规则,大、小便失控,发绀,发作约半分钟自行停止,也可反复发作或呈持续状态。发作时可有瞳孔散大,对光反射消失或迟钝、病理反射阳性等。发作停止后不久意识恢复。如为肌阵挛性,一般只是意识障碍。由破伤风引起者为持续性强直性痉挛,伴肌肉剧烈的疼痛。

(2)癔症性发作。发作前常有一定的诱因,如生气、情绪激动或各种不良刺激,发作样;式不固定,时间较长,无舌咬伤和大、小便失控。

2.局限性抽搐。以身体某一局部连续性肌肉收缩为主要表现,大多见于口角、眼睑、手足等。而手足搐搦症则表现间歇性双侧强直性肌痉挛,以上肢手部最典型,呈“助产士手”表现。

四、伴随症状

1.伴高热。多见于颅内与全身的感染性疾病、小儿高热惊厥等。注意抽搐本身也可引起高热。

2.伴高血压。可见于高血压病、高血压性脑出血、妊娠高血压综合征、颅内高压等。

3.伴脑膜刺激征。见于各种脑膜炎及蛛网膜下腔出血等。

4.伴瞳孔散大、意识丧失、大小便失禁。见于癫痫大发作。

5.不伴意识丧失。见于破伤风、狂犬病、低钙抽搐、癔症性抽搐。

6.伴肢体偏瘫者。见于脑血管疾病及颅内占位性病变。

第二十二节　意识障碍

意识(consciousness)是指机体对自身状态和客观环境的主观认识能力,可通过言语及行动来表达，是人脑反映客观现实的最高形式。意识包含两个方面的内容，即觉醒状态和意识内容。觉醒状态是指与睡眠呈周期性交替的清醒状态，能对自身和周围环境产生基本的反应属皮质下中枢的功能；意识内容包括定向力、感知力、注意力、记忆力、思维、情感和行为等人类的高级神经活动，是对自身和周围环境做出理性的判断并产生复杂的反应，属大脑皮质的功能。意识的维持涉及大脑皮质及皮质下脑干网状激活系统和丘脑非特异性核团的结构和功能完整。

意识障碍(disturbance of consciousness)是指机体对周围环境及自身状态的识别和觉察能力出现障碍。意识障碍通常同时包含有觉醒状态和意识内容两者的异常，常常是急性脑功能不全的主要表现形式。

一、病因

(一)全身性疾病

1. 急性感染性疾病。见于脓毒血症、重症肺炎、中毒型细菌性痢疾、伤寒、钩端螺旋体病等严重感染引起的中毒性脑病。

2. 内分泌代谢系统疾病。如甲状腺危象、黏液性水肿性昏迷、糖尿病酮症酸中毒昏迷、高血糖高渗状态、乳酸酸中毒、低血糖性昏迷、慢性肾上腺皮质功能减退症性昏迷等。

3. 水、电解质平衡紊乱。如稀释性低钠血症、低氯性碱中毒、高氯性酸中毒等。

4. 其他疾病所致昏迷。如尿毒症性昏迷、肝性脑病、肺性脑病。

5. 外因性中毒。如急性的一氧化碳、二氧化硫、苯等毒物中毒，急性的有机磷、有机氯、有机汞等农药中毒，吗啡类、巴比妥类、颠茄类等药物中毒，木薯、苦杏仁等植物类中毒以及毒蛇咬伤后蛇毒引起的动物类中毒等。

6. 物理性及缺氧性损害。如热射病、日射病、触电等物理性损害，以及高原反应时的缺氧性脑损伤等。

(二)颅内疾病

1. 颅内感染性疾病。如各种脑炎、脑膜炎、脑寄生虫感染等。

2. 脑血管疾病。如脑出血、蛛网膜下腔出血、脑栓塞、动脉血栓性脑梗死、高血压脑病及颅内静脉窦血栓形成等。

3. 脑占位性疾病。如脑肿瘤等。

4. 闭合性颅脑损伤。如脑震荡、脑挫裂伤、外伤性颅内血肿、脑水肿、脑疝等。

5. 癫痫。癫痫大发作、癫痫小发作以及癫痫持续状态患者常出现意识障碍表现。

二、发生机制

各种感觉冲动经特异性上行投射系统传导，途经脑干时发出侧支至脑干网状结构，再经由上行网状激活系统(包括脑干网状结构、丘脑非特异性神经核、前脑基底部核团和丘脑下部等)上传冲动激活大脑皮质，维持觉醒状态。意识内容则与大脑皮质功能有关。

意识的维持是通过脑桥中部以上的脑干上行网状激活系统及其投射至双侧丘脑的纤维，以及双侧大脑半球的正常功能实现的。意识内容变化主要由于大脑皮质病变造成，上行网状激活系统和大脑皮质的广泛损害，则可导致不同程度觉醒水平的障碍。

三、临床特点

1.以觉醒度改变为主的意识障碍。可为上行性网状激活系统或双侧大脑半球急性病变所致，临床上表现嗜睡、昏睡和昏迷。

(1)嗜睡(somnolence)。为意识障碍早期表现，是一种病理性持续睡眠状态。患者可被唤醒，醒后定向力基本完整，能配合检查及回答简单问题，停止刺激后很快继续入睡。

(2)昏睡(stupor)。觉醒度降至最低水平，是一种比嗜睡更重的意识障碍。患者处于沉睡状态，正常外界刺激不能使其觉醒，强烈的疼痛刺激或语言方可唤醒，醒后简短模糊而不完全地回答提问，当刺激减弱后很快又陷入熟睡状态。

(3)昏迷(coma)。为最严重的意识障碍。患者意识完全丧失，各种强刺激不能使其觉醒，无目的的自主活动，不能自发睁眼。临床上按严重程度不同可将昏迷分为3个阶段。

轻度昏迷(light coma)：患者意识完全丧失，可有较少的无意识自发动作。对周围事物及声、光刺激全无反应，对强烈刺激如疼痛刺激可有痛苦表情和回避动作，但不能觉醒。脑干反射(角膜反射、瞳孔对光反应、吞咽反射、咳嗽反射等)基本保留。生命体征无明显改变。

中度昏迷(middle coma)：对外界的正常刺激均无反应，自发动作很少。对强刺激的防御反射、角膜反射减弱，瞳孔对光反应迟钝。可见呼吸节律紊乱等生命体征轻度改变。大、小便潴留或失禁。

深度昏迷(deepoma)：对任何刺激全无反应。全身肌肉松弛，无任何自主运动。眼球固定，瞳孔散大，各种反射消失。生命体征显著改变，呼吸不规则，血压可有下降，大、小便失禁。

2.以意识内容改变为主的意识障碍

(1)意识模糊(confusion)。表现为注意力减退，情感反应淡漠，定向力障碍，活动减少，语言缺乏连贯性，对声、光、疼痛等外界刺激有反应，但低于正常水平。

(2)澹妄(delirium)。较意识模糊严重的一种急性的脑高级功能障碍，患者对周围环 I 境的认识能力、反应能力均有所下降，表现为认知、注意力、定向、记忆功能受损，思维推理迟钝，错觉，幻觉，睡眠觉醒周期紊乱等，可表现为紧张、恐惧和兴奋不安，甚至可能有冲动和攻击行为。常见于高热、药物中毒、代谢障碍(如肝性脑病)以及中枢神经系统疾;病等。

3.特殊类型的意识障碍。在一些特殊的医学状态下，患者可出现意识内容和觉醒状态分 I 离的现象，觉醒状态保存而意识内容丧失，这类意识障碍被称为“睁眼昏迷”(coma vigil)。常见的睁眼昏迷包括以下几种。

(1)去皮质综合征(decorticate syndrome)。是双侧大脑皮质广泛损害而导致的皮质功能;减退或丧失，皮质下及脑干功能仍保存的一种特殊状态。患者表现为意识丧失，但觉醒和睡眠周期存在，能无意识地睁眼与闭眼、咀嚼和吞咽，但对外界刺激无意识反应，无自发语言及有目的的动作，呈上肢屈曲、下肢伸直的去皮质强直姿势，瞳孔对光反应、角膜反射存在，常有病理征。多见于缺氧性脑病、脑炎、中毒和严重颅脑外伤。

(2)无动性缄默症(akinetic mutism)。是脑干上部和丘脑的网状激活系统受损引起，此时大脑半球及其传导通路无病变。患者能注视周围环境及人物，貌似清醒，但不能活动或言语，大、小便失禁。肌张力减低，无锥体束征。强烈刺激不能改变其意识状态，存在觉醒睡眠周期障碍。本症常见于脑干梗死。

(3)植物状态(vegetative state)。是指大脑半球严重受损而脑干功能相对保留的一种状态。患者对自身和外界的认知功能全部丧失,呼之不应,不能与外界交流,有自发或反射性睁眼,偶可发现视物追踪,可有无意义苦笑,存在吸吮、咀嚼和吞咽等原始反射,有觉醒一睡眠周期,大、小便失禁。

四、伴随症状

1.伴发热。先发热然后有意识障碍,可见于重症感染性疾病;先有意识障碍然后有发热,则见于脑出血、蛛网膜下腔出血、巴比妥类药物中毒等。

2.伴呼吸缓慢。是呼吸中枢受抑制的表现,可见于吗啡、巴比妥类、有机磷杀虫药等中毒,银环蛇咬伤等。

3.伴瞳孔散大。可见于颠茄类、乙醇、氰化物等中毒,以及癫痫、低血糖状态等。

4.伴瞳孔缩小。可见于吗啡类、巴比妥类、有机磷杀虫药等中毒。

5.伴心动过缓。可见于颅内高压症、房室传导阻滞以及吗啡类、毒蕈等中毒。

6.伴高血压。可见于高血压脑病、脑血管意外、肾炎尿毒症等。

7.伴低血压可见于各种原因的休克。

8.伴皮肤黏膜改变。出血点、瘀斑和紫癜等,可见于严重感染和出血性疾病;口唇呈樱桃红色提示一氧化碳中毒。

9.伴脑膜刺激征。见于脑膜炎、蛛网膜下隙出血等。

第二十三节　血尿

血尿(hematuria)包括镜下血尿和肉眼血尿,前者是指尿色正常,须经显微镜检查方能确定,通常离心沉淀后的尿液镜检,每高倍视野有红细胞3个以上。后者是指尿呈洗肉水色或血色,肉眼即可见的血尿。

一、病因

血尿是泌尿系统疾病最常见的症状之一。故98%的血尿是由泌尿系统疾病引起,2%血尿由全身性疾病或泌尿系统邻近器官病变所致。

(一)泌尿系统疾病

肾小球疾病。如急、慢性肾小球肾炎,IgA肾病,遗传性肾炎和薄基底膜肾病;各种间质性肾炎、尿路感染、泌尿系统结石、结核、肿瘤、多囊肾、血管异常包括肾静脉受到挤压如胡桃夹现象(nutcracker phenomenon)、尿路憩室、息肉和先天性畸形等。

(二)全身性疾病

1.感染性疾病。败血症、流行性出血热、猩红热、钩端螺旋体病和丝虫病等。

2.血液病。白血病、再生障碍性贫血、血小板减少性紫癜、过敏性紫癜和血友病。

3.免疫和自身免疫性疾病。系统性红斑狼疮、结节性多动脉炎、皮肌炎、类风湿关节炎、系统性硬化等引起肾损害时。

4.心血管疾病。亚急性感染性心内膜炎、急进性高血压、慢性心力衰竭、肾动脉栓塞和肾静脉血栓形成等。

(三)尿路邻近器官疾病

急、慢性前列腺炎，精囊炎，急性盆腔炎或脓肿，宫颈癌，输卵管炎，阴道炎，急性阑尾炎，直肠和结肠癌等。

(四)化学物品或药品对尿路的损害

如磺胺药、甘露醇及汞、铅、镉等重金属对肾小管的损害；环磷酰胺引起的出血性膀胱炎；抗凝血药如肝素过量也可出现血尿。

(五)功能性血尿

平时运动量小的健康人，突然加大运动量可出现运动性血尿。

二、临床特点

1.尿颜色的改变。血尿的主要表现是尿颜色的改变，除镜下血尿其颜色正常外，肉眼血尿根据出血量多少而尿呈不同颜色。尿呈淡红色像洗肉水样，提示每升尿含血量超过 1ml。出血严重时尿可呈血液状。肾出血时，尿与血混合均匀，尿呈暗红色；膀胱或前列腺出血尿色鲜红，有时有血凝块。但红色尿不一定是血尿，需仔细辨别。如尿呈暗红色或酱油色，不混浊、无沉淀，镜检无或仅有少量红细胞，见于血红蛋白尿；棕红色或葡萄酒色，不混浊，镜检无红细胞，见于卟啉尿；服用某些药物如大黄、利福平、氨基比林或进食某些红色蔬菜:也可排红色尿，但镜检无红细胞。

2.分段尿异常。将全程尿分段观察颜色如尿三杯试验，用 3 个清洁玻璃杯分别留起始段尿、中段尿和终末尿观察，如起始段血尿提示病变在尿道；终末段血尿提示出血部位在膀胱颈部、三角区或后尿道的前列腺和精囊腺；三段尿均呈红色即全程血尿，提示血尿来自肾或输尿管。

3.镜下血尿。尿颜色正常，但显微镜检查可确定血尿，并可判断是肾性血尿或肾后性血尿。镜下红细胞大小不一、形态多样为肾小球性血尿，见于肾小球肾炎。因红细胞从肾小球基底膜漏出，通过具有不同渗透梯度的肾小管时，化学和物理作用使红细胞膜受损，血红蛋白溢出而变形。如镜下红细胞形态单一，与外周血近似，为均一型血尿。提示血尿来源于肾后，见于肾盂肾盏、输尿管、膀胱和前列腺病变。

4.症状性血尿。血尿的同时患者伴有全身或局部症状，而以泌尿系统症状为主。如伴有肾区钝痛或绞痛提示病变在肾。膀胱和尿道病变则常有尿频、尿急和排尿困难。

5.无症状性血尿。部分患者血尿既无泌尿道症状也无全身症状，见于某些疾病的早期，如肾结核、肾癌或膀胱癌早期。隐匿性肾炎也常表现为无症状性血尿。

三、伴随症状

1.血尿伴肾绞痛是肾或输尿管结石的特征。

2.血尿伴尿流中断见于膀胱和尿道结石。

3.血尿伴尿流细和排尿困难见于前列腺炎、前列腺癌。

4.血尿伴尿频、尿急、尿痛见于膀胱炎和尿道炎，同时伴有腰痛、高热、畏寒常为肾盂肾炎。

5.血尿伴有水肿、高血压、蛋白尿见于肾小球肾炎。

6.血尿伴肾肿块，单侧可见于肿瘤、肾积水和肾囊肿；双侧肿大见于先天性多囊肾，触及移动性肾见于肾下垂或游走肾。

7.血尿伴有皮肤黏膜及其他。部位出血，见于血液病和某些感染性疾病。

8.血尿合并乳糜尿见于丝虫病、慢性肾盂肾炎。

第二十四节　尿频、尿急、尿痛

尿频(frequent micturition)指单位时间内排尿次数明显增多(正常成人白天排尿4～6次，夜间绀2次)。尿急(urgent micturition)是指患者有尿意即急欲排尿，而不能控制。尿痛(odynuria)是指患者排尿时尿道有灼热感或疼痛，甚至耻骨部及会阴部疼痛。尿频伴尿急、尿痛，合称膀胱刺激征(irritation symptoms of bladder)，一般为病理性，常见于下尿路病变或受到刺激。

一、病因

(一)尿量增多的疾病

常见于糖尿病、尿崩症、急性肾衰竭多尿期、原发性甲状旁腺功能亢进症、原发性醛固酮增多症、精神性多尿。

(二)尿路感染如膀胱炎、尿道炎、尿路结核等

(三)尿路梗阻

前列腺增生、尿道狭窄、膀胱及尿道结石。

(四)其他

1.神经源性膀胱。

2.附近器官感染如前列腺炎、精囊炎、附件炎、阑尾炎等。

3.结核或严重炎症后的膀胱挛缩、膀胱占位病变、膀胱受压等，致膀胱容量减少。

4.尿道综合征。

5.尿道口息肉、处女膜伞、尿道旁腺囊肿等，尿道口周围病变。

二、临床特点

1.尿频

(1)多尿性尿频。排尿次数增多而每次尿量不少，全日总尿量增多。见于糖尿病、尿崩症、精神性多尿和急性肾衰竭多尿期。

(2)炎症性尿频。尿频而每次尿量少，多伴有尿急和尿痛，尿液检查可见炎症细胞。见于膀胱炎、尿道炎、前列腺炎和尿道旁腺炎、附件炎、阑尾炎等。

(3)神经性尿频。尿频而每次尿量少,不伴尿急、尿痛,尿液检查无炎症细胞。见于中枢及周围神经病变如癔症、神经源性膀胱。

(4)膀胱容量减少性尿频。表现为持续性尿频,每次尿量少,药物治疗难以缓解。见于膀胱占位性病变、妊娠子宫增大或卵巢囊肿等压迫膀胱,膀胱结核引起膀胱纤维性缩窄等。

(5)尿道口刺激性尿频。表现为尿频,每次尿量少,见于尿道口息肉、处女膜伞、尿道:旁腺囊肿等刺激尿道口引起尿频。

2.尿急、尿痛。尿急、尿痛在临床上多同时出现,膀胱三角区和后尿道炎症时尤为明显;慢性前列腺炎多伴有排尿困难,尿线细和尿流中断;尿道炎多在排尿开始时出现尿痛,后尿道炎、膀胱炎和前列腺炎,常出现终末性尿痛。

三、伴随症状

1.尿频、尿急、尿痛伴发热。见于尿路感染、结核、急性盆腔炎、阑尾炎。

2.尿频伴多尿、多饮。见于糖尿病、尿崩症、精神性多尿、原发性甲状旁腺功能亢进见于泌尿道感染及结核。

3.尿频、尿急、尿痛伴脓尿。见于泌尿道感染及结核。

4.尿频、尿急、尿痛伴血尿。见于急性膀胱炎、膀胱结石、膀胱肿瘤。

5.尿线细伴进行性排尿困难。如为老年男性,多见于前列腺增生。

6.排尿困难及尿流突然中断。见于膀胱结石堵住出口或后尿道结石嵌顿。

7.尿频、尿急、尿痛伴尿失禁。见于神经源性膀胱。

第二章　问诊

第一节　问诊的重要性

一、问诊是获得诊断依据的重要方法

问诊是医师通过对患者或知情人（患者的家属、亲友、同学及同事等）的系统询问而获取临床资料，经过综合分析而做出临床判断的一种诊断方法。问诊是病史采集（history taking）的重要手段，而病史采集的完整性和准确性对疾病的诊断和治疗有很大的影响，因此，问诊是每个临床医师必须掌握的基本技能。

问诊是诊断疾病的重要程序之一。临床工作中，解决诊断问题的多数线索和依据都来源于病史采集所获取的资料。一个具有深厚医学知识和丰富临床经验的医师，常通过问诊就能对许多疾病提出相当准确的诊断。特别是在某些疾病或是疾病的早期，患者仅有自觉症状，而无客观体征，且实验室检查及仪器检查尚无阳性发现时，问诊所得资料却能作为早期诊断的重要依据。实际上，如上呼吸道感染、支气管炎、心绞痛、消化性溃疡、糖尿病、癫痫、疟疾及胆道蛔虫病等，仅通过问诊即可基本确诊。

二、问诊是掌握病情最主要的方法

任何疾病的发生和发展都有其一定的演变规律。患病的全过程患者本人体会最深切，只有通过详细问诊，才能了解到疾病的起因、诱因、病情变化的过程、用药情况及以往的健康状况。通过问诊，了解疾病的发生、发展、诊治经过、既往健康状况和患病情况等对目前所患疾病的诊断具有极其重要的意义，也为随后对患者进行体格检查和各种实验室检查提供重要的基本资料。只有通过问诊才能够全面地掌握病史、病情及发病规律，为正确诊断提供依据。相反，若忽视问诊，必然使病史资料残缺不全，病情了解不够详细准确，往往会造成漏诊或误诊。对病情复杂而又缺乏典型症状和体征的病例，深入、细致的问诊更显得尤为重要。

三、问诊为进一步检查提供线索

对于一些较为疑难的病例，通过问诊还不能完全明确地诊断，需要进一步检查，此时问诊所获得的资料就成为选择检查方法和项目的重要依据之一。在各种诊断新技术日益增多的情况下，问诊就显得尤其重要。

四、问诊是建立良好医患关系的重要时机

通过正确的问诊方法和良好的问诊技巧，使患者感到医师的亲切和可信，才能建立起良

好的医患关系，并树立战胜疾病的信心。通过交谈，可以使医师掌握患者的思想动态，有利于做好患者的思想工作，消除不良影响，提高诊疗效果。

在临床工作中，根据问诊时的临床情景和目的不同，大致可将问诊分为全面系统问诊和重点问诊。前者即对住院患者所要求的全面系统的问诊，重点问诊则主要应用于急诊和门诊。前者的学习和掌握是后者的基础，初学者自然是从学习全面系统的问诊开始。

第二节　问诊方法和注意事项

一、问诊的方法

（一）直接询问

即询问患者本人，如果患者由于病重、意识不清或年纪幼小等原因，不能自述病史时，则应向其家属或了解情况者询问。一旦患者病情好转，必须直接询问患者，以保障病史的可靠性。

问诊可先从一般性问题开始，然后再进入正式询问。如“您多大岁数了？”“做什么工作？”以一种友好、坦诚的措辞与患者交谈。患者感受到医师的关心和体贴，会自然放松，畅所欲言，从而使医师获得更多有用的背景资料。

直接询问用于收集一些特定的有关细节，使获得的信息更有针对性，如“您何时开始腹痛的呢？”“扁桃体切除时您多大年龄？”另一种选择直接询问是在要求患者回答“是”或“不是”，或对提供的选择做出回答时，如“你曾有过严重的头痛吗？”“你的疼痛是针扎样痛还是钝痛？”为了系统有效地获得准确的资料，医师应遵循从一般提问到直接提问的原则。

（二）开放式询问

常用于问诊开始，可获得某一方面的大量资料，让患者像讲故事一样叙述他的病情。这种询问可在现病史、过去史及个人史等每一部分开始时使用。如“你今天来，有哪里不舒服？”待获得一些信息后，再着重追问一些重点问题。

（三）启发式询问

尽可能让患者充分地陈述和强调他认为重要的情况和感受，如果交谈中患者的陈述离病情较远时，医师可灵活地加以启发和引导，直接将话题引导至与疾病有关的内容，切不可生硬地切断患者的思路，用自己主观的推测去代替患者的感受，否则可能会歪曲病情的经过。因为只有患者的亲身感受和病情变化的实际过程，才能为诊断提供客观的依据。

（四）插问

由于时间的限制，患者对病情叙述常不够详细和确切，回答未得要领，使采集病史不顺利，此时可以插问，以确认其病情。根据初步判断，在患者提供不相关的内容时，巧妙地打断或是让患者稍休息，同时仔细观察患者有无思维奔逸或混乱的情况，如果必要时应按精神科要求采集病史和进行精神检查。应注意礼貌，切勿表现得不耐心而失去患者的信任。

(五)倒问

急病多用此法问诊,即先询问最近一次的发病情况,再追溯首发症状开始的确切时间,一直至目前的演变过程。紧急情况下,可采用"连珠炮式"的询问,尽快问清主要情况。

如有几个症状同时出现,必须确定其先后顺序。虽然收集资料时,不必严格地按症状出现先后提问,但所获得的资料应是以按时间顺序口述或写出主诉和现病史。

(六)归纳小结

在每一部分问诊结束时,及时进行归纳小结可以达到以下目的:①可使医师在问诊时条理清晰,问诊不丢项,收集到的病史资料较为完整;②促使医师现场整理获取的病史资料,以保证病史的系统性;③在叙述归纳小结过程中,让患者知道医师如何理解他的病史;④提供再一次印证患者所述病情的机会,使病史资料更加真实。

通过周密的问诊和认真的小结,基本上可以获得比较完整、系统和真实可靠的病历。小结主诉和现病史时,要尽量详细,尤其是主要症状或体征的特点、诱因、发展与演变过程一定要讲明白,要真实准确;小结家族史时,只需要简短概括即可,尤其是阴性或不复杂的阳性家族史;小结系统回顾时,只需要小结阳性发现,没有出现的症状不必要再重复了。

二、问诊的注意事项

问诊的对象主要是患者,它有别于一般的交谈。要从不同文化层次、不同思想状态的患者中采集到准确、客观和完整的病史,问诊的方法与技巧是很重要的。问诊时应注意以下事项。

(一)建立宽松和谐的氛围

问诊开始时,由于对医疗环境的生疏和对疾病的恐惧等,患者常有紧张情绪,往往不能顺畅有序地陈述病史,故医师应主动进行过渡性交谈,态度要和蔼可亲,表现出体贴和关心,解除患者不安心情绪,缩小医患之间的距离,建立宽松和谐的环境,使患者平静地、有条理:地陈述病情。如患者病情复杂或病程较长,可耐心启发患者回忆和思考。如"不用着急,您再想想。""有什么诱因吗?""哪些情况可以诱发?"等。

同时,应注意保护患者隐私,最好不要当着陌生人开始问诊。如果患者要求家属在场,医师可以同意。一般从礼节性的交谈开始,可先做自我介绍(佩戴胸牌是很好的自我介绍的一种方式),讲明自己的职责,使用恰当的言语或体语表示愿意为解除患者的病痛和满足他I的要求尽自己所能,这样的举措会有助于建立良好的医患关系,很快缩短医患之间的距离,改善互不了解的生疏局面,使病史采集能顺利地进行下去。

(二)尊重患者的陈述

在问诊中,医师一定要高度尊重患者的陈述,患者对病情的直接陈述,不仅能反映疾病的发生、发展变化的真实过程,同时能反映疾病在I患者个体上的演变情况。这是保证病史真实所在。

(三)正确的引导与提问

由于患者的文化素质不一,有些患者不能有序地陈述患病的感受与经过,这时医师给予适当正确的引导与提问是十分必要的。它可以帮助患者将病史陈述得更详细,更加真实,更能反映病情的全貌。注意及时核实患者陈述中不确切或有疑问的情况，以免含糊地记录于病历中，减少病史的真实性。

(四)避免诱问与诘问

当患者陈述回答的问题与医师的想法有距离时，不可暗示性地套问和逼问，如“您咳嗽时是不是感到胸闷？”“您上腹痛时向右肩放射吗？”“您头痛发作时是不是伴有恶心、呕吐？”若患者随声附和顺从医师的想法，将会造成病史失真，使患者产生不应有的想法和情绪，影响问诊效果。

(五)语言适当与通俗易懂

有时患者最初可能隐瞒实际的就诊动机和目的。例如，女性患者不愿意提到乳房肿块，可能主诉呼吸困难；有些患者对病情记忆不清而顺口称是有些患者对病情恐惧而夸大病情或隐瞒病情等。为取得问诊的良好效果，除有和谐的氛围外，医师还必须注意语言适当，使患者乐意详细陈述病情经过。同时还应避免使用具有特定意义的医学术语，如“心悸”“谵妄”“里急后重”“间歇性跛行”等。因为这些医学术语患者难以理解，甚至错误理解，有可能导致采集的病史不准确，从而困扰医师的诊断思维。

(六)非本院资料

其他。医疗单位提供的病历或摘要，只能作为参考，不能当作主要的依据。

三、重点问诊的方法

重点病史采集(focused history taking)是指针对就诊的最主要或“单个”问题(现病史)来问诊，并收集除现病史外的其他。病史部分中与该问题密切相关的资料。重点病史采集在临床上主要用于急诊和门诊。

重点病史采集不同于全面的病史采集过程，基于患者表现的问题及其紧急程度，医师应选择必需的内容进行问诊，并在较短时间内获得主要症状的以下资料：全面的时间演变和发生发展情况，即发生、发展、性质、强度、频度、加重和缓解因素及相关症状等。

通常根据患者的主要症状或主诉确定重点问诊的内容，随着问诊的进行，逐渐形成诊断假设，判断该患者可能是哪些器官系统患病，从而考虑下一步在过去史、个人史、家族史和系统回顾中选择相关内容进行问诊，此时可有选择性地省略那些对解决本次就诊问题无关的病史内容。

要采集重点病史，要求医师已经深入学习和掌握前面所述的全面问诊的内容和方法，并具有丰富的病理生理学和疾病的知识，具有病史资料分类和提出诊断假设的能力。

一旦明确现病史的主要问题，指向了某(或某些)器官系统，医师经过临床诊断思维的加工就会形成诊断假设，就应重点对该系统的内容进行全面问诊，通过直接询问收集有关本系统中更多的相关资料，对阳性的回答就应如前所述的方法进行问诊。例如，一个主要问题是腹痛的病例，消化系统疾病是其主要的原因，因此，与消化系统相关的其他。症状就应包括：在问诊之中，如询问有无恶心、呕吐、腹泻、反酸、烧心、呕血、黑粪、发热及尿色发黄等。阳性回答应分类并按恰当的发生时间顺序记录，阴性的回答也应加以分类并记录，这对明确：该诊断或做进一步的鉴别诊断很有意义。

采集既往史资料是为了能进一步解释目前的问题或进一步证实诊断假设，如针对目前考虑的受累器官、系统询问是否患过疾病或是否做过手术，患者过去是否有过该病的症状或类似的症状。如果有以上情况，就应该询问：当时的病情怎么样？诊断是什么？结果如何？不必询问全面系统的既往史问诊的全部内容，除非询问者认为这样对解决目前问题很有帮助。但一般说来，药物（包括处方药和非处方药）和过敏史对每个患者都应询问。对育龄期妇女，应询问有无妊娠的可能性。

是否询问家族史及询问家族史中的哪些内容，决定于医师的诊断假设。个人史的情况也问诊相同，如一个气短的患者，应询问有无吸烟史或接触毒物的历史，无论阴性或阳性回答都能提供有用的资料。

问诊本身就是收集客观资料与医师的主观分析不断相互作用的过程。建立假设、检验假设和修正假设都需要询问者高度的脑力活动，绝不仅仅是问话和收集资料的简单行为。这一过程是对医师的挑战，也会给医师带来满足感。医师的认知能力和整合资料的能力将决定他病史采集的实践过程。

重点病史采集完成后，医师会选择重点的体格检查内容和项目，而体格检查结果将支持、修订或否定病史中建立的诊断假设。

第三节　问诊的内容

为保证病史采集的准确性、完整性，避免遗漏而规定出如下的问诊内容。临床工作中，根据具体情况，可以允许适当调整顺序以利于问诊的进度。下面是住院病历所要求的问诊内容。

一、一般项目

姓名、性别、年龄（应填写实足年龄）、籍贯、出生地、民族、婚姻、住址、联系方式、工作单位、职业、入院日期、记录日期、病史陈述者及可靠程度等。为避免问诊初始过于生硬，可将某些一般项目的内容如职业、婚姻等放在个人史中穿插询问。

二、主诉

主诉为患者感受最主要的痛苦或最明显的症状和（或）体征及其持续时间。如“发作性上腹痛 10 年”“劳累时心慌、气短 15 年，进行性加剧伴双下肢水肿 2 周”“多饮、多食、多尿、烦渴、乏力 2 年”“发热、咳嗽 3 天，加重伴胸痛 2 天”等。确切的主诉，常可使医师初步了解患者患的哪一系统疾病或哪种性质的疾病，为诊断提供方向。

描述主诉一定要抓住特征，简明扼要，言词适当，应尽可能用患者自己描述的症状，而不是医师对患者的诊断用语，如“患溃疡病 1 年”或“心脏病 2 年”，而应记录“间断上腹痛、反酸 1 年”或“劳累后心悸、气短 2 年”等。然而，病程较长、病情比较复杂的病例，由于症状、体征较多或由于患者诉说太多，应综合分析归纳出更能反映其患病特征的主诉。有时对病情没有连续性的情况，可以灵活掌握，如“10 年前发现皮肤黄染，1 个月来腹胀、食欲缺乏”。对当前无症状、诊断资料和入院目的又十分明确的患者，也可以用以下方式记录主诉。如

"乳腺癌 1 年,要求入院化疗""发现胆囊结石 2 年,入院接受手术治疗"。

三、现病史

现病史是按时间顺序对发病过程做简要叙述。对病史中主要症状的特点应从以下几个方面加以询问:发病方式、持续时间、可能的诱因、演变过程、部位、是否具有周期性、发病;前有无预兆、诊治经过以及对患者日常生活的影响等。可按以下的内容和程序询问。

(一)起病情况与患病的时间

每种疾病的起病或发作都有各自的特点,详细询问起病的情况对疾病具有重要的诊断和:鉴别诊断作用。有的疾病起病急骤,如流行性脑脊髓膜炎、急性心肌梗死、脑出血、心绞痛及急性胃肠穿孔等;有的疾病则起病缓慢,如艾滋病、肿瘤及类风湿关节炎等。疾病的起病,常与某些因素有关,如脑血栓形成常发生于睡眠时;脑出血、高血压危象常发生于激动或紧张状态时。患病时间是指从起病到就诊或入院的时间。如先后出现几个症状则需追溯到首发症状的时间,并按时间顺序询问整个病史后分别记录,如"腹泻、黏液脓血便 2 年,加重伴发热 2 周"。时间长短可按数年、数月、数日计算,发病急骤者可按小时、分钟为计时单位。

(二)主要症状的特点

包括主要症状出现的部位、性质、持续时间和程度,缓解或加剧的因素,详细询问这些 I 方面的情况,了解主要症状特点对判断疾病所在的系统或器官以及病变的部位、范围和性质提供可靠依据。如上腹部痛多为胃、十二指肠、胰腺或胆系疾病;右下腹急性腹痛则多为阑尾炎,女性患者还应考虑卵巢或输卵管疾病;全腹痛则提示病变广泛或腹膜受累。对症状的性质也应做有鉴别意义的询问,如灼痛、绞痛、胀痛及隐痛等,症状为持续性或阵发性,以及发作及缓解的时间等。

(三)病因与诱因

尽可能了解与本次发病有关的病因(如外伤、中毒、感染及与各种传染病的密切接触史等)和诱因(如气候变化、环境改变、情绪及起居、饮食失调等),有助于明确诊断与拟定治疗措施。患者对直接或近期的病因容易提出,当病因比较复杂或病程较长时,患者对病因:往往不能确定,也可能提及一些似是而非或自以为是的因素,这时医师应进行科学的归纳和分析,去伪存真。

(四)病情的发展与演变

详细了解病情发展与演变的全过程,也是明确诊断的重要依据,包括患病过程中主要症状的变化或新症状的出现。如溃疡病患者,在间歇性腹痛、反酸和烧心的基础上,突然感到剧烈而持续的腹痛,应考虑胃肠穿孔的可能。如肝硬化患者出现情绪和行为异常等症状,可能是肝性脑病早期的表现。如有心绞痛病史的患者本次发作疼痛加重且持续时间较长时,则应考虑到急性心肌梗死的可能。

(五)伴随症状

伴随症状是指在主要症状的基础上又同时出现一系列的其他。症状。这些伴随症状通常是诊断和鉴别诊断的重要依据,或提示出现了并发症。反之,按一般规律,某种疾病应该出现的伴随症状而实际上没有出现时,应记录到现病史中,以备进一步观察或作为诊断和鉴别诊断的重要参考资料。这种阴性表现有时称为阴性症状，它可能对于某些需要鉴别的疾病具有特殊性，可以成为否定其他。疾病诊断的依据之一。例如，患者主要病痛是咳嗽与咯血，根据患者伴有心悸、水肿及其他。表现，考虑为“风湿性心脏病”。但咳嗽与咯血也是肺结核常见的主要症状，所以还应询问有无午后低热、夜间盗汗、消瘦、乏力等与肺结核有关的伴随症状。若无这些症状，应在病历中记录，以资与肺结核鉴别。又如急性上腹痛伴有恶心、呕吐、发热，特别是又出现了黄疸和休克，应考虑到急性胰腺炎或急性胆道感染的可能。

(六)诊治经过

患者于本次就诊前已经接受过其他。医疗单位诊治时，则应询问诊断是如何做出的，曾做过何种检查等。若已进行过治疗则应问明使用过的药物名称、剂量、用法、时间、疗效及有无不良反应等，为本次诊治疾病提供参考。但不可以用既往的诊断代替自己的诊断。

(七)病程中的一般情况

在现病史的最后，应记述患者患病后的精神、体力状态，食欲及食量的改变，睡眠与大小便的情况等。这部分内容对全面评估患者病情的轻重和预后十分有用，有时对鉴别诊断也：能够提供重要的参考资料。

四、既往史

患者既往的健康状况和过去曾经患过的疾病，尤其是与现病史有密切联系的疾病。此外，应询问居住或生活地区的主要传染病和地方病史、外伤、手术、预防接种以及过敏史等。

五、系统回顾

系统回顾(systems review)由一系列直接提问组成，用以作为最后一遍搜集病史资料，避免问诊过程中患者或医师所忽略或遗漏的内容。它可以帮助医师在短时间内扼要地了解患者除现在所患疾病以外其他。各系统是否发生过疾病，目前尚存在或已痊愈，以及这些疾病与本次疾病之间是否存在着因果关系。主要情况应分别记录在现病史或既往史中。

系统回顾涉及的临床疾病很多，医学生在学习采集病史之前，必须对各系统可能出现的症状和体征的病理生理意义有比较清晰的理解。实际应用时，可在每个系统询问 2～4 个症状，如有阳性结果，再全面深入地询问该系统的症状；如为阴性，一般来说，可以过渡到下一个系统。在针对具体患者使用时，可以根据情况变通调整一些内容。

1. 呼吸系统。有无咳嗽、咳痰、咯血、胸痛或呼吸困难等。咳嗽的性质、程度、频率、与气候变化及体位改变的关系；咳痰的颜色、黏稠度和气味等；咯血的性状、颜色和量；呼吸困难的性质、程度和出现的时间；胸痛的部位、性质以及与呼吸、咳嗽和体位的关系；有无发冷、发热、盗汗或食欲缺乏等。

2. 循环系统。有无心悸、活动后气促、心前区疼痛、端坐呼吸、血压增高、晕厥或下肢水肿等。心悸发生的时间与诱因，心前区疼痛的性质、程度以及出现和持续的时间，有无放射，放射的部位，引起疼痛发作的诱因和缓解方法。呼吸困难出现的诱因和程度，发作时与体力活动和体位的关系。有无咳嗽、咯血等。水肿出现的部位和时间；尿量多少，昼夜间的改变；有无腹水、肝区疼痛、头痛、头晕或晕厥等。有无风湿热、心脏疾病、高血压病或动脉硬化等病史。女性患者应询问妊娠、分娩时有无高血压和心功能不全的情况。

3.消化系统。有无食欲减退、吞咽困难、反酸、腹胀、黄疸、腹痛、腹泻、食欲改变、恶心、呕吐、呕血、便血或便秘,及其出现的缓急、程度、持续的时间、进展的情况及有无精神因素的影响。呕吐的诱因、次数;呕吐物的内容、量、颜色及气味。呕血的量及颜色。腹痛的部位、程度、性质和持续时间,有无规律性,是否向其他。部位放射,与饮食、气候及精神因素的关系,按压时疼痛减轻或加重。排便次数、粪便颜色、性状、量和气味及排便时有无腹痛和里急后重。有无发热,皮肤、巩膜黄染或体力和体重的改变。

4.泌尿生殖系统。有无尿痛、尿急、尿频和排尿困难;尿量和夜尿量,尿液的颜色(洗肉水样或酱油色)、清浊度,有无尿潴留及尿失禁等。有无腹痛,疼痛的部位,有无放射痛。有无咽炎、高血压、水肿或出血等。

5.造血系统。皮肤黏膜有无苍白、黄染、出血点、瘀斑、血肿、骨骼痛及淋巴结、肝、脾肿大等。有无乏力、头晕、眼花、耳鸣、烦躁、记忆力减退、心悸、舌痛、吞咽困难及恶心等。营养、消化和吸收情况。

6.内分泌系统与代谢。有无怕热、多汗、乏力、畏寒、头痛、视力障碍、心悸、食欲异;常、烦渴、多尿或水肿等;有无肌肉震颤及痉挛;性格、智力、体格、性器官的发育,骨骼、甲状腺、体重、皮肤、毛发的改变。有无色素沉着、闭经。有无产后大出血。

7.肌肉或骨关节系统。有无肢体肌肉麻木、肢体无力、疼痛、痉挛、萎缩或瘫痪等。有无关节肿痛、关节畸形、运动障碍、外伤、骨折、关节脱位或先天畸形等。

8.神经系统。有无头痛、记忆力减退、意识障碍、语言障碍、感觉异常、瘫痪及抽搐等。包括有无头痛、失眠、嗜睡、记忆力减退、意识障碍、晕厥、痉挛、瘫痪、视力障碍、感觉及运动异常或感觉与定向障碍。

9.精神状态。有无性格改变、幻觉、妄想、定向力障碍或情绪异常等。如疑有精神状态改变,还应了解情绪状态、思维过程、智能、能力和自知力等。

六、个人史

询问患者的社会经历、职业及工作条件、习惯与嗜好、冶游史等。

七、婚姻史

记述患者未婚或已婚,结婚年龄、配偶健康状况、性生活情况及夫妻关系等。

八、月经史

女性患者应询问月经初潮的年龄、月经周期和经期天数、经血的量和色、经期症状、有无痛经与白带异常、末次月经周期、闭经日期及绝经年龄。

九、家族史

询问双亲、兄弟、姐妹及子女的健康与疾病情况,特别应询问是否有与患者同样的疾病,有无与遗传有关的疾病,如血友病、白化病、糖尿病及精神病等。对已死亡的直系亲属要问明死因与年龄。某些遗传性疾病涉及父母双方亲属,也需问明。若在几个成员或几代人中皆有同样疾病发生,可绘出家系图示明。

第三章　体格检查

第一节　头部检查

头部及其器官是人体最重要的外形特征之一，由头颅、面部及其器官组成，包括头发、头皮、头颅、眼、耳、鼻、口。通过视、触、听诊及相关仪器进行检查。

一、头发和头皮

头发检查时注意其颜色、疏密度、有无脱发，常见的有黑色、金黄色、棕色等。头皮检查时注意观察头皮的颜色，有无头皮屑、头癣、伤口、血肿、肿块及瘢痕等。

二、头颅

头颅检查时注意大小、外形，有无异常活动、压痛和异常隆起。头颅的大小以头围来衡量，使用软尺自眉间绕到颅后通过枕骨粗隆。新生儿及婴幼儿需注意测量头围以确定是否存在畸形，临床常见异常有：小颅、巨颅、方颅、尖颅、长颅、变形颅。

三、颜面及其器官

颜面为头部前面不被头发遮盖的部分，颜面部的器官包括：眼、耳、鼻、口。

(一)眼

眼的检查包括视功能、外眼、眼前节、内眼 4 个部分。视功能检查内容包括视力、视野、色觉、立体视的检查，这些检查需使用相关仪器进行。外眼检查注意眼睑有无睑内翻，上睑下垂，闭合障碍，水肿，倒睫等；泪囊有无分泌物；结膜有无充血、滤泡、苍白、出血；眼球有无突出、下陷，运动是否受限，有无震颤；眼内压有无减低或增高。眼前节检查注意角膜有无云翳、溃疡、新生血管等；巩膜有无黄染；虹膜有无新生血管等；瞳孔的形状、大小、位置，是否等圆、等大，对光及集合反射是否存在。内眼的检查包括玻璃体和眼底，需用检眼镜检查。

(二)耳

耳分为外耳、中耳和内耳三部分，是听觉和平衡器官。外耳包括耳郭和外耳道，检查时注意耳郭外形、大小、位置和对称性，有无瘢痕、红肿、瘘口，外耳道有无溢液、红肿疼痛，有无瘢痕狭窄或异物堵塞。中耳检查观察鼓膜是否穿孔及其位置，有无溢脓及臭味。另外，还需检查乳突有无红肿、压痛、瘘管，听力有无减退。

(三)鼻

鼻是嗅觉器官，检查时注意鼻外形，有无鼻翼扇动，鼻中隔有无偏曲、穿孔，有无鼻出血，鼻腔黏膜有无充血、肿胀、萎缩、分泌物，各鼻窦区（上颌窦、额窦、筛窦、蝶窦）有无压痛。

（四）口

口包括口唇、口腔内器官和组织以及口腔气味等。检查时注意口唇有无苍白、发绀，疱疹，唇裂；口腔黏膜有无色素沉着、出血点或瘀斑，溃疡，鹅口疮；牙有无制齿、残根、缺牙和义齿；牙龈有无水肿、出血，色素沉着；舌有无干燥，纵沟，肿大，震颤，偏斜；咽部和扁桃体注意有无充血、红肿、异常分泌物，扁桃体肿大分为三度：不超过咽腭弓者为Ⅰ度，超过咽腭弓者为Ⅱ度，达到或超过咽后壁中线者为Ⅲ度；注意有无声音嘶哑或失音；口腔有无烟酒味，口臭；腮腺有无肿大。

第二节　颈部检查

颈部位于头部和胸部之间，被检查者取坐位，暴露颈部和肩部，通过视、触、听诊进行检查。

1. 颈部分区。分为颈前三角和颈后三角。胸锁乳突肌内缘、下颌骨下缘与前正中线之间的区域为颈前三角，胸锁乳突肌后缘、锁骨上缘与斜方肌前缘之间的区域为颈后三角。

2. 检查。观察是否对称，有无皮疹、瘢痕、蜘蛛痣、瘘管及包块，注意其部位、数目、大小、质地、活动度、与邻近器官的关系和有无压痛。头能不能抬起，有无偏斜，颈部运动是否受限，有无疼痛。颈静脉有无充盈、怒张或搏动，有无杂音，注意其部位、强度、性质、音调、传播方向。

3. 甲状腺、气管。是颈部的重要器官。甲状腺位于甲状软骨下方和两侧，不易触及，检查时注意大小，是否对称，有无包块、杂音。甲状腺肿大分三度：看不出肿大但能触及者为Ⅰ度；能看出肿大又能触及，但在胸锁乳突肌以内者为Ⅱ度；超过胸锁乳突肌外缘者为Ⅲ度。气管位于颈部正中，检查时注意有无偏移。

第三节　胸部检查

一、胸部的体表标志

胸部指颈部以下和腹部以上的区域。检查时尽可能暴露全部胸廓，或卧位，一般先检查前胸部及两侧胸部，然后再检查背部，通过视诊、诊进行检查。

（一）骨骼标志

1. 胸骨上切迹。位于胸骨柄的上方。

2. 胸骨柄。为胸骨上端略呈六角形的骨块。

3. 胸骨角。胸骨柄与胸骨体的连接处向前突起而成。

4. 腹上角。为左右肋弓在胸骨下端会合处所形成的夹角。

5. 剑突。为胸骨体 下端的突出部分。

6.肋骨。共12对，其后方与胸椎相连，由后上方向前下方倾斜，多数通过肋软骨与胸骨相连。

7.肋间隙。为两个肋骨之间的空隙。

8.肩胛骨。位于后胸壁第2～8肋骨之间的三角形骨。其最下端称肩胛下角。

9.脊柱棘突。是后正中线的标志。第7颈椎棘突为颈根部最突出的棘突。

10.肋脊角。为第12肋骨与脊柱构成的夹角。

(二)线性标志

1.前正中线。即胸骨中线，为通过胸骨正中的垂直线。

2.胸骨线。沿胸骨边缘与胸骨中线平行的垂直线。

3.锁骨中线。通过锁骨的胸骨端与肩峰端两者中点(即锁骨中点)向下的垂直线。

4.胸骨旁线。为通过胸骨线与锁骨中线之间中点的垂直线。

5.腋前线。为通过腋窝前皱襞起点沿前侧胸壁下行的垂直线。

6.腋后线。为通过腋窝后皱襞起点沿后侧胸壁向下的垂直线。

7.腋中线。为从腋窝顶点向下位于腋前线和腋后线之间向下的垂直线。

8.肩胛线。为双臂下垂时通过肩胛下角与后正中线平行的垂直线。

9.后正中线。即脊柱中线，为通过椎骨棘突，或沿脊柱正中下行的垂直线。

(三)自然陷窝和解剖区域

1.胸骨上窝。为胸骨柄上方的凹陷部。

2.锁骨上窝。为锁骨上方的凹陷部。

3.锁骨下窝。为锁骨下方的凹陷部。

4.腋窝。为上肢内侧与胸壁相连的凹陷部。

5.肩胛上区。为肩胛冈以上与斜方肌的上缘之间的区域。

6.肩胛下区。两肩胛下角的连线以下至第12胸椎水平线之间的区域。

7.肩胛间区。为两肩胛骨内缘之间的区域。

(四)肺和胸膜的界限

气管自颈前部正中下行进入胸廓内，在胸骨角平面，即第4或5胸椎体水平处，分为左、右主支气管，分别进入左、右肺内。主支气管再分支形成支气管、细支气管进入相应的肺段。细支气管终末为肺泡管，再分出许多肺泡囊。

1.肺尖。最高点接近锁骨的胸骨端，达第1胸椎的水平。

2.肺上界。其内侧起始于胸锁关节，向上至第1胸椎水平，然后转折向外下方至锁骨中1/3与内1/3交界处。

3.肺外侧界。由肺上界向下延伸而成。

4.肺内侧界。自胸锁关节处向下，左右两肺的前内界在胸骨角水平处几乎相遇。然后左右两侧分别沿前正中线两旁下行，到达第4肋软骨水平处再次分开，右侧呈直线向下，到达第6肋软骨水平处向右下行与右肺下界连接；左侧向左达第4肋骨前端，然后沿第4～6肋骨向下，达第6肋软骨水平处向左下行与左肺下界连接。

5.肺下界。分别位于锁骨中线第6肋间隙、腋中线第8肋间隙、肩胛线第10肋骨水平。

6. 叶间肺界。左右肺被脏胸膜分开形成叶，叶与叶之间的间隙称为叶间隙。右肺分为上、中、下叶，左肺分为上、下叶。右肺上叶与中叶之间的叶间隙，称为水平裂，中叶与下叶之间的叶间隙称为斜裂，左肺上、下两叶之间的间隙也称为斜裂。

7. 胸膜。分为脏胸膜和壁胸膜，两者在肺根部互相反折延续，围成完全封闭的胸膜腔。胸膜腔内有少量浆液，在呼吸时可以减少两层胸膜之间的摩擦。

二、胸壁、胸廓与乳房

(一)胸壁

检查有无静脉曲张，肋间隙有无回缩或膨隆，有无压痛、皮下气肿。

(二)胸廓

1. 正常胸廓。两侧对称，呈椭圆形，小儿和老年人呈圆柱形。

2. 异常胸廓。扁平胸、桶状胸、佝偻病胸，注意胸廓有无一侧膨隆或下陷。

(三)乳房

乳房检查时应充分暴露胸部，并有良好的照明。被检查者采取坐位或仰卧位。一般先作视诊，然后再作触诊。

1. 视诊。是否对称，皮肤有无红肿、热、痛，有无溃疡、色素沉着和瘢痕等。注意乳头的位置、大小，是否对称，有无乳头内陷、分泌物，乳晕有无色素沉着。

2. 触诊

(1)被检查者取坐位，双臂高举超过头部或双手叉腰。仰卧位检查时，应垫高肩部再进行详细的检查。乳房以乳头为中心画垂直线和水平线，分为 4 个象限。

(2)触诊先检查健侧后检查患侧。检查左侧乳房时，检查者的手指和手掌平置于外上象限，用指腹，轻施压力，顺时针方向旋转或来回滑动进行由浅入深触诊直至 4 个象限检查完毕，最后触诊乳头。检查右侧乳房方法同左侧，但沿逆时针方向进行。

(3)触诊时应着重注意有无红、肿、热、痛，包块，注意硬度和弹性。乳头有无硬结、弹性消失和分泌物。如有包块存在，应注意：部位、大小、夕卜形、硬度、压痛、活动度。

三、肺和胸膜

检查胸部时，被检查者一般采取坐位或仰卧位，充分暴露胸部。肺和胸膜通过视、触、叩、听进行检查。

(一)视诊

1. 呼吸运动

(1)正常男性和儿童以腹式呼吸为主，女性以胸式呼吸为主。

(2)异常呼吸运动，多见上呼吸道部分阻塞的“三凹征”，又称之为吸气性呼吸困难；下呼吸道阻塞时的呼气性呼吸困难；端坐呼吸等。

2. 呼吸频率

(1)正常成人呼吸频率为 12～20 次/min，新生儿呼吸频率为 40 次/min 以上。

(2)异常的呼吸类型有呼吸过速、呼吸过缓、呼吸浅快、呼吸深快，深而慢的呼吸又称之为库斯莫尔呼吸。

(三)呼吸节律

正常呼吸节律是均匀而整齐的。异常的呼吸节律有：潮式呼吸，又称陈一施呼吸；间停呼吸，又称比奥呼吸；抑制性呼吸；叹气样呼吸。

(二)触诊

1.胸廓扩张度

检查方法：检查前胸廓时，检查者双手置于被检查者胸廓前下部对称部位，左右拇指分别沿两侧肋缘指向剑突，手掌和其余手指置于前侧胸壁；检查后胸廓时，两手平置于患者背部，手掌腕关节约平第 10 肋骨，拇指与后正中线平行。平静呼吸和深呼吸均需检查，观察比较两手的动度是否一致。

2.语音震颤

检查者将双手掌的掌面或尺侧缘分别置于被检查者两侧胸壁的对称部位，同时被检查者重复发“yi”长音，此声波传至胸壁，可由检查者的手触及以判断有无增强或减弱。顺序：自上至下，从内到外，注意比较两侧相应部位语音震颤的异同。

3.胸膜摩擦感

胸膜摩擦感常于下前侧胸部可触及，通常呼、吸两相均可触及，有如皮革相互摩擦的感觉。

(三)叩诊

1.叩诊的方法

叩诊有间接和直接叩诊法两种。

(1)间接叩诊法

检查者一手的中指第 1 和第 2 指节作为叩诊板，叩诊时板指应平贴于肋间隙并与肋骨平行，置于欲叩诊的部位上，用另一手的中指指端作为叩诊锤，以垂直的方向、短而稍快的速度叩击于第 2 节指骨前端上，每次叩击 2～3 下。该法目前应用最为普遍。

(2)直接叩诊法

检查者将手指稍并拢以其指尖对胸壁进行叩击。

叩诊时，被检查者取坐位或仰卧位，顺序：首先检查前胸，其次检查侧胸壁，最后检查背部。由上至下逐一肋间隙进行叩诊，并左右、上下、内外对比，注意叩诊音的变化。

2.叩诊音的分类

叩诊音可分为清音、过清音、鼓音、浊音和实音。

3.正常叩诊音

(1)正常胸部叩诊音为清音，左侧腋前线下方叩诊呈鼓音。

(2)肺界的叩诊

①肺上界：自斜方肌前缘中央叩诊为清音，以此点为中心分别向外、向内叩诊，当清音变为浊音时，确定为肺上界的外侧终点和内侧终点。两点之间清音带的宽度即为肺尖的宽度，正常为 4～6cm。

②肺前界：左肺前界位于胸骨旁线自第 4 至第 6 肋间隙的位置，右肺前界位于胸骨线的

位置。

③肺下界：两侧肺下界大致相同。位于左右锁骨中线、腋中线、肩胛线分别为第6、8、10肋间隙。

(3)肺下界的移动度。可选择肩胛下角线、腋中线、锁骨中线三条线进行叩诊检查。叩诊方法是：首先被检查者平静呼吸，叩出肺下界的位置，然后嘱被检查者作深吸气并屏住呼吸，继续向下叩诊，当清音变为浊音时，即为肺下界的最低点。被检查者恢复平静呼吸，同样先叩出肺下界，再嘱被检查者作深呼气并屏住呼吸，然后向上继续叩诊，当浊音变为清音时，即为肺下界的最高点。两点之间的距离即为肺下界的移动度。正常人肺下界的移动度为6～8 cm。

4.胸部异常叩诊音

正常肺叩诊呈清音部位如出现过清音、浊音、实音、鼓音则为异常叩诊音。

(四)听诊

被检查者取坐位或卧位。顺序：从肺尖开始，自上而下逐一肋间进行，前胸、侧胸和背部需分别沿锁骨中线及腋前线、腋中线和腋后线、肩胛线进行检查，注意上下、左右对称的部位进行对比。

1.正常呼吸音。有气管呼吸音、支气管呼吸音、支气管肺泡呼吸音和肺泡呼吸音。

2.异常呼吸音。有异常肺泡呼吸音、异常支气管呼吸音和异常支气管肺泡呼吸音。

3.啰音。指呼吸音以外的附加音，正常情况下不存在。按性质的不同可分为下列几种。

(1)湿啰音

1)特点：断续而短暂，性质不易变，部位较恒定，中、小湿啰音可同时存在。

2)分类：①按音响强度可分为响亮性和非响亮性两种。②按呼吸道腔径大小以及渗出物的多少分为粗、中、细湿啰音和捻发音。

(2)干啰音

1)特点：持续时间较长，部位易变换，强度和性质易改变，在瞬间可明显增减。

2)分类：根据音调的高低分为高调和低调两种干啰音。

4.语音共振检查者将听诊器置于胸壁上，嘱被检查者重复发“yi”长音，由此产生的振动经过气管、支气管、肺泡传至胸壁，可通过听诊器听及。注意上下、左右、前后对比。正常情况下，经听诊器听到的语音共振声音不如直接人耳听到的响亮、清晰，音节也含糊难辨，无法听清。异常语音共振有：支气管语音、胸语音、羊鸣音和耳语音。

5.胸膜摩擦音似用一手掩耳，另一手在其手背上摩擦所听到的声音。最常听到的部位是前下侧胸壁。

四、心脏检查

心脏检查是心血管疾病诊断的基本功。心脏检查时，被检查者多取卧位，也可坐位，采取视诊、触诊、叩诊、听诊依次进行。

(一)视诊

观察胸部轮廓可将视线与胸廓同高，观察心前区有无隆起和异常搏动等。

1.胸廓畸形。一方面严重的胸廓畸形可使心脏位置受到影响，另一方面这些畸形也可提示某些心脏疾病的存在。检查时注意有无鸡胸、漏斗胸、脊柱畸形、心前区隆起。

2.心尖冲动。正常成人位于第5肋间，左锁骨中线内0.5～1.0cm，搏动范围为2.0～2.5 cm。异常心尖冲动见于：心尖冲动移位、强度与范围的改变，负性心尖冲动。

3.心前区异常搏动。有胸骨左缘第3～4肋间搏动、剑突下搏动、心底部搏动。

（二）触诊

检查内容包括：心尖冲动位置和心前区搏动、震颤及心包摩擦感。

触诊方法：检查者先用右手全手掌置于心前区，然后用手掌尺侧或示指和中指指腹并拢同时触诊，必要时也可单指指腹触诊。

（三）叩诊

叩诊确定心界大小及其形状。心浊音界包括相对浊音界和绝对浊音界，通常心脏相对浊音界反映心脏的实际大小。

1.叩诊方法

心脏叩诊采用间接叩诊法。被检查者取平卧位，检查者以左手中指作为叩诊板指平置于心前区拟叩诊的部位，板指与肋间平行，如果取坐位时，板指可与肋间垂直，以右手中指均匀叩击板指，由外侧向内侧移动板指，由清音变浊音来确定心浊音界。

2.叩诊顺序

先叩左界，后叩右界。左界从心尖冲动外2～3cm处开始，右界先叩出肝上界，然后于其上一肋间开始，由外向内，由下至上，沿肋间隙逐一进行叩诊，做出标记，并测量其与胸骨中线间的垂直距离。

3.正常心浊音界

以胸骨中线至心浊音界线的垂直距离（cm）表示正常成人心相对浊音界，并标出胸骨中线与左锁骨中线的间距。

（四）听诊

患者多取卧位或坐位。心脏的听诊内容包括心率、心律、心音、杂音和额外心音、心包摩擦音。

1.心脏瓣膜听诊区

心脏瓣膜通常有5个听诊区：①二尖瓣听诊区：位于心尖冲动最强点，又称心尖区；②肺动脉瓣听诊区：位于胸骨左缘第2肋间；③主动脉瓣听诊区：位于胸骨右缘第2肋间；④主动脉瓣第二听诊区：位于胸骨左缘第3肋间；⑤三尖瓣听诊区：位于胸骨下端左缘，即胸骨左缘第4、5肋间。

2.听诊顺序

心脏听诊顺序为：心尖区——肺动脉瓣区——主动脉瓣区——主动脉瓣第二听诊区——三尖瓣区。

3.听诊内容

心脏听诊内容包括心率、心律、心音、杂音、额外心音和心包摩擦音。

（1）心率。正常心率范围为60～100次/min，儿童较快，<3岁的儿童多在100次/min以上，老年人偏慢，女性稍快。

（2）心律。正常人心律基本规则，异常心律最常见的有：期前收缩和心房颤动。心房颤动的听诊特点表现为心律绝对不规则、第一心音强弱不等和脉搏短绌。

（3）心音。按其在心动周期中出现的先后次序，可依次命名为第一、第二、第三、第四心音。通常情况下，只能听到第一、第二心音。如听到第四心音，属病理性。

4. 心音的改变

（1）心音强度改变：如第一心音增强、减弱或强弱不等，第二心音增强或减弱。

（2）心音性质改变：如“单音律”“钟摆律”或“胎心律”等。

（3）心音分裂：如第一心音、第二心音分裂。

5. 额外心音。指在正常第一心音、第二心音之外听到的附加心音，如奔马律、开瓣音和心包叩击音、收缩期喷射音等。

6. 心脏杂音。是在心脏收缩或舒张过程中产生的异常声音。杂音最响部位常与病变部位有关，其传导方向也有一定规律。

（1）根据杂音。在心动周期中的时期分为：收缩期杂音、舒张期杂音、连续性杂音和双期杂音还可进一步分为早期、中期、晚期或全期杂音。

（2）根据杂音的性质：音调不同分为柔和、粗糙杂音。音色不同分为吹风样、隆隆样（雷鸣样）、喷射样、机器样、叹气样（哈气样）、乐音样和鸟鸣样等。

（3）体位、呼吸和运动对杂音的影响：检查时当采取某一特定的体位或改变体位、深吸气或呼气、屏气、运动后可以使某些杂音增强或减弱，有助于杂音的鉴别。

7. 心包摩擦音。指由于多种因素导致脏层与壁层心包纤维蛋白沉积而粗糙，使得心脏搏动时产生摩擦而出现的声音。一般在心前区或胸骨左缘第 3、4 肋间最响亮，如不易闻及可嘱被检查者前倾坐位及呼吸，于呼气末更明显。

五、血管检查

血管检查主要是周围血管检查，检查内容有脉搏、血压、血管杂音和周围血管征。

（一）脉搏

检查时可选择肱动脉、颈动脉、股动脉及足背动脉，两侧进行对比，注意脉搏的脉率、节律、紧张度和动脉壁弹性、强弱和波形的变化。

（二）血压

1. 测量方法

血压测定方法有：①直接测压法：本法精确，但有创，适用于危重、疑难病例；②间接测量法：即袖带加压法，以血压计测量，简便易行。

血压至少应测量 2 次，间隔 1～2 min，以平均值作为测量结果。

2. 血压标准

成人正常血压值：收缩压 90－140 mmHg，舒张压 60～90 mmHg。

高血压标准：收缩压＞140 mmHg，舒张压＞90 mmHg。

儿童的血压正常值：收缩压＝80＋年龄×2 mmHg，舒张压＝收缩压×2/3 mmHg。

3. 动态血压监测

动态血压国内正常参考标准如下：24 h 平均血压值＜130/80 mmHg，白昼平均值＜

135/85 mmHg,夜间平均值＜120/70 mmHg。正常情况下,夜间血压值较白昼低 10%～20%。

(三)血管杂音及周围血管征

1.静脉杂音。一般多不明显。有意义的有颈静脉营营声,可于颈根部闻及,肝硬化门静脉高压腹壁静脉曲张时脐周或上腹部可闻及。

2.动脉杂音。多见于周围动脉、肺动脉和冠状动脉。如大动脉炎的狭窄部位、甲状腺功能亢进症时甲状腺侧叶可闻及。正常儿童及青年,在锁骨上可闻及动脉杂音。

3.周围血管征。脉压增大,除可触及水冲脉外,还有枪击音、Duroziez 双重杂音、毛细血管搏动征,统称周围血管征阳性。

第四节　腹部检查

一、腹部的体表标志及分区

腹部主要由腹壁、腹腔和腹腔内脏器组成。腹部范围上起横膈,下至骨盆。腹部体表以两侧肋弓下缘和胸骨剑突为上界,以两侧腹股沟韧带和耻骨联合为下界,前面和侧面由腹壁组成,后面为脊柱和腰肌。

腹腔内有很多重要脏器,主要有消化、泌尿、生殖、内分泌、血液及血管系统。腹部检查包括视诊、触诊、叩诊、听诊 4 种方法,其中触诊最为重要。为了避免触诊引起胃肠蠕动增强,使肠鸣音发生改变,腹部检查的顺序为视、听、触、叩,但记录时为了统一格式仍按视、触、叩、听的顺序。

(一)体表标志

常用腹部体表标志如下。

1.肋弓下缘。由第 8～10 肋软骨连接形成的肋缘和第 11、12 浮肋构成。

2.剑突。是胸骨下端的软骨。

3.腹上角。是两侧肋弓至剑突根部的交角,常用于判断体型及肝的测量。

4.脐。位于腹部中心,是腹部四区分法的标志。

5.髂前上棘。是骨髂前方凸出点。

6.腹直肌外缘。相当于锁骨中线的延续,常为手术切口和胆囊点的定位。

7.腹中线。是胸骨中线(前正中线)的延续。

8.腹股沟韧带。是腹部体表的下界,也是寻找股动脉、股静脉的标志。

9.耻骨联合。是两耻骨间的纤维软骨连接。

10.肋脊角。是背部两侧第 12 肋骨与脊柱的交角,为检查肾区压痛、叩痛的位置。

(二)腹部分区

目前常用的腹部分区有以下两种方法。

1.四区分法

通过脐画——水平线与——垂直线，两线相交将腹部分为四区，即左、右上腹部和左、右下腹部。

2.九区分法

由两条水平线及两条垂直线相交，将腹部划分为“井”字形9个区。两条水平线是两侧肋弓下缘连线和两侧髂前上棘连线，两条垂直线是左、右髂前上棘至腹中线连线的中点，四线相交将腹部划分左、右上腹部（季肋部），左、右侧腹部（腰部），左、右下腹部（髂部）及上腹部、中腹部（脐部）和下腹部（耻骨上部）9个区。

二、腹部视诊

进行腹部视诊，检查者应站立于被检查者右侧，按一定顺序自上而下地观察腹部，有时为了查出细小隆起或蠕动波，检查者应将视线与腹平面平行，从侧面呈切线方向进行观察。

腹部视诊的内容包括腹部外形、呼吸运动、腹壁静脉、胃肠型和蠕动波及腹壁其他情况等。

（一）腹部外形

应注意观察腹部外形是否对称，有无膨隆或凹陷。有腹水或腹部肿块时，还应测量腹围大小。

（二）呼吸运动

正常人可以见到呼吸时腹壁上下起伏，吸气时上抬，呼气时下陷，即为腹式呼吸运动，成年男性及小儿以腹式呼吸为主，而成年女性以胸式呼吸为主，腹壁起伏不明显。

（三）腹壁静脉

正常人腹壁皮下静脉一般不显露，门静脉高压时可见腹壁静脉曲张（或扩张）。

（四）胃肠型和蠕动波

正常人腹部一般看不到胃和肠的轮廓及蠕动波形，胃肠道发生梗阻时，梗阻近端的胃或肠段饱满隆起，可见胃型或肠型及蠕动波。

（五）腹壁其他情况

注意观察皮疹、色素、腹纹、瘢痕、疝、脐部、腹部体毛及上腹部搏动情况。

三、腹部触诊

触诊是腹部检查的主要方法，触诊时被检查者应排空膀胱后取低枕仰卧位，两手自然放于身体两侧，两腿屈起并稍分开，以便腹肌尽量松弛，并作张口缓慢腹式呼吸。检查者应站立于被检查者右侧，一般自左下腹开始逆时针方向至右下腹，再至脐部，依次检查腹部各区。原则是先浅触诊，后深触诊，先触诊健康部位，再逐渐触诊病变部位。

腹部触诊方法包括浅部触诊、深部触诊、滑动触诊、双手触诊、浮沉触诊等。腹部触诊的内容主要有腹壁紧张度、压痛和反跳痛、液波震颤、腹部肿块及肝、胆囊、脾、肾等主要脏器。

（一）腹壁紧张度

正常人腹壁柔软。某些病理情况可使全腹或局部腹肌紧张度增加或减弱。急性胃肠穿孔或脏器破裂，腹壁常有明显紧张，甚至强直硬如木板，称板状腹；结核性炎症或其他慢性病变腹壁呈柔韧感；经产妇或老年体弱者腹壁紧张度降低。

(二)压痛及反跳痛

正常腹部触摸时不引起疼痛，重按时仅有一种压迫感。腹腔内脏器病变时可引起体表相应部位压痛。胆囊压痛点位于右锁骨中线与肋缘交界处，阑尾炎压痛点位于脐与右髂前上棘连线中、外1/3交界处的麦克伯尼点(McBurney point)。

当出现压痛后，用并拢的2～3个手指(示、中、环指)压于原处稍停片刻，使被检查者压痛感趋于稳定，然后迅速将手抬起，如此时患者感觉腹痛骤然加剧，并伴有痛苦表情或呻吟，称为反跳痛。腹膜炎患者常有腹肌紧张、压痛、反跳痛三联征，也称腹膜刺激征。

(三)脏器触诊

1. 肝的触诊

(1)触诊方法

①单手触诊法：检查者将右手四指并拢，掌指关节伸直，与肋缘大致平行地放于右上腹部(或脐右侧)。被检查者呼气时，手指压向腹壁深部，吸气时，手指缓慢抬起朝肋缘方向迎触下移的肝缘，如此反复，手指逐渐向肋缘移动，直到触到肝缘或肋缘为止。要求在右锁骨中线及前正中线上分别触诊肝缘，并测量肝缘与肋缘或剑突根部的距离，以厘米表示。

②双手触诊法：检查者右手位置同单手触诊法，而用左手放在患者右腰背部第12肋骨与胸骨之间脊柱旁肌肉的外侧，触诊时左手向上推，使肝下缘上移紧贴前腹壁，并限制右下胸扩张，以增加膈下移的幅度，这样吸气时下移的肝更易碰到右手指，可提高触诊的效果。

③钩指触诊法：适用于儿童和腹壁薄软者。触诊时，检查者位于被检查者右肩旁，面向其足部，将右手掌置于其右前胸下部，右手第2～5指并拢弯曲成钩状，随被检者深吸气而更进一步屈曲指关节，这样更容易触到下移的肝下缘。

(2)触诊内容

触及肝时，应注意其大小、质地、边缘和表面状态，有无压痛、搏动、摩擦感及肝震颤。

2. 脾的触诊

(1)仰卧位。触诊常用双手触诊。检查者左手绕过被检查者腹前方，手掌置于其左胸下部第9～11肋处，试将脾从后向前托起，并限制胸廓运动，右手掌平放于脐部，与左肋弓大致呈垂直方向，配合呼吸，迎触脾缘，直至触到脾缘或左肋缘为止。

(2)右侧卧位。触诊在脾轻度大而仰卧位不易触到时，可嘱被检查者取右侧卧位，右下肢伸直，左下肢屈曲，此时用双手触诊则容易触到。

3. 胆囊触诊

胆囊触诊方法与肝触诊相同。正常时胆囊不能触及，隐存于肝之后。胆囊增大时超过肝缘及肋缘，此时可在右肋缘下腹直肌外缘处触及。有时胆囊有炎症，但未肿大到肋缘以下，触诊不能查到胆囊，此时可有胆囊触痛。检查者用左手掌平放于被检查者右胸下部，以拇指指腹勾压于右肋下胆囊点，然后嘱患者缓慢深吸气。在吸气时发炎的胆囊下移碰到用力按压的拇指，可引起疼痛，即为胆囊触痛，如因剧烈疼痛而致吸气中止称墨菲征(Murphy sign)阳性。

4. 肾的触诊

肾的触诊一般用双手触诊法。可采取平卧位或立位。卧位触诊右肾时，检查者以左手掌托起被检查者右腰部，右手掌平放在右上腹，手指方向大致平行于右肋缘进行深部触诊，于被检查者吸气时双手夹触右肾。触诊左肾时，检查者左手越过被检查者腹前方从后面托起左腰部，右手掌横置于被检查者左上腹部，依前法双手夹触左肾。如卧位未触及肾，还可采取立位，检查者于被检查者侧面用两手前后联合触诊。当肾下垂或为游走肾时，立位较易触到肾。

5. 膀胱触诊

正常膀胱不易触到。一般采用单手滑行触诊法。在仰卧屈膝情况下，检查者以右手自脐开始向耻骨方向触摸。只有当膀胱积尿、充盈胀大时，才能在下腹中部触到。

6. 胰腺触诊

胰腺位于腹膜后，位置深而柔软，不能触及。

（四）腹部肿块

正常腹部可触到腹直肌肌腹及腱划、腰椎椎体及骶骨岬、乙状结肠、横结肠、盲肠。除以上脏器外，腹部还可能触及一些肿块，包括肿大或异位的脏器，囊肿，炎性肿块，肿大淋巴结以及良、恶性肿瘤，胃内结石，肠内粪块等，应注意鉴别。触到异常肿块时，需注意部位、大小、形态、质地、压痛、搏动、移动度。此外，还应注意所触及的肿块与腹壁和皮肤的关系，以区别腹腔内外的病变。

（五）液波震颤

被检查者平卧，检查者以一手掌面贴于被检查者一侧腹壁，另一手四指并拢屈曲，用指端叩击对侧腹壁，如有大量液体存在，液体波动冲击的感觉，即液波震颤。为防止腹壁本身的震动传至对侧，可让被检查者将手掌尺侧缘压于脐部腹中线上，即可阻止。

（六）振水音

在胃内有多量液体及气体留存时可出现振水音。被检查者仰卧，检查者以一侧耳凑近上腹部，同时以冲击触诊法振动胃部，即可听到气、液撞击的声音，也可将听诊器膜型体件放于上腹部进行听诊。

四、腹部叩诊

腹部叩诊主要在于叩知腹部某些脏器的大小和叩痛，胃肠道充气情况，腹腔内有无积气、积液和肿块等情况。正常情况下，腹部叩诊大部分区域呈鼓音。一般采用间接叩诊法，叩诊顺序从左下腹开始逆时针方向至右下腹部，再至脐部。

（一）肝的叩诊

1. 肝上界叩诊方法。沿右锁骨中线、右腋中线和右肩胛线，由肺区向下腹叩，叩指用力要适当，当由清音转为浊音时，即为肝上界。肝上界相当于被肺遮盖的肝顶部，故称为肝相对浊音界。再向下叩 1～2 肋间，则浊音变为实音，此处的肝不再被肺遮盖而直接贴近胸壁，称为肝绝对浊音界（亦为肺下界）。

2. 肝下界叩诊方法。由腹部鼓音区沿右锁骨中线或正中线向上叩，由鼓音转为浊音处即为肝下界。一般叩得的肝下界比触得的肝下缘高 1～2cm，但肝缘明显增厚时，则两项结果较为接近。

正常肝上界在第5肋间，下界位于右季肋下缘，两者之间的距离为9～11cm；在右腋中线上，肝上界为第7肋间，下界相当于第10肋骨水平；在右肩胛线上，肝上界为第10肋间。矮胖体型者肝上、下界可高一个肋间，瘦长体型者则可低一个肋间。

3.肝区叩击痛的检查方法。检查者将左手掌平置于被检查者右胸下部，右手握拳，叩击在左手手背上，询问被检查者有无疼痛。

(二)移动性浊音

被检查者仰卧，检查者自腹中部脐水平面开始向被检查者左侧叩诊，呈浊音时，板指固定不动，嘱被检查者右侧卧，再叩诊，如呈鼓音，表明浊音移动。同样方法再向右侧叩诊，叩得浊音后嘱被检查者左侧卧，核实浊音是否移动。这种因体

(三)肋脊角叩击痛

此检查主要用于检查肾病变。被检查者取坐位或侧卧位，检查者用左手掌平放于其肋脊角处(肾区)，右手握拳用轻到中等的力量叩击左手背。

四、膀胱叩诊

叩诊在耻骨联合上方进行，从上往下，由鼓音转成浊音即为膀胱区。

五、腹部听诊

腹部听诊时，将听诊器膜型体件置于腹壁上，全面听诊各区。听诊内容主要有：肠鸣音、血管杂音、摩擦音等。通常以右下腹部作为肠鸣音听诊点，正常情况下，肠鸣音为4～5次。腹部血管听诊区包括腹主动脉及双侧肾动脉、器动脉、股动脉区。一般情况下，听不到血管杂音。脾周围炎、肝周围炎或胆囊炎累及局部腹膜，可于深呼吸时，在各相应部位听到摩擦音，严重时可触及摩擦感。

第五节 生殖器、肛门、直肠检查

一、男性生殖器检查

男性生殖器包括阴茎、阴囊、前列腺和精囊等。检查时让被检查者充分暴露下身，视诊与触诊相结合。重点了解阴茎大小、形态，阴囊有无水肿，睾丸大小、有无触痛等。

二、女性生殖器检查

女性生殖器分为外生殖器和内生殖器。检查时被检查者应排空膀胱，暴露下身，仰卧于检查台上，两腿外展、屈膝，医师检查前应与被检查者说明检查的目的，若男医生检查时，需要有女性医护人员在场。未婚女性不能经阴道做妇科检查。女性外生殖器包括：阴阜、大阴唇、小阴唇、阴蒂、阴道前庭；女性内生殖器包括：阴道、子宫、输卵管、卵巢。检查主要了解阴道、子宫颈和子宫、输卵管、卵巢及子宫旁组织的情况。

三、肛门与直肠检查

(一)体位

检查时病人可取肘膝位或左侧卧位。检查肛门周围有无红肿、外痔、肛瘘、脱肛、脱出的内痔和皲裂等。

(二)直肠指检

病人一般采取胸膝位,病情严重者可采取左侧卧位。检查者示指戴手套,涂以润滑剂,示指掌面轻轻抵住肛缘,请病人张口呼吸,待肛门括约肌松弛后慢慢插入。了解肛管、直肠情况,有无肿块,前列腺大小、质地(男性),子宫有无触痛(未婚女性),退出时指套有无血染,依此对某些疾病做出推断。

第六节　神经系统检查

一、肌力

肌力(muscle strength)是指肌肉运动时的最大收缩力。

肌力采用六级分级法。

0 级。完全瘫痪,无肌肉收缩。

1 级。仅有肌肉收缩,但不能带动关节活动。

2 级。肢体能带动关节活动,但不能对抗自身重力,即不能将肢体抬离床面。

3 级。肢体能对抗肢体重力,但不能对抗外周阻力,即轻微的阻力使肢体不能抬离床面。

4 级。能对抗重力及相对较轻的阻力。

5 级。正常肌力。

二、上肢检查

1. 长度测量。休息位姿势下,从肩峰经桡骨茎突至中指尖为上肢全长长度,从肩峰至尺骨鹰嘴为上臂长度。

2. 形态异常。看是否有畸形、反常活动,若出现骨折或者关节脱位,能发现局部畸形。

3. 各关节活动度

(1)肩关节:外展可达 90°,内收 45°,前屈 90°,后伸 35°,旋转 45°。

(2)肘关节:屈曲可达 135°～150°,伸 10°,旋前旋后 80°～90°。

(3)腕关节:背伸 30°～60°,掌屈 50°～60°,内收 25°～30°,外展 30°～40°。

4. 生理反射

(1)肱二头肌反射(biceps tendon reflex):被检查者前臂屈曲,检查者以左手拇指置于患者肘部肱二头肌腱上,然后右手持叩诊锤叩击左拇指,可使肱二头肌收缩,前臂快速屈曲。

(2)肱三头肌反射(triceps tendon reflex):被检查者外展上臂,半屈肘关节,检查者用左手托住其前臂，右手持叩诊锤直接叩击鹰嘴上方的肱三头肌腱，可使肱三头肌收缩，引起前臂伸展。

5. 病理反射

Hoffmann 征：检查者左手持患者腕部，然后以右手中指与不指夹住被检查者中指并稍向上提，使腕部处于轻度过伸位，以拇指迅速弹刮患者的中指指甲，引起其余四指掌屈反应则为阳性。反射中枢为颈髓 7 节～胸髓 1 节。

三、下肢检查

1. 充分暴露臀、大腿、膝、小腿、踝和足。用尺子测量或双侧对比，是否有肢体短缩、骨折或关节脱位，观察双下肢外形是否对称，有无静脉曲张和肿胀。有无皮肤灼热、发红肿胀，双下肢皮肤有无出血点、皮肤溃疡及色素沉着，有无下肢慢性溃疡等。

2. 各关节活动度。髋关节屈曲 130°～140°，后伸 15°～30°，内收 20°～30°，外展 30°～45°；膝关节屈曲 120°～150°，伸 5°～10°，内旋 10°，外旋 20°。

3. 常见的试验

(1)浮髌试验：被检查者取平卧位，自然伸直下肢放松，检查者一手虎口处压住髌上囊上极，用力向下推挤，另一手置于髌骨上方垂直下压并迅速抬起，若感觉到髌骨与关节面碰撞，抬起时髌骨浮起即为阳性，提示关节腔积液超过 50 mL。

(2)侧方应力试验：被检查者取平卧位，膝关节伸直，检查者一手握住踝部，另一手置于膝关节外上方，用力向内侧推挤，使内侧副韧带紧张度增加，若膝关节内侧出现疼痛，考虑内侧副韧带损伤；若向相反方向推挤，外侧膝关节疼痛，提示外侧副韧带损伤。

4. 生理反射

(1)膝反射(patellar tendon reflex)：取坐位或卧位，被检查者小腿完全松弛，膝关节呈屈膝 90°，或检查者以左手托起其膝关节使之屈曲约 120°，用右手持叩诊锤叩击膝盖髌骨下方髌韧带，可引起小腿伸直动作。反射中枢在腰髓 2～4 节。

(2)跟腱反射(achilles tendon reflex)：又称踝反射(ankle reflex)被检查者仰卧，髌及膝关节屈曲，下肢取外旋外展位。检查者左手将患者足部背屈成直角，以叩诊锤叩击跟腱，反应为腓肠肌收缩，足向跖面屈曲。反射中枢为髓髓 1～2 节。

5. 病理反射

(1)Babinski 征：被检查者取平卧位，足部背屈成直角，用棉签沿患者足底外侧缘，由后向前至小趾近足跟部并转向内侧，弓起蹈趾背伸，其余足趾呈扇形展开即为阳性。

(2)Oppenheim 征：检查者弯曲示指及中指，沿患者胫骨前缘用力由上向下滑压，阳性表现为蹈趾背伸，其余足趾呈扇形展开。

(3)Gordon 征：检查时托起下肢，以一定力量捏压脐肠肌，阳性表现为蹈趾背伸，其余足趾呈扇形展开。

第四章 实验诊断

第一节 血液检查

一、血液一般检测

血液一般检测包括血液常规检测、网织红细胞检测和红细胞沉降率检测。

(一)红细胞的计数和血红蛋白的测定

【临床意义】

1. 红细胞及血红蛋白增多指单位容积血液中红细胞数及血红蛋白量高于参考范围高限。多次检查成年男性红细胞$>6.0\times10^{12}/L$,血红蛋白$>170g/L$;成年女性红细胞$>5.5\times10^{12}/L$,血红蛋白$>160\ g/L$时即认为增多。可分为相对性增多和绝对性增多两类。

(1)相对性增多:见于严重呕吐、腹泻、大量出汗、大面积烧伤、慢性肾上腺皮质功能减退、尿崩症、甲状腺功能亢进危象、糖尿病酮症酸中毒。

(2)绝对性增多:临床上称为红细胞增多症,按发病原因可分为继发性和原发性两类,后者称为真性红细胞增多症。

2. 红细胞及血红蛋白减少

(1)生理性减少:婴幼儿及15岁以前的儿童,红细胞及血红蛋白一般比正常成人低10%～20%;部分老年人,妊娠中、晚期均可使红细胞数及血红蛋白减少。

(2)病理性减少:见于各种贫血。

(二)白细胞的检测

1. 白细胞计数

【临床意义】

白细胞总数改变的具体临床意义参见“白细胞的分类计数”中的有关内容。白细胞可分为下列5种类型,即中性粒细胞、嗜酸性粒细胞、嗜碱性粒细胞、淋巴细胞和单核细胞,各种类型白细胞的特点及其变化的临床意义叙述如下:

2. 白细胞的分类计数

(1)中性粒细胞(neutrophil,N)。在外周血中可分为中性杆状核粒细胞和中性分叶核粒细胞两类。

【临床意义】

①中性粒细胞增多:常伴随白细胞总数的增多。在生理情况下,外周血白细胞及中性粒细胞一天内存在着变化,下午较早晨为高。妊娠后期及分娩时,剧烈运动或劳动后,饱餐或淋浴后,高温或严寒等,均可使其暂时性升高。病理性增多见于:急性感染、严重的组织损伤

及大量血细胞破坏、急性大出血、急性中毒、白血病、骨髓增殖性疾病及恶性肿瘤等。

②中性粒细胞减少：白细胞总数＜4×10^9/L称为白细胞减少。中性粒细胞绝对值＜1.5×10^9/L，称为粒细胞减少症；＜0.5×10^9/L Ht，称为粒细胞缺乏症。引起中性粒细胞减少的原因有感染（病毒、伤寒、副伤寒等）、血液系统疾病、物理因素损伤、化学因素损伤、单核吞噬细胞系统功能亢进、自身免疫病等。

(2)嗜酸性粒细胞(eosinophil，E)

【临床意义】

①嗜酸性粒细胞增多：常见于过敏性疾病、寄生虫病、皮肤病、血液病、某些恶性肿瘤、某些传染病等。

②嗜酸性粒细胞减少：常见于伤寒、副伤寒初期，大手术、烧伤等应激状态，或长期应用肾上腺皮质激素后，其临床意义甚小。

(3)嗜碱性粒细胞(basophil，B)

【临床意义】

①嗜碱性粒细胞增多：见于过敏性疾病、血液病、恶性肿瘤、糖尿病、传染病（如水痘、流行性感冒、天花、结核等）。

②嗜碱性粒细胞减少：无临床意义。

(4)淋巴细胞(lymphocyte，L)

【临床意义】

①淋巴细胞增多

1)生理性增多：儿童期淋巴细胞较高，婴儿出生时淋巴细胞约占35%，粒细胞占65%O 4～6d后淋巴细胞可达50%，与粒细胞比例大致相等。4～6岁时，淋巴细胞比例逐渐减低，粒细胞比例增加，逐渐达正常成人水平。

2)病理性增多：见于感染性疾病（病毒感染等）、肿瘤性疾病、急性传染病的恢复期、移植排斥反应。

②淋巴细胞减少：主要见于应用肾上腺皮质激素、烷化剂、抗淋巴细胞球蛋白等的治疗以及放射线损伤、免疫缺陷性疾病、丙种球蛋白缺乏症等。

③异型淋巴细胞：正常人外周血中偶可见到，但不超过2%。异型淋巴细胞增多可见于：a.感染性疾病，尤其是传染性单核细胞增多症、流行性出血热等疾病，也可见于某些细菌性感染、螺旋体病、立克次体病或原虫感染（如疟疾）等疾病。b.药物过敏。c.输血、血液透析或体外循环术后。d.其他疾病，如免疫性疾病、粒细胞缺乏症、放射治疗等也可出现异型淋巴细胞。根据细胞形态学特征将其分为3型。

(5)单核细胞(monocyte，M)

【临床意义】

①单核细胞增多：婴幼儿及儿童单核细胞可增多，属生理性增多。病理性增多见于某些感染（如亚急性心内膜炎）、某些血液病等。

②单核细胞减少：无临床意义。

(三)网织红细胞的检测

网织红细胞是晚幼红细胞脱核后的细胞。

【临床意义】

1. 网织红细胞增多。表示骨髓红细胞系增生旺盛，常见于溶血性贫血、急性失血、缺铁性贫血、巨幼细胞贫血及某些贫血病人治疗后，如补充铁或维生素Bn及叶酸后。

2. 网织红细胞减少。表示骨髓造血功能减低，常见于再生障碍性贫血。

(四)血小板的检测

1. 血小板计数

【临床意义】

(1)血小板减少。低于 $100\times10^9/L$ 称为血小板减少。可见于：①血小板的生成障碍：见于再生障碍性贫血、放射性损伤、急性白血病、巨幼细胞贫血、骨髓纤维化晚期等。②血小板破坏或消耗增多：见于原发性血小板减少性紫癜(ITP)、系统性红斑狼疮(SLE)、恶性淋巴瘤、上呼吸道感染、风疹、新生儿血小板减少症、输血后血小板减少症、弥散性血管内凝血(DIC)、血栓性血小板减少性紫癜(TTP)、先天性血小板减少症。③血小板分布异常：如脾大(肝硬化、Banti 综合征)、血液被稀释(输入大量库存血或大量血浆)等。

(2)血小板增多. 超过 $400\times10^9/L$ 为血小板增多。①反应性增多：见于急性感染、急性溶血、某些癌症患者，这种增多是轻度的，多在 $500\times10^9/L$ 以下。②原发性增多：见于骨髓增殖性疾病。

2. 血小板平均容积和血小板分布宽度测定

【临床意义】

(1)血小板平均容积(mean platelet volume，MPV)。代表单个血小板的平均容积。

1)增加：见于：①血小板破坏增加而骨髓代偿功能良好者，如 ITP 时。②造血功能抑制解除后，MPV 增加是造血功能恢复的早期指标。

2)减低：见于：①骨髓造血功能不良，血小板生成减少。②有 50%白血病患者 MPV 减低。③MPV 随血小板数而持续下降，是骨髓造血功能衰竭的指标之一。

(2)血小板分布宽度(platelet distribution width，PDW)。反映血小板容积大小的离散度。见于原发性血小板增多症、特发性血小板减少性紫癜等。

(五)红细胞沉降率的测定

红细胞沉降率(erythrocyte sedimentation rete，ESR，或称血沉)是指红细胞在一定条件下沉降的速率。

【临床意义】

1. 增快临床常见于：

(1)生理性增快：12 岁以下的儿童、60 岁以上的高龄者，妇女月经期、妊娠 3 个月以上，ESR 可加快。

(2)病理性增快。

1)各种炎症性疾病：急性细菌性炎症时，炎症发生后 2～3d 即可见 ESR 增快。风湿热、结核病时，ESR 明显加快。

2)组织损伤及坏死：如急性心肌梗死时 ESR 增快，而心绞痛时则无改变。

3)恶性肿瘤：增长迅速的恶性肿瘤 ESR 增快。

4)各种原因导致血浆球蛋白相对或绝对增高：ESR 均可增快，如慢性肾炎、肝硬化、多发性骨髓瘤、淋巴瘤、系统性红斑狼疮、亚急性感染性心内膜炎、黑热病等。

5)其他：部分贫血患者，ESR 可轻度增快。动脉粥样硬化、糖尿病、肾病综合征、黏液水肿等患者，血中胆固醇高，ESR 亦见增快。

2.减慢。一般临床意义较小，严重贫血、球形红细胞增多症和纤维蛋白原含量重度缺乏者，ESR 可减慢。

(六)血细胞比容测定和红细胞有关参数的应用

1.血细胞比容测定

血细胞比容(hematocrit，HCT)又称血细胞压积(packed cell volum，PCV)，是指血细胞在血液中所占容积的比值。

【临床意义】

血细胞比容测定可反映红细胞的增多或减少，但受血浆容量改变的影响，同时也受红细胞体积大小的影响。

(1)血细胞比容增高。各种原因所致的血液浓缩，如大量呕吐、大手术后、腹泻、失血、大面积烧伤等，也可作为计算补液量的参考。

(2)血细胞比容减低。见于各种贫血。

2.红细胞平均值

将同 1 份血液标本可以同时测得红细胞数、血红蛋白量和血细胞比容 3 项数据。

(1)平均红细胞容积(mean corpuscular volume，MCV)。系指每个红细胞的平均体积，以飞升(fL)为单位。

(2)平均红细胞血红蛋白量(mean corpuscular hemoglobin，MCH)。系指每个红细胞内所含血红蛋白的平均量，以皮克(pg)为单位。

(3)平均红细胞血红蛋白浓度(mean corpuscular hemoglobin concentration，MCHC)。系指每升血液中平均所含血红蛋白浓度(克数)，以 g/L 表示。

3.红细胞体积分布宽度测定

红细胞体积分布宽度(red blood cell volume distribution width，RDW)是反映外周血红细胞体积异质性的参数，由血细胞分析仪测量而获得。多数仪器用所测红细胞体积大小的变异系数(coefficient of variability)，即 RDW－CV 来表示，也有的仪器用 RDW－SD 的报告方式。

第二节　常用肾脏功能实验室检测

肾是一个重要的生命器官，其主要功能是生成尿液，以维持体内水、电解质、蛋白质和酸碱等代谢平衡。同时也兼有内分泌功能，如产生肾素、红细胞生成素、活性维生素 D 等，调节血压、钙磷代谢和红细胞生成。肾疾病常用的实验室检测如下。

1.尿液检测。用于早期筛选，长期随访；方法简便，价格低廉，也是判断肾病严重程度、预后的重要内容。

2.肾功能检测。代表肾的最重要的功能，包括：①肾小球滤过功能。②肾小管重吸收、酸化等功能。肾功能检测是判断肾疾病严重程度和预测预后、确定疗效、调整某些药物剂量的重要依据,但尚无早期诊断价值。

一、肾小球功能检测

肾小球的功能主要是滤过,评估滤过功能最重要的参数是肾小球滤过率(glomerular filtration rate,GFR)。为测定 GFR,临床上设计了各种物质的肾血浆清除率(clearance)试验。

(一)血清肌酐测定

血中的肌 ffF(creatinine,Cr)由外源性和内生性两类组成,每天 Cr 的生成量相当恒定。在外源性肌酐摄入量稳定的情况下,血中的浓度取决于肾小球滤过能力,当肾实质受损,血 Cr 浓度就会不同程度上升,故测定血肌酐浓度可作为 GFR 受损的指标。敏感性较血尿素氮(BUN)好,但并非早期诊断指标。

【临床意义】

1. 生理变化。老年人、肌肉消瘦者 Cr 可能偏低,因此一旦血 Cr 上升,就要警惕。肾功能减退者应进一步作内生肌酐清除率(Ccr)检测。

2. 血 Cr 增高。见于各种原因引起的肾小球滤过功能减退。常见于:①急性肾衰竭;②慢性肾衰竭。

3. 鉴别肾前性和肾实质性少尿。器质性肾衰竭血肌酐常超过 200μmol/L,肾前性者尿血肌酐浓度上升多不超过 200μmol/L。

(二)内生肌酐清除率测定

人体血液中肌酐的生成可有内、外源性两种,如在严格控制饮食条件和肌肉活动相对稳定的情况,血 Cr 的生成量和尿的排出量较恒定,其含量的变化主要受内源性肌酐的影响,而且肌酐相对分子质量为 113,大部分从肾小球滤过,不被肾小管重吸收,排泌量很少,故肾在单位时间内把若干毫升血液中的内生肌酐全部清除出去,称为内生肌酐清除率(endogenous creatinine clearance rate,Ccr)。

【临床意义】

(1)判断肾小球滤过功能的敏感指标。

(2)评估肾功能损害程度。临床常用 Ccr 代替 GFR,根据 Ccr 一般可将肾功能分为 4 期。

(三)血尿素氮测定

血尿素氮(blood urea nitrogen,BUN)是蛋白质代谢的终末产物,当肾实质受损害时,GFR 降低,致使血浓度增加,因此目前临床上多测定尿素氮,粗略观察肾小球的滤过功能。

【临床意义】血中尿素氮增高见于:

(1)蛋白质分解或摄入过多。

(2)器质性肾功能损害。

(3)肾前性少尿。

(4)血 BUN 作为肾衰竭透析性指标。

四、肾小球滤过率测定

^{99m}Tc—二乙三胺五醋酸(的^{99m}Tc—DTPA)几乎完全经肾小球滤过而清除,其最大清除率即为肾小球滤过率(GFR)测定。

【临床意义】

(1)GFR影响因素,与年龄、性别、体重有关,因此须注意这些因素。

(2)GFR降低,常见于急性和慢性肾衰竭、肾小球功能不全、肾动脉硬化、肾盂肾炎(晚期)、糖尿病(晚期)和高血压(晚期)、甲状腺功能减退症、肾上腺皮质功能不全、糖皮质激素缺乏。

(3)GFR升高,见于肢端肥大症和巨人症、糖尿病肾病早期。

(4)可同时观察左右肾位置、形态和大小,也可结合临床初步提示肾血管有无栓塞。

(五)血清胱抑素C测定

胱抑素C(cysC)是半胱氨酸蛋白酶抑制蛋白C的简称。

【临床意义】同血肌酊、尿素氮及内生肌醉清除率。与血肌酊、尿素氮相比,在判断肾功能早期损伤方面,血清cysC水平更为灵敏和特异,是目前判断肾功能较好的指标。

二、肾小管功能检测

(一)近端肾小管功能检测

1.尿β2—微球蛋白测定

正常人β2—微球蛋白(β2—MG)生成量较恒定,可自由经肾小球滤入原尿,但原尿中99.9%的β2—MG在近端肾小管被重吸收,并在肾小管上皮细胞中分解破坏,仅微量自尿中排出。

【临床意义】根据β2—MG的肾排泄过程,尿β2—MG增多较敏感地反映近端肾小管重吸收功能受损,如肾小管—间质性疾病、药物或毒物所致早期肾小管损伤等。

2.α_1—微球蛋白测定

α_1—微球蛋白(aj—microglobulin,α_1—MG)为肝细胞和淋巴细胞产生的一种糖蛋白,原尿中α_1—MG约99%被近端小管上皮细胞以胞饮方式重吸收并分解,故仅微量从尿中排泄。

【临床意义】

(1)近端肾小管功能损害。

(2)评估肾小球滤过功能。

(3)其他,血清α_1—MG降低见于严重肝实质性病变所致生成减少,如重症肝炎、肝坏死等。

(二)远端肾小管功能检测

1.昼夜尿相对密度试验

昼夜尿相对密度试验又称莫氏试验(MosenthaFs test),受试日正常进食,但每餐含水量控制在500～600mL,并且除三餐外不再饮任何液体。晨8:00时完全排空膀胱后至晚20:00时止,每2 h收集尿1次,共6次昼尿,分别测定每次尿量及相对密度;晚20:00时至次晨8:00时的尿收集在一个容器内,为夜尿,同样测定尿量和相对密度。

【临床意义】用于诊断各种疾病对远端肾小管稀释－浓缩功能的影响。

(1)浓缩功能。早期受损，夜尿>750mL 或昼夜尿量比值降低，而尿相对密度值及变化率仍正常，为浓缩功能受损的早期改变，可见于间质性肾炎、慢性肾小球肾炎、高血压肾病和痛风性肾病早期主要损害肾小管时。

(2)稀释－浓缩功能严重受损。若夜尿增多及尿相对密度无 1 次>1.018 或昼尿相对密度差值小于 0.009，提示上述疾病致稀释－浓缩功能严重受损。

(3)稀释－浓缩功能丧失。若每次尿相对密度均固定在 1.010～1.012 的低值，称为等渗尿(与血浆比)，表明肾只有滤过功能，而稀释－浓缩功能完全丧失。

(4)肾小球病变。尿量少而相对密度增高、固定在 1.018 左右(差值<0.009)，多见于急性肾小球肾炎及其他 GFR 降低的情况，因此时原尿生成减少而稀释－浓缩功能相对正常所致。

(5)尿崩症。尿量明显增多(>4 1724 h)而尿相对密度均低于 1.006，为尿崩症的典型表现。

2.3h 尿相对密度试验

3 h 尿相对密度试验是在保持日常饮食和活动状况下，晨 8：00 时排空膀胱后每 3 h 收集 1 次尿，至次晨 8：00 时止共 8 次，计量每次尿量和相对密度。

【临床意义】3 h 尿相对密度试验及昼夜尿相对密度试验均用于诊断各种疾病对远端肾小管稀释－浓缩功能的影响，以昼夜尿相对密度试验多用。

3.尿渗量(尿渗透压)测定

尿渗量指尿内具有渗透活性的全部溶质微粒总数量，是评价肾浓缩功能较好的指标。

【临床意义】

(1)判断肾浓缩功能。正常人禁水 8 h 后尿渗量<600 mOsrrAgH_2O，且尿/血浆渗量比值≤1，均表明肾浓缩功能障碍。见于慢性肾盂肾炎、多囊肾、尿酸性肾病等慢性间质性病变，也可见于慢性肾炎后期，以及急、慢性肾衰竭累及肾小管和肾间质。

(2)一次性尿渗量检。测用于鉴别肾前性、肾性少尿，肾前性少尿时，肾小管浓缩功能完好，故尿渗量较高，常>450 mOsnAgH_2O；肾小管坏死致肾性少尿时，尿渗量降低，常<350 mOsm/kgH_2O。

三、血尿酸检测

尿酸(uric acid，UA)为核蛋白和核酸中卩票呤的代谢产物，既可来自体内，亦可来自食物中嘌呤的分解代谢。尿酸可自由透过肾小球，亦可经肾小管排泌，但进入原尿的尿酸 90%左右在肾小管重吸收回到血液中。因此，血尿酸浓度受肾小球滤过功能和肾小管重吸收功能的影响。

【临床意义】严格禁食含嘌呤丰富食物 3d，排除外源性尿酸干扰再采血，血尿酸水平的改变则有意义。

1.血尿酸浓度升高。①肾小球滤过功能损伤：其比血肌酐和血尿素检测在反映早期肾小球滤过功能损伤上敏感。②体内尿酸生成异常增多：常见为遗传性酶缺陷所致的原发性痛风，以及多种血液病、恶性肿瘤等因细胞大量破坏所致的继发性痛风。此外，亦见于长期使用利尿药和抗结核药吡嗪酰胺、慢性铅中毒和长期禁食者。

2.血尿酸浓度降低。各种原因致肾小管重吸收尿酸功能损害，尿中大量丢失，以及肝功能严重损害尿酸生成减少。此外，慢性镉中毒，使用磺胺及大剂量糖皮质激素，参与尿酸生成的黄嘌呤氧化酶、嘌呤核苷酸化酶先天性缺陷等，亦可致血尿酸降低。

四、肾功能检测项目的选择和应用

肾有强大的贮备能力，早期肾病变往往没有或极少有症状和体征，故早期诊断很大程度上要依赖于实验室检测。但是，肾功能检测除极少数项目外，多数情况下均缺乏特异性。因此，选择和应用肾功能检测的原则是：①根据临床需要选择必需的项目或作项目组合，为临床诊断、病情监测和疗效观察等提供依据。②结合临床资料和其他检测，综合分析，得出客观结论。

1. 常规检查或健康体检。可选用尿自动分析仪试条所包括项目的尿一般检查。对于怀疑或已确诊的泌尿系统疾病者，若未将尿沉渣镜检列入常规时，应进行尿沉渣检查，以避免漏诊和准确了解病变程度。

2. 全身性疾病所致的肾损害。已确诊患有糖尿病、高血压、系统性红斑狼疮等可导致肾病变的全身性疾病者，为尽早发现肾损害，宜选择和应用较敏感的尿微量清蛋白、α_1－MG及β_2－MG等。

3. 评价肾功能。为了解肾病变的严重程度及肾功能状况，应分别选择和应用肾小球功能试验、肾小管功能试验或肾小球和肾小管功能组合试验。

(1)主要累及肾小球，亦可能累及近端肾小管的肾小球肾炎、肾病综合征等，可在Ccr、血肌酐、尿素和尿α_1－MG，β_2－MG等肾小球滤过功能及近端肾小管功能检测项目中选择。必须注意，在反映肾小球滤过功能上，血肌酐、尿酸、尿素只在晚期肾疾病或肾有较严重损害时才有意义。

(2)为了解肾盂肾炎、间质性肾炎、全身性疾病和药物(毒物)所致肾小管病变时，可考虑选用α_1－MG、β_2－MG及肾小管的稀释－浓缩功能试验，监测肾移植后排斥反应，应动态观察上述指标的变化。

(3)急性肾衰竭时，应动态检测尿渗量和有关肾小球滤过功能试验；慢性肾衰竭时，除尿常规检查外，可考虑选用肾小球和肾小管功能组合试验。

另外，急性少尿时鉴别肾前性及肾性少尿对指导治疗和改变预后极为重要。尿浓缩功能和对钠离子重吸收功能等有关指标是重要参数。

第三节　肝病常用实验室诊断

肝是人体最大的实质性腺体器官，功能繁多。肝病时其功能可能受到不同程度的损害，临床上需要对肝功能受损做出客观、全面、准确的判断，这是指导临床医生制订合理诊断和治疗方案的基础。

一、诊断肝病常用的实验室项目

(一)蛋白质代谢功能检测

大部分血浆蛋白质在肝合成，当肝细胞受损严重时这些血浆蛋白质合成减少，临床上可出现相应症状，如水肿(甚至出现腹水与胸腔积液)，皮肤、黏膜出血倾向。肝功能受损时氨基酸代谢失调，尿素合成减少，血氨升高，临床上表现为肝性脑病。

1. 血清总蛋白和清蛋白、球蛋白比值测定

【临床意义】急性或局灶性肝损伤时，血清总蛋白(STP)、A、G 及 A/G 多为正常。因此，这些指标常用于检测慢性肝损伤，并可反映肝实质细胞储备功能。

(1)血清总蛋白及清蛋白增高。主要由于血清水分减少，相对地单位容积总蛋白浓度增加，而全身总蛋白量并未增加，如各种原因导致严重脱水、休克、饮水量不足、肾上腺皮质功能减退等。

(2)血清总蛋白及清蛋白降低

1)肝细胞损害影响总蛋白与清蛋白合成。

2)营养不良。

3)蛋白质丢失过多。

4)消耗增加。

5)血清水分增加，先天性低清蛋白血症，较为少见。

(3)血清总蛋白及球蛋白增高。当血清总蛋白或球蛋白升高到一定程度时，就会出现高蛋白血症或高球蛋白血症。总蛋白增高主要是因球蛋白增高，其中又以 y 球蛋白增高为主，常见原因为：①慢性肝疾病。②自身免疫病。③M 球蛋白血症。④慢性炎症与慢性感染。

(4)血清球蛋白浓度降低。主要是因合成减少，见于：①生理性减少：小于 3 岁的婴幼儿。②免疫功能抑制。③先天性低 γ 球蛋白血症。

(5)A/G 倒置。清蛋白降低和(或)球蛋白增高均可引起 A/G 倒置，见于肝硬化、慢性肝病、结缔组织病等免疫球蛋白增多性疾病。

2. 血清蛋白电泳

血清蛋白电泳后从阳极开始依次为清蛋白、α_1 球蛋白、α_2 球蛋白、β 球蛋白和 γ 球蛋白 5 个区带。

【临床意义】疾病时血清蛋白电泳的区带可有多种变化，根据它们在电泳图谱上的异常特征有助于临床疾病的判断。

(三)血清前清蛋白测定

【临床意义】本试验是营养不良早期判断和急性肝功能损伤的早期指标。

(四)血浆凝血因子测定

在肝疾患时，通常进行的过筛试验如下。

(1)凝血酶原时间(prothrombin time，PT)。能判断肝病预后，是肝储备功能评价指标。在急性缺血性肝损伤及毒性肝损伤 PT 延长＞3 s，而在急性病毒性肝炎或酒精性肝炎 PT 延长极少超过 3 s；慢性肝炎患者 PT 一般在正常范围内，但在进展为肝硬化后，PT 则延长。

(2)凝血酶时间(thrombin time，TT)。肝硬化或急性暴发性肝衰竭合并 DIC 时，TT 是一个常用的检测手段。

(3)抗凝血酶Ⅲ(AT－Ⅲ)测定严重肝病时 AT－Ⅲ活性明显降低，合并 DIC 时降低更显著。

5. 血氨测定

【临床意义】

(1)升高。①生理性增高:见于进食高蛋白质饮食或运动后。②病理性增高:见于严重肝损害(如肝硬化、肝癌、重症肝炎等)、上消化道出血、尿毒症及肝外门静脉系统分流形成。

(2)降低。低蛋白质饮食、贫血。

(二)脂质代谢功能检测

血清脂质包括胆固醇、胆固醇酯、磷脂、三酰甘油及游离脂肪酸。当肝细胞损伤时,脂肪代谢发生异常,因此测定血浆脂蛋白及脂质成分,尤其是胆固醇及胆固醇酯的改变,是评价肝对脂质代谢功能的重要手段。

1. 血清胆固醇和胆固醇酯测定

【临床意义】

(1)肝细胞受损时,卵磷脂一胆固醇酰基转移酶(lecithin · cholesterol acyltransferase,LCAT)合成减少,血中胆固醇酯减少;在肝细胞严重损害(如肝硬化、暴发性肝衰竭)时,血中总胆固醇也降低。

(2)胆汁淤积时,由于胆汁排出受阻而反流入血,血中出现阻塞性脂蛋白×,同时肝合成胆固醇能力增加,血中总胆固醇增加,其中以游离胆固醇增加为主。胆固醇酯与游离胆固醇比值降低。

(3)营养不良及甲状腺功能亢进症患者,血中总胆固醇减少。

2. 阻塞性脂蛋白×(LP－X)测定

【临床意义】

(1)血清 LP－X 阳性有助于胆汁淤积性黄疸的诊断。

(2)肝内、外阻塞的鉴别诊断:LP－X 的定量与胆汁淤积程度相关,肝外阻塞比肝内阻塞引起胆汁淤积程度严重,一般认为其含量>2 000 mg/L 时提示肝外胆道阻塞。

(三)胆红素代谢检测

胆红素是血液循环中衰老红细胞在肝、脾及骨髓的单核吞噬细胞系统中分解和破坏的产物。当红细胞破坏过多,肝细胞对胆红素转运缺陷、结合缺陷、排泄障碍及胆道阻塞均可引起胆红素代谢障碍,临床上通过检测血清总胆红素、结合胆红素、非结合胆红素、尿内胆红素及尿胆原,借以诊断有无溶血及判断肝胆系统在胆色素代谢中的功能状态。

1. 血清总胆红素(STB)测定

【临床意义】

(1)判断有无黄疸、黄疸程度及演变过程,在病程中检测可以判断疗效和指导治疗。

(2)根据黄疸程度推断黄疸病因。

(3)根据总胆红素、结合及非结合胆红素升高程度判断黄疸类型。

2. 血清结合胆红素(CB)与非结合胆红素(UCB)测定

【临床意义】根据结合胆红素与总胆红素比值,可协助鉴别黄疸类型,结合胆红素测定可能有助于某些肝疾病的早期诊断。肝炎的黄疸前期、无黄疸型肝炎、失代偿期肝硬化、肝癌等,30%～50%的患者表现为 CB 增加,而 STB 正常。

3. 尿液胆红素(urobilin)测定

非结合胆红素不能透过肾小球屏障,因此不能在尿中出现;而结合胆红素为水溶性,能够透过肾小球基底膜而在尿中出现。

【临床意义】

尿胆红素试验阳性提示血中结合胆红素增加，见于阻塞性黄疸、肝细胞性黄疸。

4. 尿中尿胆原(urobilinogen)测定

在胆红素肠肝循环过程中，仅有极少量尿胆原逸入血液循环从肾排出。尿中尿胆原为无色不稳定物质，可与苯甲醛(Ehrlich 试剂)发生醛化反应，生成紫红色化合物，从而可进行定性和定量的检查。

【临床意义】尿胆原增多见于溶血性黄疸、肝细胞性黄疸。

(四)胆汁酸代谢检测

胆汁酸(bile acid，BA)在肝中由胆固醇合成，胆汁酸测定能反映肝细胞合成、摄取及分泌功能，并与胆道排泄功能有关。它对肝胆系统疾病诊断的灵敏度和特异性高于其他指标。可做空腹或餐后 2 h 胆汁酸测定，后者更灵敏。

【临床意义】胆汁酸增高见于：①肝细胞损害：如急性肝炎、慢性活动性肝炎、肝硬化、肝癌、酒精肝及中毒性肝病。②胆道梗阻：如肝内、肝外的胆管梗阻。③门脉分流：肠道中次级胆汁酸经分流的门静脉系统直接进入体循环。

(五)血清酶及其同工酶检测

1. 血清氨基转移酶及其同工酶测定

氨基转移酶(aminotransferase)简称转氨酶(transaminase)，是一组催化氨基酸与 α－酮酸之间的氨基转移反应的酶类，用于肝功能检查的主要是丙氨酸氨基转移酶(alanine aminotransferase，ALT)和天冬氨酸氨基转移酶(aspartate aminotransferase，AST)。在肝细胞中有两种 AST 同工酶，存在于胞质组分者称为上清液 AST(supernatant AST，ASTs)，存在于线粒体中者称为线粒体 AST(mitochondrial AST，ASTm)。

【临床意义】

(1)肝胆疾病。ALT 与 AST 升高主要见于：急性病毒性肝炎，慢性病毒性肝炎，酒精性肝病、药物性肝炎、脂肪肝、肝癌、自身免疫性肝病等，转氨酶轻度升高或正常。

(2)肝硬化。氨基转移酶活性取决于肝细胞进行性坏死程度，终末期肝硬化氨基转移酶活性正常或降低。

(3)肝内、外胆汁淤积。氨基转移酶活性通常正常或轻度上升。

2. 碱性磷酸酶及其同工酶测定

碱性磷酸酶(alkaline phosphatase，ALP)在碱性环境中能水解磷酸酯产生磷酸。ALP 主要分布在肝、骨骼、肾、小肠及胎盘中，由于血清中大部分 ALP 来源于肝与骨骼，因此常作为肝疾病的检查指标之一。胆道疾病时，可能由于 ALP 生成增加而排泄减少，而引起血清中 ALP 升高。碱性磷酸酶同工酶可根据琼脂凝胶电泳分析、热抑制反应(56℃，15 min)及其抗原性不同区分为 6 种：ALP_1～ALP_6。

【临床意义】临床上测定 ALP 主要用于骨骼、肝胆系统疾病等的诊断和黄疸的鉴别诊断。

(1)生理情况下，ALP 活性增高主要与生长、妊娠、成长、成熟和脂肪餐后分泌等相关。

(2)血清 ALP 活性降低较少见，主要见于呆小病、ALP 过少症、维生素 C 缺乏症。

(3)ALP 升高主要见于：①肝胆系统疾病；②骨骼疾病；③其他，如营养不良，严重贫血，重金属中毒，胃、十二指肠损伤，结肠溃疡等时。

3. γ—谷氨酰转移酶及其同工酶测定

γ—谷氨酰转移酶（γ—glutamyl transferase，GGT）是催化谷胱甘肽上γ—谷氨酰基转移到另一个肽或另一个氨基酸上的酶。在肾、肝和胰腺含量丰富，但血清中GGT主要来自肝胆系统。GGT在肝中广泛分布于肝细胞的毛细胆管一侧和整个胆管系统，因此当肝内合成亢进或胆汁排出受阻时，血清中GGT增高。

【临床意义】

（1）胆道阻塞性疾病。可使GGT明显升高，可达参考值上限的10倍以上。此时GGT、ALP、5，—核苷酸酶（5，—NT）、亮氨酸氨基肽酶（LAP）及血清胆红素呈平行增加。

（2）急性和慢性病。毒性肝炎、肝硬化急性肝炎时，GGT呈中等程度升高；慢性肝炎、肝硬化的非活动期，酶活性正常，若GGT持续升高，提示病变活动或病情恶化。

（3）急性和慢性酒精性肝炎、药物性肝炎。GGT可呈明显或中度以上升高（300～1000U/L），ALT和AST仅轻度增高，甚至正常。酗酒者当其戒酒后，GGT可随之下降。

（4）其他。脂肪肝、胰腺炎、胰腺肿瘤、前列腺肿瘤等GGT亦可轻度增高。

4. 单胺氧化酶（monoamine oxidase，MAO）测定

【临床意义】

（1）肝病变。肝纤维化的参考指标。

（2）肝外疾病。慢性充血性心力衰竭、糖尿病、甲状腺功能亢进症、系统硬化症等，或因这些器官中含有MAO，或因心功能不全引起心源性肝硬化或肝窦长期高压，MAO也可升高。

（六）其他检测

肝纤维化是肝内结缔组织增生的结果，结缔组织主要成分是胶原。肝纤维化的实验室检查包括单胺氧化酶、脯氨酰羟化酶、M型前胶原N末端肽、IV型胶原及其分解片段、层粘连蛋白、纤维连接蛋白、波形蛋白及透明质酸等测定。血清铁常以铁蛋白形式储存在肝、脾、骨髓的单核吞噬细胞内，当肝细胞发生变性坏死时，肝内储存铁释放入血，血清铁含量升高。肝又是人体组织中含铜量最大的器官，肝内铜随胆汁进入肠道，因此当肝内外胆汁淤积时，铜排泄受阻，血清铜和血浆铜蓝蛋白同时升高。

二、常见肝病检查项目的选择与应用

肝是人体重要器官之一，具有多种多样的物质代谢功能，由于肝功能复杂，再生和代偿能力很强，根据某一代谢功能所设计的检查方法，只能反映肝功能的一个侧面，而且往往需到肝损害至相当严重的程度时才能反映出来，因而肝功能检查正常也不能排除肝病变。血清酶学指标的测定虽然在反映肝细胞损伤及坏死时敏感性很高，但均缺乏特异性。另外，当肝功能试验异常时，也要注意有无肝外影响因素。目前尚无一种理想的肝功能检查方法能够完整和特异地反映肝功能全貌。在临床工作中，临床医生必须具有科学的临床思维，合理选择肝功能检查项目，并从检验结果中正确判断肝功能状况，必要时可选择肝影像学、血清肝炎病毒标志物及肝癌标志物等检测技术，并结合患者的临床症状和体征，从而对肝功能做出正确而全面的评价。肝病检查项目选择原则如下。

1.健康体格检查。可选择 ALT、AST、γ－GT、A/G 比值及肝炎病毒标志物。必要时可增加 ALP、STP 及血清蛋白电泳。

2.怀疑为无黄疸性肝病。对急性患者可查 ALT、胆汁酸、尿内尿胆原及肝炎病毒标志物，对慢性患者加查 AST、ALP、γ－GT、STP、A/G 比值及血清蛋白电泳。

3.对黄疸患者的诊断与鉴别诊断。应查 STB、CB、尿内尿胆原与胆红素、ALP、GGT、LP－X、胆汁酸。

4.怀疑为原发性肝癌。除查一般肝功能检查（如 ALT、AST、STB、CB）外，应加查 AFP、γ－GT 及其同工酶，ALP 及其同工酶。

5.怀疑为肝纤维化或肝硬化。ALT、AST、STB、A/G、蛋白电泳、ICGR 为筛检检查，此外，还应查 MAO、PH 及 PⅢP 等。

6.疗效判断及病情随访。急性肝炎可查 ALT、AST、前清蛋白、ICG、STB、CB、尿内尿胆原及胆红素。慢性肝病可观察 ALT、AST、STB、CB、PT、血清总蛋白、A/G 比值及蛋白电泳等，必要时查 MAO、PH、P HI Po 原发性肝癌应随访 AFP、GGT、ALP 及其同工酶等。

第四节　临床常用生物化学检测

一、血糖及其代谢产物的检测

（一）空腹血糖检测

空腹血糖（fasting blood glucose，FBG）是诊断糖代谢失调的检测指标。

【临床意义】

1.生理性增高。餐后 1～2h、高糖饮食、剧烈运动、情绪激动、胃倾倒综合征等。

2.病理性增高

（1）糖尿病。

（2）内分泌疾病，如甲状腺功能亢进症、皮质醇增多症、嗜铬细胞瘤和胰高血糖素瘤等。

（3）应激性因素，如颅脑损伤、中枢神经系统感染、心肌梗死、烧伤、急性脑血管病等。

（4）药物影响，如某些利尿药、避孕药、激素等。

（5）肝和胰腺疾病，如坏死性胰腺炎、胰腺癌等。

（6）其他。

3.生理性减低。饥饿、妊娠期等。

4.病理性减低

（1）胰岛素过多。

（2）对抗胰岛素的激素分泌不足，如肾上腺皮质激素。

（3）肝糖原贮存缺乏，如急性肝炎、肝癌、肝淤血等。

（4）急性酒精中毒。

（5）先天性糖原代谢酶缺乏，如Ⅰ型或Ⅲ型糖原贮积症等。

（6）消耗性疾病，如严重营养不良等。

(7)非降糖药物影响,如磺胺类药、水杨酸类等。

(8)特发性低血糖等。

(二)口服葡萄糖耐量试验

口服葡萄糖耐量试验(oral glucose tolerance test,OGTT)。是检测葡萄糖代谢功能的试验,主要用于诊断可疑性糖尿病。

【临床意义】

1.诊断糖尿病。临床上有以下条件者,即可诊断糖尿病。

(1)具有糖尿病症状,空腹血糖(FBG)N7.0mmol/L。

(2)口服葡萄糖耐量试验(OGTT)血糖峰值≥ll.1mmo/L,OGTT2hFBG≥11.1mmol/L。

(3)具有临床症状,随机血糖≥ll.1mmol/L,且伴有尿糖阳性者。临床症状不典型者,需要另一天重复检测确诊,但一般不主张做第3次OGTT。

2.鉴别低血糖

(1)功能性低血糖。

(2)肝源性低血糖。

(三)血清胰岛素检测和胰岛素释放试验

【临床意义】

(1)糖尿病分型诊断及低血糖的诊断与鉴别诊断。

(2)胰岛B细胞瘤。

(3)其他,如肥胖、肝功能不全等。

(四)血清C一肽检测

检测空腹C一肽水平、C一肽释放试验可用于评价胰岛B细胞分泌功能和储备功能。

【临床意义】

1.C一肽水平增高

(1)胰岛B细胞瘤:空腹血清C一肽增高,C一肽释放试验呈高水平曲线。

(2)肝硬化:血清C一肽增高,且C一肽/胰岛素比值降低。

2.C一肽水平减低常用于糖尿病的分型诊断。

(1)评估空腹低血糖。

(2)评估胰岛素的分泌。

(3)监测胰腺手术效果。

(五)糖化血红蛋白检测

【临床意义】

(1)评价糖尿病治疗控制程度。

(2)筛检糖尿病。

(3)区分应激性高血糖和糖尿病性高血糖。

二、血清脂质和脂蛋白检测

(一)血清脂质检测

血清脂质包括胆固醇、三酰甘油、磷脂和游离脂肪酸。

1. 总胆固醇(totalcholesterol,TC)测定

【临床意义】血清 TC 水平受多种因素影响,男性高于女性,脑力劳动者高于体力劳动者。

(1)增高。常见于心脑血管疾病、高脂蛋白血症、肾病综合征等。

(2)降低。见于贫血、肝硬化、急性重症肝炎、甲状腺功能亢进症(甲亢)等。

2. 三酰甘油(triacylglycerol,TAG)测定

【临床意义】

(1)TAG 增高。①冠心病。②原发性高脂血症、动脉粥样硬化症、肥胖症、糖尿病、痛风、甲状旁腺功能减退症、肾病综合征、高脂饮食和阻塞性黄疸等。

(2)TAG 减低。①低或无纤脂蛋白血症。②严重的肝疾病、甲亢、肾上腺皮质功能减退症等。

(二)血清脂蛋白检测

脂蛋白分为乳糜微粒、极低密度脂蛋白(VLDL)、低密度脂蛋白(LDL)、高密度脂蛋白(HDL)和 VLDL 的代谢产物中间密度脂蛋白。脂蛋白(α)[lipoprotein(α),LP(α)]是脂蛋白的一大类,其脂质成分与 LDL 相似。

1. 乳糜微粒测定

【临床意义】常见于Ⅰ型和Ⅴ型高脂蛋白血症。

2. 高密度脂蛋白测定

【临床意义】

(1)HDL 增高。对防止动脉粥样硬化、预防冠心病的发生有重要作用,可用于评价发生冠心病的危险性。

(2)HDL 减低。常见于动脉粥样硬化、急性感染、糖尿病、慢性衰竭、肾病综合征,以及应用雄激素、。受体阻滞剂和黄体酮等药物。

3. 低密度脂蛋白测定

【临床意义】

(1)LDL 增高。判断发生冠心病危险性的重要指标;其他。

(2)LDL 减低。常见于无 β—脂蛋白血症、甲亢、吸收不良、肝硬化,低脂饮食和运动等。

4. 脂蛋白(a)测定

【临床意义】LP(a)增高:①LP(a)为动脉粥样硬化的独立危险因子;②LP(a)增高还可见于Ⅰ型糖尿病、肾疾病、炎症、手术或创伤后,以及血液透析后等。

(三)血清载脂蛋白检测

脂蛋白中的蛋白部分称为载脂蛋白(apo)。apo 一般分为 apoA、apoB、apoC、apoE 和 apo(a),每类中又分有若干亚型。

1. 载脂蛋白 Al(apoAI)测定

【临床意义】

(1)apo AI增高。①apoAI可以直接反映HDL水平;②apoAI可预测和评价冠心病的危险性。

(2)apoAI减低。①家族性apoAI缺乏症、家族性a脂蛋白缺乏症(Tangier病)、家族性卵磷脂胆固醇酰基转移酶缺乏症和家族性低高密度脂蛋白血症等;②急性心肌梗死、糖尿病、慢性肝病、肾病综合征和脑血管病等。

2. 载脂蛋白B(apoB)测定

【临床意义】

1. apoB增高。①apoB可直接反映LDL水平,可用于评价冠心病的危险性和降脂治疗效果等。②高β—载脂蛋白血症、糖尿病、甲状腺功能减退症、肾病综合征和肾衰竭。

2. apoB减低。低β—脂蛋白血症、无脂蛋白血症、apoB缺乏症、恶性肿瘤、甲亢、营养不良等。

3. 载脂蛋白AI/载脂蛋白B比值测定

【临床意义】

(1)apoA I/apoB比值随着年龄增长而降低。

(2)动脉粥样硬化、冠心病、糖尿病、高脂血症、肥胖症等apoA I/apoB减低。

(3)apoA I/apoB<1对诊断冠心病的危险性较血清TC、TAG、HDL、LDL更有价值。

三、血清电解质检测

(一)血钾、血钠、血钙

1. 血钾测定

【临床意义】

(1)血钾增高。血钾>5.5 mmol/L时称为高钾血症。见于大面积烧伤、挤压综合征、缺氧、酸中毒、输入大量库存血、肾功能不全及洋地黄药物中毒等。

(2)血钾减低。血清钾<3.5 mmol/L时称为低钾血症。见于碱中毒、心功能不全、吸收障碍、长期腹泻及应用排钾利尿药。

2. 血钠测定

【临床意义】

(1)血钠>145 mmol/L,并伴有血液渗透压过高者,称为高钠血症。见于昏迷、烧伤、垂体病变、肾上腺皮质功能亢进等。

(2)血钠<135 mmol/L称为低钠血症。见于大量应用利尿药,严重呕吐,肝硬化失代偿期,精神性烦渴等。

3. 血钙测定

【临床意义】

(1)血清总钙>2.58 mmol/L称为高钙血症。见于原发性甲状旁腺功能亢进症、肿瘤、肾功能损害、急性坏死性胰腺炎、应用大剂量维生素D等。

(2)血清总钙<2.25 mmol/L称为低钙血症。见于长期低钙饮食、甲状旁腺功能减退症、佝偻病等骨骼疾病,急慢性肾功能不全等。

(二)血清阴离子检测

1. 血氧测定

【临床意义】

(1)血氧增高。血清氯含量超过 105 mmol/L 称为高氯血症。见于呼吸性碱中毒、脱水、肾上腺皮质功能亢进、心肾功能不全等。

(2)血氧减低。血清氯含量低于 95 mmol/L 称为低氯血症。见于胃肠引流、严重呕吐、呼吸性酸中毒及代谢性碱中毒等。

2. 血磷测定

【临床意义】

(1)血磷增高。见于甲状旁腺功能降低、肾功能不全、维生素 D 摄入过多、急性重型肝炎等。

(2)血磷降低。见于恶病质、血液透析、碱中毒、应用铅剂等。

四、血清铁及其代谢产物检测

(一)血清铁

【临床意义】

1. 血清铁增。高见于再生障碍性贫血、铅中毒、急性肝炎、反复输血等。

2. 血清铁减。低见于缺铁性贫血、消化性溃疡、恶性肿瘤、慢性炎症、妊娠期及哺乳期的女性等。

(二)血清转铁蛋白检测

【临床意义】

1. 转铁蛋白增高。常见于妊娠期、应用口服避孕药、慢性失血及铁缺乏,特别是缺铁性贫血。

2. 转铁蛋白减低。见于:①铁粒幼细胞性贫血、再生障碍性贫血。②营养不良、重度烧伤、肾衰竭。③遗传性转铁蛋白缺乏症。④急性肝炎、慢性肝损伤及肝硬化等。

(三)血清总铁结合力(TIBC)检测

【临床意义】

1. TIBC 增高。见于缺铁性贫血、红细胞增多症、妊娠后期、急性亚急性重症肝炎等。

2. TIBC 减低。见于肝硬化、慢性肝损伤、肾病综合征、消化性溃疡等。

(四)血清转铁蛋白饱和度检测

【临床意义】

1. 血清转铁蛋白饱和度增高。见于再生障碍性贫血、铁粒幼细胞性贫血、血色病等。

2. 血清转铁蛋白饱和度减低。常见于缺铁或缺铁性贫血。

(五)血清铁蛋白检测

【临床意义】

1. 血清铁蛋白增高。见于炎症、肿瘤、白血病、甲亢、溶血性贫血、再生障碍性贫血、肝坏死、慢性肝病等。

2. 血清铁蛋白减低。见于缺铁性贫血、大量失血、长期腹泻、营养不良等。

(六)红细胞内游离原卟啉检测

【临床意义】

1. 红细胞内游离原卟啉增高。红蛋白尿及铅中毒等。

2. 红细胞内游离原卟啉减低。见于缺铁性贫血、铁粒幼细胞性贫血、阵发性睡眠性血见于巨幼细胞性贫血、恶性贫血和血红蛋白病等。

五、心肌酶和心肌蛋白检测

(一)心肌酶检测

1. 肌酸激酶(CK)测定

【适应证】

1)怀疑有心肌疾病。①有临床和心电图表现的典型心肌梗死(检查 CK 和 CK－MB 活性)。②介入疗法有禁忌证的病人(检查 CK 和 CK－MB 活性)。③治疗血栓溶解的评价(检查 CK 和 CK－MB 浓度)。④对心绞痛病人危险分级(检查 CK 浓度和肌钙蛋白)。⑤心肌炎。

2)怀疑有骨骼肌病变。

3)监测心肌和骨骼肌疾病。

4)监测癌症病人的治疗。

【临床意义】

1)CK 增高。①心肌炎和肌肉疾病;②急性心肌梗死;③溶栓治疗;④手术。

2)CK 减低。见于长期卧床、甲亢、激素治疗等。

2. 肌酸激酶同工酶测定

CK 是由 3 个不同的亚型组成:①CK－MM(CK_3);②CK－MB(CK_2);③CK－BB(CK_1)。

【临床意义】

1)CK－MB 增高。①急性心肌梗死(AMI),具有高度的特异性。②其他心肌损伤。③监测溶栓治疗。④评价不稳定型心绞痛病人的预后。

2)CK－MM 增高。肌肉损伤。

3)CK－BB 增高。①神经系统疾病;②肿瘤。

3. 乳酸脱氢酶测定

【临床意义】

(1)怀疑心肌梗死以及心肌梗死的监测。

(2)怀疑肺栓塞。

(3)鉴别黄疸类型。

(4)怀疑溶血性贫血。

(5)诊断器官损伤。

(6)恶性疾病的诊断与随访。

4.乳酸脱氢酶同工酶测定

LD 亚基组合不同形成 5 种同工酶:即 $LD_1(H_4)$、$LD_2(H_3M)$、$LD_3(H_2M_2)$、$LD_4(HM_3)$ 和 $LD_5(M_4)$。

【临床意义】

(1)急性心肌梗死。

(2)肝疾病。

(3)肿瘤。

(4)其他。

(二)心肌蛋白检测

1.心肌肌钙蛋白 T 测定

【临床意义】

(1)诊断急性心肌梗死。

(2)判断微小心肌损伤。

(3)预测血液透析病人心血管事件。

(4)其他。

2.心肌肌钙蛋白测定

【临床意义】

(1)诊断急性心肌梗死。

(2)判断不稳定型心绞痛(MMD)。

(3)其他。

3.肌红蛋白测定

【适应证】

(1)早期诊断 AMI 和再梗死。

(2)监测 AMI 后溶栓治疗的效果。

(3)评估骨骼肌疾病的病程。

(4)监测肌红蛋白清除率,以评估复合性创伤或横纹肌溶解并发肾衰竭的危险。

(5)监测运动医学的运动训练量。

【临床意义】

(1)诊断 AMI。

(2)其他。

4.脂肪酸结合蛋白测定

【临床意义】

(1)诊断 AML。

(2)其他。

六、其他血清酶学检测

(一)酸性磷酸酶检测

【临床意义】

(1)前列腺疾病。

(2)骨骼疾病。

(3)肝疾病。

(4)血液病。

(二)淀粉酶(AMS)及其同工酶检测

【临床意义】

1. AMS 活性增高。见于胰腺炎、胰腺癌、非胰腺疾病。

2. AMS 活性减低。见于慢性胰腺炎、胰腺癌。

(三)脂肪酶检测

【临床意义】

1. 脂肪酶活性增高。见于胰腺疾病、非胰腺疾病等。

2. 脂肪酶活性减低。见于胰腺癌、胰腺结石所致的胰腺导管阻塞等。

(四)胆碱酯酶检测

胆碱酯酶(ChE)分为乙酰胆碱酯酶(AChE)和拟胆碱酯酶(PChE)。检测血清 ChE 主要用于诊断肝疾病和有机磷中毒等。

【临床意义】

1. ChE 活性增高

2. ChE 活性减低

七、内分泌激素检测

(一)甲状腺激素检测

1. 甲状腺素和游离甲状腺素测定

实验室检查包括甲状腺素(T_4),游离甲状腺素(FT_4)和总甲状腺素(TT_4))。

【临床意义】

(1)TT_4 是判断甲状腺功能状态最基本的体外筛检指标。

1)TT_3 增高:主要见于甲亢、先天性甲状腺素结合球蛋白增多症、原发性胆汁性肝硬化、妊娠,以及口服避孕药或雌激素等。

2)TT_4 减低:主要见于甲状腺功能减退症(甲减)、缺碘性甲状腺肿、慢性淋巴细胞性甲状腺炎、低甲状腺素结合球蛋白血症等。

(2)FT_3

1)FT_3 增高:对诊断甲亢的灵敏度较高。

2)FT_3 减低:主要见于甲减。

2. 三碘甲腺原氨酸和游离三碘甲腺原氨酸测定

实验室检查包括三碘甲腺原氨酸(T_3),总(TT_3)和游离三碘甲腺原氨酸(FT_3)。

【临床意义】

(1)TT_3

1)TT_3 增高:①TT_3 是诊断甲亢最灵敏的指标,具有判断甲亢有无复发的价值。②TT_3

是诊断 T_3 型甲亢的特异性指标。

2)TT_3 减低:甲减时 TT_3 可减低,T_3 不是诊断甲减的灵敏指标。

(2)FT_3

1)FT_3 增高:FT_3 对诊断甲亢灵敏。

2)FT_3 减低:见于慢性淋巴细胞性甲状腺炎晚期、应用糖皮质激素等。

3.反三碘甲腺原氨酸测定(rT_3)

【临床意义】

(1)rT_3 增高。①甲亢;②非甲状腺疾病;③药物影响;④其他。

(2)rT_3 减低。①轻型或亚临床型甲减;②慢性淋巴细胞性甲状腺炎;③药物影响。

4.甲状腺素结合球蛋白(TBG)测定

【临床意义】

(1)TBG 增高.见于甲减、肝疾病、其他。

(2)TBG 减低。常见于甲亢、遗传性 TBG 减少症、肢端肥大症、肾病综合征、恶性肿瘤、严重感染等。

(二)甲状旁腺与调节钙、磷代谢激素检测

1.甲状旁腺素(PTH)测定

【临床意义】

(1)PTH 增高。是诊断甲状旁腺功能亢进症的主要依据。PTH 增高,要同时结合血钙和血磷综合分析,判断疾病情况。

(2)PTH 减低。主要见于甲状腺或甲状旁腺手术后、特发性甲状旁腺功能减退症等。

2.降钙素(CT)测定

【临床意义】

(1)CT 增高。诊断甲状腺髓样癌的标志之一,对判断手术疗效及术后复发有重要价值。

(2)CT 减低。主要见于甲状腺切除术后、重度甲亢等。

(三)肾上腺皮质激素检测

1.尿 17－羟皮质类固醇(17－0HCS)测定

17－0HCS 是肾上腺糖皮质激素及其代谢产物,其含量高低可以反映肾上腺皮质功能。

【临床意义】

(1)17－0HCS 增高。常见于肾上腺皮质功能亢进症。

(2)17－0HCS 减低。常见于原发性肾上腺皮质功能减退症。

2.尿 17－酮皮质类固醇(17－KS)测定

17－KS 是雄激素代谢产物的总称。

【临床意义】

(1)17－KS 增高。多见于肾上腺皮质功能亢进症、睾丸癌、腺垂体功能亢进、女性多毛症等。

(2)17－KS 减低。多见于肾上腺皮质功能减退症、腺垂体功能减退、睾丸功能低下等。

3.血浆和尿液醛固酮测定

醛固酮(ALD)是肾上腺皮质球状带细胞所分泌的一种盐皮质激素。

【临床意义】

(1)ALD 增高。常见于肾上腺皮质肿瘤或增生引起的原发性醛固酮增多症。

(2)ALD 减低。见于肾上腺皮质功能减退症、垂体功能减退、高钠饮食、妊娠高血压综合征、原发性单一性醛固酮减少症等。

(四)肾上腺髓质激素检测

1. 尿液儿茶酚胺(CA)测定

【临床意义】

(1)CA 增高。见于嗜铬细胞瘤。

(2)CA 减低。见于艾迪生(Addison)病。

2. 血浆肾素测定

【临床意义】

(1)血浆肾素降低而醛固酮升高是诊断原发性醛固酮增多症极有价值的指标。

(2)指导高血压治疗。高血压依据血浆肾素水平可分为高肾素性、正常肾素性或低肾素性。

(五)性腺激素检测

1. 血浆睾酮测定

【临床意义】

(1)睾酮增高。见于睾丸间质细胞瘤、男性性早熟、先天性肾上腺皮质增生症、肾上腺皮质功能亢进症、多囊卵巢综合征等。

(2)睾酮减低。见于 Klinefelter 综合征(先天性睾丸发育不全)、睾丸不发育症、Kallmann 综合征(嗅神经一性发育不全综合征)、男性特纳(Turner)综合征等。

2. 血浆雌二醇(E_2)测定

【临床意义】

(1)E_2 增高。常见于女性性早熟、男性女性化、卵巢肿瘤以及性腺母细胞瘤、垂体瘤等。

(2)E_2 减低。常见于各种原因所致的原发性性腺功能减退症。

3. 血浆黄体酮测定

【临床意义】

(1)黄体酮增高。主要见于葡萄胎、妊娠高血压综合征、原发性高血压、卵巢肿瘤、多胎妊娠、先天性肾上腺皮质增生等。

(2)黄体酮减低。常见于黄体功能不全、多囊卵巢综合征、胎儿发育迟缓、死胎、原发性或继发性闭经、无排卵性子宫功能性出血等。

(六)垂体激素检测

1. 促甲状腺激素(TSH)测定

【临床意义】

(1)TSH 增高。常见于原发性甲减、单纯性甲状腺肿、腺垂体功能亢进症、甲状腺炎等。

(2)TSH 减低。常见于甲亢、腺垂体功能减退症、皮质醇增多症、肢端肥大症等。

2.促肾上腺皮质激素测定

【临床意义】

(1)增高。常见于原发性肾上腺皮质功能减退症。

(2)减低。常见于腺垂体功能减退症、原发性肾上腺皮质功能亢进症。

3.生长激素测定

【临床意义】

(1)增高。最常见于垂体肿瘤所致的巨人症或肢端肥大症。

(2)减低。主要见于垂体性侏儒症、垂体功能减退症。

(四)抗利尿激素测定

【临床意义】

(1)增高。常见于腺垂体功能减退症、肾性尿崩症等。

(2)减低。常见于中枢性尿崩症。

第五节 临床微生物学检查

一、概述

临床微生物学检查是应用医学微生物学、临床医学的基础理论研究感染性疾病病原学诊断策略与方法,为临床诊断、治疗和预防感染性疾病提供科学依据。

临床微生物学检查的主要目的:①研究感染性疾病的病原体特征,及时发现病原体的变异情况及新的病原体,为传染病的诊治和控制提供科学依据;②研究临床标本的采集、送检、保存及处理等方法,以提高病原体的检出率;③选择各种病原微生物的最佳检验方法,探讨各种病原微生物的鉴定程序,为临床提供快速、准确的病原学诊断;④对分离的病原微生物进行药物敏感性检测与分析,指导临床合理使用抗菌药物;⑤正确进行检验结果的分析,正确进行实验方法、临床意义的评价;⑥根据医院感染的特点、发生因素、实验室检测结果.研究并采用有效措施,对医院感染进行监控。

临床常用微生物学检查方法:①直接显微镜检查:标本直接或离心浓缩集菌后涂片、干燥、固定及染色,置显微镜下观察细菌的形态、染色性或观察宿主细胞内包涵体的特征,也可采用悬滴法或压滴法,在不染色状态下通过暗视野显微镜或相差显微镜观察病原体的生长、运动方式、螺旋体形态和运动。②病原体特异性抗原检测:借助免疫荧光技术、酶免疫技术、化学发光技术等,用已知抗体检测标本中的相应病原体抗原,可快速辅助诊断感染性疾病。目前多采用效价高的单克隆抗体检测衣原体或细菌,特异性好,灵敏度高,对病原学的诊断具有一定的意义。③病原体的分离培养和鉴定:临床实验室根据患者感染的部位和临床表现,选择合适的培养基并提供一定的外部条件(如气体、温度、PH 值等)使细菌生长繁殖,再根据生长后菌落的性状和细菌的形态、染色性、生化反应结果和血清学试验,对可疑菌落作出鉴定,并进一步做药物敏感试验,为临床用药提供依据。④病原体血清学检测:血清学检测是指用已知的病原体抗原来检测患者血清中未知的抗体,以辅助诊断感染性疾病。常用的方法有凝集试验、沉淀试验、酶链免疫吸附试验、间接免疫荧光试验等。⑤病原体分子生物学检测：如核酸分子杂交、PCR、芯片技术等已广泛应用于临床，具有灵敏度高、特异性强等优点，对目前尚不能分离培养或很难分离培养的微生物诊断很有帮助。

二、标本采集、运送和检查方法

正确采集和处理标本是诊断感染性疾病的关键。为确保检查结果的可靠性，选择正确的生理部位和采集合适的标本及其正确运送等环节最为重要。因此，医务工作者必须了解在整个实验过程中确保标本质量的相关因素。

注意事项：①要避免常居菌群可能造成的污染，以确保取得反映感染过程的典型标本；②选择正确的解剖学部位获取标本，要能反映有效病程，并采用适当的技术和适当的用品；③厌氧菌培养时，活检组织或穿刺液是很好的标本，不可冷藏应置于室温下；④采集的标本要足量，标本量少了会产生假阴性结果；⑤每份标本都应贴上标签，写上病房、患者姓名、ID号、标本名称、明确的部位、日期、采集时间和采标本人姓名等；⑥将标本放入特制的容器内，此容器应有利于可疑病原体的存活，防渗漏，无安全隐患；⑦标本采集后立即送检。如果不能及时送检，用于细菌学检验的标本室温存放不要超过 24 h，病毒检测的标本可于 4 P 存放 2～3 d；⑧标本应置于无菌或清洁容器中，不能含有消毒剂、防腐剂和抗菌药物。

(一)血液与无菌部位体液的微生物学检查

应在患者发热初期、发热前 2 h 和发热高峰期采集标本，尽可能在使用抗菌药物前或下次用药前采集。细菌培养的阳性率与采样的部位和次数有一定的关系，每天采集不少于 2 个部位的 2 份(或以上)的血标本，可明显提高培养的阳性率。每份标本均应同时做需氧菌和厌氧菌培养。

以下情况需特别注意：①沙门菌感染：伤寒患者在病程第 1～2 周内采集静脉血或在第 1～3 周内采集骨髓。②亚急性细菌性心内膜炎：应做多次血培养，除发热期采血外，第一天做 3 次血培养，每次间隔 30 min 以上。如果 24 h 培养阴性，应继续抽血 3 次(每次仍间隔 30 min 以上)或做更多次血培养。③急性心内膜炎：治疗前 1～2 h 内分别在不同部位抽血进行培养。④急性败血症、脑膜炎、骨髓炎、关节炎、急性未处理的细菌性肺炎和肾盂肾炎除在发热期采血外，应在治疗前 10 min 内在身体不同部位采血，分别做需氧和厌氧菌培养。⑤不明原因发热可于发热周期内多次做培养，每次间隔 60 min，如果 24 h 培养结果为阴性，应继续采血 2～3 份做培养。⑥脑脊液细菌培养时，应同时做血培养。⑦厌氧菌在关节液、胸腔积液、腹腔积液等体液感染中较常见，这些标本最好同时做厌氧培养及直接涂片检查。

(二)尿液的微生物学检查

应选择在抗菌药物使用前或使用抗菌药物 5 天后留取尿标本，通常用无菌方法采集晨起第一次中段尿，不加防腐剂，如遇留置导尿管的患者，应用注射器穿刺导尿管吸取尿液，必要时还可使用膀胱穿刺法。

(三)呼吸道标本的微生物检查

通常要求采集清晨漱口后用力咳出的深部痰液，送检后做标本涂片和革兰氏染色评价标本的质量。若做真菌培养最好同时做标本的涂片染色和普通细菌培养，有利于判断是否存在真菌感染。

(四)粪便标本微生物检查

粪便和一些肛拭子送往实验室主要是用于引起感染性腹泻或食物中毒的病原学诊断，最好在急性期或用药前采集标本。粪便标本应该收集在干净容器中，容器带有密闭的盖，而且不能被尿液和卫生纸污染。用于厌氧培养的标本应尽量避免与空气接触，最好在床边接种。通常取新鲜粪便标本的脓血、黏液部分送检，排便困难者或婴幼儿可用直肠拭子采集。

(五)生殖道标本的微生物学检查

生殖道分泌物包括尿阴道分泌物、宫颈分泌物、尿道口分泌物及精液和前列腺液，许多生殖道标本都被生殖道或皮肤表面的正常微生物污染，因此采集标本时应注意遵循无菌操作，以减少杂菌污染。

(六)创伤、组织和脓肿标本的微生物学检查

对损伤范围较大的创伤，应在不同部位采集多份标本，采集部位应首选清除污物的消毒皮肤。开放性脓肿用无菌棉拭子采取脓液及病灶深部分泌物；封闭性脓肿，应以无菌干燥注射器穿刺抽取。疑为厌氧菌感染者，取脓液后立即排净注射器内空气，针头插入无菌橡皮塞送检，否则，标本接触空气可导致厌氧菌死亡，降低分离率。

三、性传播疾病病原体检查

性传播疾病(sexually transmitted disease，STD)简称性病，是一组通过性行为传播的侵犯皮肤、性器官和其他。脏器的疾病。

性病传播途径主要为性行为，非性行为的直接或间接接触也能传播性病。经胎盘或产道传播可造成先天性感染，血源性和医源性感染也是重要的传播途径。能引起性病的病原体包括细菌、病毒、支原体、螺旋体、衣原体、真菌和原虫等。传染源为患者和含有病原体的血液、分泌物、体液等。

(一)艾滋病

艾滋病由人类免疫缺陷病毒(HIV)引起，又称获得性免疫缺陷综合征(acquired immunodeficiency syndrome，AIDS)，艾滋病的传播主要经性接触、血液和母婴垂直传播三种途径。

检测体内抗 HIV(1+2)型抗体是确定 HIV 感染的主要手段，检查方法主要有：①初筛试验选用 ELISA，明胶颗粒凝集试验。②确诊常用印迹试验。抗 HIV 阳性，特别是确诊试验阳性，并有临床症状时可诊断为艾滋病；抗 HIV 阳性，无任何症状者为 HIV 携带者，抗体可持续数年、数十年，甚至终生。

(二)梅毒

梅毒由梅毒螺旋体引起，是性病中危害最严重的一种，人是其唯一宿主。梅毒分为先天性梅毒与后天性梅毒. 主要经性接触、血液与母婴垂直传播。后天性梅毒临床上分为Ⅰ期(硬下疳期)、Ⅱ期(梅毒疹期)和Ⅲ期(晚期梅毒)，Ⅰ期和Ⅱ期多以皮肤、黏膜和淋巴结的典型损害为主，晚期梅毒可累及心血管和中枢神经系统。梅毒螺旋体的检测方法主要有以下几种。

1.显微镜检查法。取硬下疳和皮肤梅毒疹渗出物及肿大的淋巴结穿刺液涂片，暗视野显微镜下可见细长、活动的梅毒螺旋体，阳性结果可确定诊断；或作 Fontana 镀银染色或 Giemsa 染色后经光学显微镜检查；或用荧光标记的梅毒螺旋体抗体进行荧光染色，置荧光显微镜下观察有无相应的抗原存在。

2.血清学试验。包括非螺旋体抗原试验和密螺旋体抗原试验两类，前者常用的有性病研究实验室试验（VDRL）、不加热血清反应素试验（USR）、快速血浆反应素试验（RPR）和甲苯胺红不加热血清试验（TRUST）等。这类方法敏感度高，病灶出现后 1～2 周就可测出反应素，I 期梅毒阳性率约为 70%，口期梅毒阳性率可达 100%，Ⅲ期梅毒阳性率较低，先天性梅毒阳性率达 80%～100%，经药物治疗后可转阴。但特异性不高，麻风、结核、疟疾、传染性单核细胞增多症、红斑狼疮、类风湿性关节炎、风疹、水痘等疾病也可出现阳性反应，因此分析结果时应结合病史和临床症状，并做密螺旋体抗原试验加以确诊。后者常用的有荧光密螺旋体抗体吸收试验（FTA－ABS）、梅毒螺旋体血凝试验（TPHA）和梅毒螺旋体明胶凝集试验（TPPA）。这类试验采用 Nichols 株梅毒螺旋体作为抗原，特异性强，可作为梅毒确证试验。

(三)淋病

淋病由淋病奈瑟菌引起，人是其唯一的天然宿主，主要引起人类泌尿生殖系统黏膜的急性或慢性化脓性感染，是我国目前流行的发病率最高的性病。主要经性接触感染，也可由产妇分娩时经产道感染新生儿引起淋球菌性结膜炎。淋病奈瑟菌的检测方法主要有以下几种。

1.直接涂片检查。用无菌棉签取尿道口脓性分泌物涂片，革兰氏染色后镜检，如在中性粒细胞内发现有革兰氏阴性双球菌时，结合临床症状可初步诊断。男性尿道分泌物阳性检出率可达 98%，女性较低，仅 50%～70%。

2.分离培养与鉴定。所取标本接种在巧克力平板上，置 37°C、5%～10%COz 环境下培养 24～48 h 后，取可疑菌落进行鉴定。

3.核酸检测技术。目前常采用核酸杂交技术或核酸扩增技术检测淋病奈瑟菌，做快速诊断和流行病学调查。

(四)非淋病性尿道炎

非淋病性尿道炎是由沙眼衣原体或支原体等引起的尿道炎症，常与淋病同时发生。其主要特点为尿道刺激症状及尿道出现少量黏液性分泌物。主要检测方法有以下几种。

1.显微镜检查。衣原体感染部位的细胞标本经涂片、吉姆萨染色，可见紫红色或蓝色的包涵体。

2.分离培养和鉴定。取泌尿生殖道分泌物接种于含指示系统的肉汤培养基中，孵育后可使指示剂变色，再将该培养物接种于相应的固体培养基中，培养 48 h 后可观察到典型的“荷包蛋”样菌落，菌落数高于 104/mL 具有临床意义。

3.血清学诊断。ELISA 方法有较高的特异性和灵敏度，是目前临床上常用的检测手段，但不易获得发病患者的急性期和恢复期双份血清，且患者多为慢性和反复感染，原有抗体水平较高，判断结果时须密切结合临床。

4，核酸杂交技术。利用 DNA 技术进行斑点杂交，灵敏度、特异性高，可达 95%左右，可检出沙眼衣原体15个血清型,对泌尿生殖道衣原体感染的诊断、流行病学调查及无症状携带者的诊断均有重要意义。

(五)生殖器疱疹与尖锐湿疣

生殖器疱疹与尖锐湿疣分别由单纯疱疹病毒(HSV)和人类乳头瘤病毒(HPV)引起。HSV感染主要表现为生殖器疱疹和溃疡,可引起孕妇流产和新生儿死亡,临床诊断多取病损处的分泌物或组织液进行病毒分离培养和鉴定、细胞学检查、血清型试验或荧光抗体检测,孕期感染可取宫颈分泌物进行包涵体检查。HPV感染多采用ELISA、PCR或进行病毒DNA的斑点杂交等。

四、抗生素敏感试验

细菌对抗菌药物敏感试验(antimicrobial susceptibility test,AST)是指在体外测定药物抑制或杀死细菌能力的试验。目的是帮助临床医生选择效果最佳的药物进行感染性疾病的治疗,以避免由于抗菌药物使用不当而造成的不良后果;或进行耐药菌监测及流行病学调查,对院内感染的控制也有积极意义;还可通过对细菌耐药谱的分析和分型来鉴定某种细菌。

(一)抗菌药物敏感试验

1. K—B纸片琼脂扩散法。将含有定量抗菌药物的纸片(药敏纸片)贴在已接种待测菌的琼脂平板表面特定部位上,药物向周围琼脂中扩散,形成浓度逐渐减小的梯度,置35℃下孵育16～18 h,若药物能够抑制细菌生长,则在纸片周围形成透明的抑菌圈。读取抑菌圈直径,参照CLS(clinical and laboratory standard institute)标准判读结果,按敏感(sensitivity,S)、中介(intermediate,I),耐药(resistant,R)报告。该方法受培养基质量、药敏纸片、接种菌量及试验操作技术等因素影响。

(1)敏感。表示常规剂量的测定药物在体内所达到的血药浓度能抑制或杀灭待测菌的结果。该菌引起的感染可以用推荐剂量(常规剂量)的该抗菌药物治疗,禁忌证除外。

(2)中介。这一范围作为"缓冲域",以防止由于微小的技术因素失控导致的结果偏差,因而其临床意义是不确定的,故不应作临床报告。对于K—B纸片琼脂扩散法测得的结果在中介范围内的药物,如没有其他。替代品,使用前应做定量(稀释法)药敏试验(MIC)以确证其敏感性。

(3)耐药。表示待测菌不能被常规剂量所能达到的组织或血液中的抗菌药物深度所抑制。

2. 稀释法。稀释法是体外定量测定抗菌药物抑制待测菌生长活性的方法,抗菌药物可在液体或固体培养基中稀释。根据稀释培养基的不同分为肉汤稀释法和琼脂稀释法。稀释法所测得的某抗菌药物抑制待测菌生长的最低浓度为最低(或最小)抑菌浓度(minimal inhibitory concentration,MIC)

(1)肉汤稀释法。以水解酪蛋白液体培养基将抗菌药物作不同浓度的稀释,然后接种待测菌,定量测定抗菌药物抑制或杀死该菌的最低抑菌浓度(MIC)或最低杀菌浓度(MBC)。

(2)琼脂稀释法。将待测菌接种于含不同浓度药物的琼脂平板上,经培养后观察菌落的生长情况,以能抑制细菌生长的最低药物浓度为该菌的最低抑菌浓度(MIC)。

(二)药敏试验临床应用的注意事项

因各种病原菌对抗菌药物的敏感性不同,即使同一种细菌的不同菌株,对各种抗菌药物的敏感性也有差异。在应用抗菌药物治疗的过程中,细菌对药物的敏感性也会发生变化,近年来随着抗菌药物的广泛应用,导致耐药菌株数逐渐增多,尤其是广谱及超广谱抗菌药物的不加控制的合用,造成抗药突变株大量出现,致使耐药菌在患者体内和医院环境中定植和繁衍,进而导致交叉感染和内源性感染日益增多。某些重症感染,如脑脓肿、败血症、腹腔脓肿等,可因抗菌药物选择不当延误治疗时机,或盲目地大剂量治疗造成药物中毒。因此必须加强对抗菌药物的实验室检测。

抗菌药物敏感性的确定主要依据体内抗生素所达到的平均浓度,并不表示某种抗生素控制感染的实际能力。体外药物敏感试验只能作为抗生素选择的参考依据,不能代表抗生素在体内的实际抑菌能力。一些在体液中浓度低的抗生素,即使药物试验是敏感的,在体内也有可能无效。例如,尿道感染的患者,尿液中维持高浓度抗生素,可控制多种病原菌的感染,甚至是那些药敏试验结果为“耐药”的细菌。相反,在肾功能衰竭时,大多数抗生素不能从尿中排出,实验室检测结果为“敏感”的药物可能也无法抑制细菌的生长。另外,药敏试验中,一旦出现“耐药”结果,应尽量不使用相应的抗生素制剂,而“敏感”的结果往往与抗生素在体内的真实抑菌能力有出入,医生在使用相应的抗生素时仍应谨慎对待。

药敏试验在指导临床用药时起重要的作用,了解并应用药敏试验的结果,对指导细菌性感染的治疗有很大的帮助。临床医生合理选用抗生素可减少细菌耐药性的发生,提高治疗效果。

第五章 器械检查

第一节 心电图诊断

一、心电图基本知识

心脏是血液循环的动力泵，也是能自行发生电激动的器官。心脏每次机械性收缩之前，心肌细胞首先发生电激动，心肌细胞的电激动过程是触发其收缩反应的始动因素。在激动过程中所产生的微小生物电流（心电）可经人体组织传导到体表。心电图（electrocardiogram，ECG）是利用心电图机将测量电极放置在心脏或人体表面的一定部位，把每一心动周期的心脏电位变化描记成的连续曲线图形。心电图能反映心肌的电生理特性即兴奋性、自律性和传导性，而与心肌的收缩性无直接关系。

（一）心电图各波段的组成和命名

正常情况下，心电活动始于窦房结，在兴奋心房的同时经结间束传导至房室结（激动在此延搁 0.05～0.10s），然后经房室束、左右束支、普肯野纤维顺序传导，直至兴奋心室肌。这种先后有序的电激动所引起的一系列电位变化形成心电图上的相应波和段。

一般每个心动周期包括四波（P 波、QRS 波群、T 波和 U 波）、三段（P－R 段、S－T 段和 T－P 段）、两间期（P－R 间期和 Q－T 间期）及一 J 点（即 QRS 波群终末部与 S－T 段起始部的交接点）。

P 波：为心房除极波，反映左、右心房除极过程中的电位和时间变化。

P－R 段：主要反映电激动过程在房室交界区及其后的希氏束、室内传导系统所产生的微弱电位变化，一般呈零电位而显示为等电位线（基线）。

P－R 间期：自 P 波的起点至 QRS 波群的起点，反映激动从窦房结发出后经心房、房室交界、房室束、束支及普肯野纤维网传到心室肌所需要的时间。

QRS 波群：左、右心室除极波的总称，反映左、右心室除极过程中的电位和时间变化。

S－T 段：从 QRS 波群终点至 T 波起点的一段平线，反映心室早期缓慢复极的电位和时间变化。

T 波：为心室复极波，反映心室晚期快速复极的电位和时间变化。

Q－T 间期：从 QRS 波群的起点至 T 波终点，代表左、右心室除极与复极全过程的时间。

U 波：为 T 波后的一个小波，产生机制未明。一般认为代表心室肌的后继电位，亦有人推测可能与普肯野纤维网的复极有关。

(二)心电产生原理

心肌细胞能产生电活动,主要是因为细胞膜内、外不断出现电位差,即膜电位变化。膜电位是心肌细胞内、外离子活动的表现。心肌细胞内的阳离子主要是 K^+,阴离子主要是蛋白质阴离子(A^-);细胞外液的阳离子主要为 Na^+、Ca^{2+},阴离子主要为 Cl^-。细胞内、外各种离子的浓度有很大差别,在心肌细胞的除极与复极过程中,离子跨膜流动,造成细胞内、外的电位变化。

1. 静息电位

心室肌细胞处于静息状态时,膜外带正电荷,膜内带有同等数量的负电荷。此时若将微电极刺入心肌细胞内,则可测得膜内电压约为－90mV。静息状态下细胞膜内外的电位差,称为静息电位(resting potential)。这种以细胞膜为界,膜外呈正电位,膜内呈负电位,并稳定于一定数值的静息电位状态,称为极化状态(polarization)。极化状态时静息电位之所以能维持恒定,有赖于心肌细胞的代谢活动、细胞内外离子浓度不同以及细胞膜对各种离子具有不同的通透性。

静息状态下,钠通道处于关闭状态,Na＋不能进入细胞内,而钾通道是开放的,K＋顺其浓度梯度由膜内向膜外不断逸出,使细胞外正电荷增加。由于电荷异性相吸的缘故,膜内的 A^- 有随 K^+ 外流的趋势,但细胞膜对 A^- 没有通透性,故 A^- 外流受阻。随着 K^+ 不断外流,膜外正电荷逐渐增多,膜内则因正电荷减少而负电荷相对增多,致使膜内电位下降,膜外电位上升,出现电位差。这种细胞膜内外电位差的存在,使 K^+ 的外流既受到膜外正电荷的排斥,又受到膜内负电荷的吸引而逐渐减少,当达到电一化学平衡时,K^+ 外流停止,膜内电位稳定于－90mV 左右水平。

2. 动作电位

当心肌细胞受外来刺激或内在变化而兴奋时,在静息电位基础上所发生的快速的、可扩布性的电位波动,称为动作电位(action potential)。以心室肌细胞为例,动作电位曲线包括五个时相。

(1)除极过程。当心室肌细胞膜上的某一点受到阈值(约－70mV)以上的刺激时,该处细胞膜上的快钠通道开放,Na^+ 快速内流使膜内电位从原来的－90mV 急剧上升至＋20～＋30mV,此时,膜外变为负电位,膜内变为正电位。这种极化状态的消除直至逆转的过程,称为除极(depolarization)。此即动作电位的。期,占时仅 1～2ms。

2. 复极过程。发生除极后,细胞膜重新恢复对 K^+、Na^+ 的通透性,膜电位恢复到原来的极化状态,这一过程称为复极(repolarization)。心室肌复极过程分为 1、2、3 期。

(1)1 期:期除极之后快钠通道已失活关闭,而有瞬时性外向钾流通道的激活。K^+ 的瞬时性快速外流,使细胞内电位迅速下降。在动作电位曲线上表现为一短暂的下降曲线,膜电位由＋20～＋30mV 迅速降到 OmV 左右。此期占时约 10ms。

(2)2 期:2 期复极过程非常缓慢,往往停滞于接近零的等电位状态,形成平台,这是同时存在的 Ca^{2+}、Na^+ 内流和 K^+ 外流,三者处于平衡状态的结果。此期持续 100～150ms。

(3)3 期:在平台期末,慢钙通道关闭失活,内向电流消失。而细胞膜对 K＋的通透性又显著增加,K＋迅速外流,膜内电位迅速下降至－90mV,在动作电位曲线上呈一速降线,完成复极化过程。占时约 100～150ms。

(4)4 期:膜复极完毕,膜内电位稳定于静息电位(−90mV)水平,故又称静息期。静息电位呈一水平线。此时心肌细胞依靠能量代谢,通过 Na^+-K^+ 泵的作用,将细胞内的 Na^+、Ca^{2+} 外运,摄回细胞外的 K^+,直至细胞膜内、外阴阳离子的浓度梯度恢复到 0 期除极前的极化状态。

上述单个心室肌细胞的电位变化曲线,是用细胞内记录法得到的。而心电图的记录方法属于细胞外甚至体外记录法取得,反映的是每一瞬间整个心脏许多心肌细胞电活动的综合效应,因此,心电图曲线的形态与心肌动作电位曲线并不相同。

(三)除极与复极过程的电偶学说

电偶是两个电量相等、电性相反、相距很近的电荷所组成的一个总体。正电荷叫电偶的电源,负电荷叫电偶的电穴。

心肌细胞保持静息状态时,细胞膜外任何两点之间的电位都相等,无电位差,因而无电流产生。把精密电位计的一极与细胞膜的一端连接作为探查电极,另一端放在离细胞较远处作为无关电极,此时在仪器上仅描记一水平线,称为等电位线或基线。

当心肌细胞膜的某一点受到阈上刺激时,此点对各种离子的通透性发生改变,引起膜内外离子的流动,除极开始。已除极部分膜外带负电荷,邻近尚未除极的部分仍带正电荷,二者组成电偶,产生了电位差,正电荷从电源(未除极部分)流向电穴(已除极部分),使电源部分也开始除极,从而成为它前方尚未除极部分的电穴。此时,对着细胞除极方向的探查电极可测得正电位而描记出向上的波,而背离细胞除极方向的探查电极则测得负电位而描出向下的波,除极如此向前推进,直至整个细胞全部除极完毕,电位曲线回到等电位线。

心肌细胞的复极程序为先除极部位先复极。已复极部分的膜外重新获得正电荷,其电位高于邻近尚未复极部分,二者组成新的电偶,产生电流,电流由已复极部分流向尚未复极部分,如此向前推进。面对着复极方向的探查电极测得负电位,描记出一向下的波,背离复极方向的电极则测得正电位而描出一向上的波。由于复极过程进行缓慢,电位较低,故形成的波较宽、低而圆钝。复极完毕,曲线又重新恢复到等电位线。

由此可见,心肌细胞的除极与复极过程都是一系列的电偶沿着细胞膜移动的结果,除极与复极的方向即是电偶移动的方向,二者相同。所不同的是,除极时,电源在前、电穴在后,而复极时则是电穴在前、电源在后,因而单个心肌细胞的复极波与除极波的方向是相反的。

(四)容积导电的概念与体表心电位强度将一对电偶(电池的正、负两极)放在一盆稀释的盐水中,由于盐水是一导体,于是便有无数条电流线自正极流向负极,电流布满整个盐水之中,这种导电的方式称为容积导电。盛在容器中的盐水称为容积导体。在容积导体中各处都有一定强度的电位。在连接电偶正、负极轴线中点的垂直面上,各点与正、负两极距离相等,故在此平面上各点的电位均等于零,称为电偶电场的零电位面。零电位面把电场分为两个半区,即正、负电位区。越靠近电偶正极者电位越高,越靠近电偶负极者则电位越低。

心脏周围的组织、体液都有导电性,因而人体也可以看作是一个容积导体。位于体腔之中的心脏,就相当于放在盐水中的一对电偶,心脏每次激动所产生的电流,通过体液、组织传导,形成一个心电场。虽然人体的实际情况比容积导电的试验更为复杂,但容积导电的原理可以用于解释心电流的传导。由体表某处所描记的心电位强度与以下因素有关:①与心肌细胞的数量(心肌厚度)成正比;②与探查电极和心肌细胞之间的距离的平方成反比;③与探查电极和心肌除极的方向所构成的角度有关，夹角越大，心电位强度越弱。

三、心电图导联与导联轴

心脏活动所产生的电位变化可以传导至身体的任何部位，因此，将两个电极放置在人体表面的任意两点，并分别用导线与心电图机相连接，即能记录出.心电变化的曲线。但为了确定一个标准的心电图波形，以便不同病人或同一病人不同时间心电图的比较，就必须统一规定安放电极的位置及其与心电图机的连接线路。这种记录心电图的电路连接方式，称为心电图的导联(lead)。

(一)常规导联

目前广泛采用的国际通用导联体系，称为常规 12 导联体系。

1.标准导联。标准导联(standard leads)是双极肢体导联，反映两个肢体之间的电位差，包括Ⅰ、Ⅱ、Ⅲ导联。该导联方式由 Einthoven 首创于 20 世纪初，并沿用至今。

Ⅰ导联：心电图机正极接左上肢，负极接右上肢。

Ⅱ导联：心电图机正极接左下肢，负机接右上肢。

Ⅲ导联：心电图机正极接左下肢，负极接左上肢。

2.加压单极肢体导联。标准导联反映体表某两点(探查电极)之间的电位差，而不能反映某一点的实际电位变化。如果把心电图机的负极接在零电位(无关电极)上，探查电极(exploring electrode)接于人体的任何一点，就可测得该点的实际电位，这种导联方式称为单极导联。若把左、右上肢和左下肢的三个电极各通过 50000 的高电阻连接到一点，此点称为中心电端(central terminal)。中心电端的电位在整个心脏激动过程中的每一瞬间始终稳定接近于零。把心电图机的负极与中心电端相连接，构成无关电极，而正极连接探查电极并分别接于左、右上肢与左下肢，即为单极肢体导联(VR、VL 及 VF)。

单极肢体导联所记录的各肢体的电位较低，描记的心电图波形振幅较小而不便观测。后经改进，将中心电端与探查电极所在肢体的连线切断，可使波的振幅(电压)增大 50%，而波形不变。这种连接方式即为加压单极肢体导联(augmented unipolar limb leads)，分别以 aVR、aVL、aVF 表示。

加压单极右上肢导联(aVR)：探查电极置于右上肢并与心电图机正极相连，左上、下肢连接构成无干电极并与心电图机负极相连。

加压单极左上肢导联(aVL)：探查电极置于左上肢并与心电图机正极相连，右上肢与左下肢连接构成无干电极并与心电图机负极相连。

加压单极左下肢导联(aVF)：探查电极置于左下肢并与心电图机正极相连，左、右上肢连接构成无干电极并与心电图机负极相连。

标准导联Ⅰ、Ⅱ、Ⅲ和加压单极肢体导联 aVR、aVL、aVF，统称为肢体导联(limb leads)。其中，aVR 导联主要反映右心室的电位变化，其余导联主要反映左心室的电位变化。

3.胸导联。胸导联(chest leads)也属单极导联，连接方式是将心电图机的负极与中心电端连接，正极与放置在胸壁一定位置的探查电极相连。这种导联方式，探查电极距心脏很近，因此心电图波形振幅较大。胸导联探查电极安放位置与主要作用如下：

V_1 导联：胸骨右缘第 4 肋间，主要反映右心室的电位变化。

V_2 导联:胸骨左缘第4肋间,作用同胃。

V_3 导联:V_2 与 V_4 连线的中点,反映室间隔及其附近的左、右心室的电位变化。

V_4 导联:左锁骨中线与第5肋间相交处,作用同 V_3。

V_5 导联:左腋前线 V_4 水平处,主要反映左心室的电位变化。

V_6 导联:左腋中线 V_4 水平处,作用同她。

心电图的12个常规导联,一般可满足临床需要。但在某些情况下,还需附加某些选用的胸导联,以弥补常规胸导联之不足。如:临床诊断右心病变常需选用 V_3R～V_6R 导联,探查电极置于右胸部与 V_3～V_6 对称处。诊断后壁心肌梗死,常选用 V_7(左腋后线水平处)、V_8(左肩胛线 V_4 水平处)和 V_9(左脊旁线 V_4 水平处)导联。诊断下壁心肌梗死,有时可选用 V_E(胸骨剑突处)、S_5(胸骨右缘第5肋间)导联。

(二)导联轴

某一导联正、负电极之间假想的连线,称为该导联的导联轴(lead axis)。导联轴的方向,就是从该导联的负极指向正极的方向。

1.肢导联轴。根据 Einthoven 提出的等边三角形学说,假定人体是一个大而均匀的容积导体,右上肢、左上肢和左下肢为等距离的三个点,而且这三个点与心脏的距离也相等,连接这三个点即成为躯干额面上的一个等边三角形,其三条边就代表三个标准导联(Ⅰ、Ⅱ、Ⅲ)的导联轴。再从三角形的中心点。(相当于心电偶中心,即零电位点或中心电端)画三条分别垂直于三条边的直线,则将三个导联轴都平分为二:Ⅰ导联轴左侧为正,右侧为负;Ⅱ、Ⅲ导联轴下方为正,上方为负。

在同一等边三角形内也可作三条分别垂直于三个边的对角线来代表三个加压单极肢导联的导联轴。aVR 导联轴右上方为正,aVL 导联轴左上方为正,aVF 导联轴下方为正。

以上六个肢体导联的导联轴都位于人体额面,为了更清楚地表明其相互之间的方向关系,将三个标准导联(Ⅰ、Ⅱ、Ⅲ)的导联轴平行移动,使之与 aVR、aVL、aVF 的导联轴一并通过三角形的中心"0"点,就构成了额面六轴系统(six axis system of frontal plane),亦常简称为六轴系统(hexaxial system)。此坐标系统采用±180°的角度标志,左侧为0°,顺钟向为正,逆钟向为负。每一导联轴从中心"0"点处分为正、负两半(正极段以实线表示,负极段以虚线表示),相邻两轴之间的夹角均为30°。

2.胸导联轴。胸导联各探查电极所放置的部位基本上在心脏的同一水平面(即横面)上,按上述方法也可画出各胸导联的导联轴,即横面六轴系统(six axis system of transverse plane),近探查电极侧为正,以实线表示,另一侧为负,用虚线表示。V_2 与 V_6 之间的夹角为90°,V_1、V_2、V_4、V_5、V_6 各轴之间的夹角均为30°,V_3 平分 V_2 与 V_4 的夹角。

常规心电图导联中,六个肢体导联反映心脏在额面(上下、左右)的电位变化,而六个胸前导联则反映心脏在横面(左右、前后)的电位变化。导联轴的用途就在于它可以使我们运用几何学投影的原理来确定心电向量在各导联产生电位变化的规律。

四、心电向量、心电向量环及其形成

(一)心电向量的概念

既有大小又有方向的量,物理学上称为向量(vector)。心肌细胞在除极与复极过程中所产生的心电位(心肌电动势),既有数量大小,又有一定方向,故称为心电向量(electro－cardial vector)。通常用箭矢来表示,箭头所指的方向代表心电向量的方向,箭杆的长度代表大小,箭头为正电位,箭尾为负电位。

每个心肌细胞除极、复极时都可产生一个心电向量。心脏是由无数个心肌细胞组成的,在心脏除极与复极过程的每一瞬间都可产生许多大小不一、方向不尽相同的心电向量。虽然心脏的解剖结构及其电活动相当复杂,致使各心电向量间的关系亦较复杂,但可以按照物理学“合力”的原理来考虑。两个以上的心肌细胞同时激动所产生的心电向量可用平行四边形法或头尾相接法求得。每一瞬间所产生的这些心电向量,按上述方法依次反复综合,这个最后综合起来的向量,叫做瞬间综合心电向量。

(二)心电向量环

瞬间综合心电向量代表整个心脏在除极或复极过程中某一瞬间的电活动。每一心动周期有无数个瞬间综合向量,连接循序出现的各个瞬间综合向量的顶端所构成的环形轨迹,称为心电向量环(vector cardiographic loop)。

心脏是个立体结构,连接这些空间瞬间综合心电向量的尖端所构成的心电向量环也呈立体图形,即为空间心电向量环。立体的空间心电向量环无法直接记录,通常采用它在互相垂直的三个平面(额面、横面、右侧面)上的投影来表示该空间心电向量的大小和方向,正如人们想描述一个立体的东西,至少要从三维空间来表达一样。

(三)心电向量环的形成

在每一心动周期中,心房除极、心室除极和心室复极的一系列瞬间心电综合向量构成了三个空间向量环:P 环、QRS 环和 T 环。至于心房的复极和房室传导组织的兴奋过程等,则因其电位变化较小或被掩盖图于其他。向量变化之中而不能显示。

1. P 环。窦房结位于右心房上部靠近上腔静脉入口处的心外膜下,当窦房结发出冲动后首先激动右心房,继而左、右心房同时除极,最后左心房除极。整个心房除极的方向是自上而下、从右向左、由前到后,故主要向量指向左下稍偏后。心房除极过程中各瞬间综合向量的顶端所形成的轨迹,就是 P 向量环。P 环是一很小的椭圆形环,起始部和终末部分别由右心房和左心房除极所形成,而中间部分则由左、右心房同时除极形成。空间 P 向量环在额面的投影,环体朝向左下方;在横面的投影,环体朝向左侧稍偏后。

2. QRS 环。心房除极完毕,激动进入房室交界区,并在此有一定时间的延搁,以后激动沿房室束、左右束支及普肯野纤维网迅速传入心室,在心电图上表现为 P－R 段。心室肌激动由室间隔开始,到心尖部、心室外侧壁,最后到心底部,直至整个心室除极完毕。除极在心室壁内由心内膜面向心外膜面进行。依心室除极程序的先后,有以下四个主要向量:

(1)室间隔向量:左束支分支较早,故心室最早除极的部位是室间隔左侧中 1/3 处,自左向右扩展,历时约 0.01～0.02s。室间隔除极向量(或称初始向量)指向右前、偏上或偏下。

(2)心尖前壁向量:当心室除极到 0.02s 时,激动已扩展至心尖部,此时左、右室心尖部同时除极,由于左室心尖部较厚,故此过程产生的综合向量指向左前而略向下。

(3)左心室向量:心室除极至 0.04s 左右,室间隔及绝大部分右室壁均已除极完毕,激动达右心室后基底部及左心室侧壁。由于左心室侧壁是整个心脏中心肌最厚的部分,故此过程中产生一个最大的指向左后下的综合向量。

(4)基底部向量:心室除极至 0.06s 时,全部右心室及大部分左心室心肌已除极完毕,心室最后除极的部分是左心室后基底部及室间隔基底部,此时产生的终末向量较小,指向左后上方。至此,整个心室除极完毕,历时约 0.08s。

心室除极过程中产生的各瞬间综合向量的顶端连接成 QRS 空间心电向量环,上述四个主要向量构成 QRS 空间向量环上的几个主要转折点,整个心室除极综合向量的总方向指向左后下方。

QRS 空间心电向量环,在额面的投影,环体较细长,朝向左下方;在横面的投影,环体呈椭圆形或近似三角形,朝向左侧稍后。

由于 QRS 环形态各异,且探查电极的位置亦不相同,所以心电图上 QRS 波群形态多样。

3. T 环。心室肌的晚期快速复极产生 T 环。心室肌复极过程与除极过程不同。正常情况下,心室肌复极是从心外膜面开始,向心内膜面缓慢推进的,与除极方向恰好相反。由于心室复极向量也是指向心外膜,且左心室心肌细胞复极过程影响较大,所以心室复极的综合向量指向左前下方,这与心室除极综合向量的总方向不是相反,而是比较接近。连接心室复极各瞬间综合向量的顶端所形成的轨迹,就是 T 环。T 环较 P 环大,但较 QRS 环小,其环体方向与 QRS 环接近。

(四)心电图与心电向量环(图)的关系

心电图与心电向量图(vectorcardiogram,VCG)是反映同一心电活动的两种不同表示方式,因此二者之间密切相关。心电向量的概念是理解心电图图形改变的理论基础。

空间心电向量环是一个具有一定大小、一定的空间方位和运行方向的立体图形。通常可以利用其在三个互相垂直的平面(额面、横面和右侧面)上的投影来表达:用平行光线垂直地从空间环的前面照射到环体上,在其背面投影所形成的平面环,称为额面心电向量环,反映空间向量环在左右、上下方位的变化。用平行光线垂直地从空间环的上面照射到环体上,在其下面的投影所形成的平面环,称为横面心电向量环,反映空间向量环在左右、前后方位的变化。用平行光线从右侧垂直地照射到环体上,在其左侧面投影所形成的平面环,称为右侧面心电向量环,反映空间向量环在前后、上下方位的变化。此即空间向量环的第一次投影,临床心电学用心电向量图来表示。

平面向量环这样的一个平面图形又可以通过构成该平面的相应坐标轴的投影来表达。对心电图而言,这些坐标轴就是各导联的导联轴。额面心电向量环在各肢体导联轴上的投影,描记为各肢体导联的心电图;横面心电向量环在各胸导联轴上的投影,描记为各胸导联的心电图。此即心电向量环的第二次投影。

投影时应注意:①必须按照心电向量环运行的先后顺序依次投影;②由心电向量环的边缘作切线并与相应导联轴垂直;③环体投影在导联轴的正侧得到向上的波,投影在负侧得到向下的波。④波幅高低取决于环体投影量的大小。

二、心电图的测量方法与正常心电图

(一)心电图测量方法

1. 心电图记录纸的组成。心电图记录纸是由纵线和横线交织而成的正方形小格(边长为1mm)组成。纸上的横向距离代表时间,用以计算各波和各间期的时间长短。常规心电图的纸速为25mm/s,所以每小格(1mm)代表0.04s。纸上的纵向距离代表电压,用以计算各波振幅的高度和深度。输入定准电压为使曲线移位的距离决定每小格的电压,如定准电压1mV使曲线移位10mm时,每小格(1mm)代表0.1mV。若在描记时发现波形过大,可将定准电压调整为1lmV使曲线移位5mm,此时每小格则代表0.2mVo

2.心率的计算。测量P—P或R—R间距,以秒(s)为单位,用以除60,即为心率。若有心律不齐者,则需连续测量5～10个R—R或P—P间距,取其平均值,然后算出心率,即:心率(次/分)=60/R—R(或P—P)间距平均值(s)。

3.心电图各波段的测量方法

(1)各波振幅(电压)的测量:测量向上的波应自等电位线(基线)的上缘垂直量到波的顶点;测量向下的波应自等电位线的下缘垂直量到波的底端。若为双向P波,上下振幅的绝对值之和为其电压数值。

(2)各波时间的测量:选择波形比较清晰的导联,从波的起始部的内缘量到其终末部的内缘。若为双向P波,应测量该波两个方向总的时间。

(3)室壁激动时间(ventricular activation time,VAT)的测量:VAT从QRS波群的起点量到R波顶点与等电位线的垂直线之间的距离。如R波有切迹或有R′波,则以最后的R′波顶点为准。一般只测、和她导联。VAT代表心室肌激动时,激动自电极下局部心内膜面到达心外膜面所需的时间。

(4)各间期的测量:①P—R间期:选择有明显P波和R波的导联(一般多选Ⅱ导联),自P波起点量至QRS波群的起点。②Q—T间期:选择T波较清晰、Q—T间期最长的导联,从QRS波群的起点量至T波的终点。若心律不规则时,取3～4个Q—T间期的平均值。

(5)S—T段移位的测量:测量S—T段抬高的程度,应自等电位线上缘垂直量至S—T段上缘;测量S—T段下移的程度,应自等电位线的下缘垂直量至S—T段的下缘。S—T段移位测量,应选择基线较平直的导联,一般应与T—P段相比较,如因心动过速等原因T—P段不明显时,可与P—R段相比较。斜行向上的S—T段,以J点作为判断S—T移位的依据;斜行向下的S—T段,则应在J点后0.08s处进行测量。

(6)12导联同步心电图记录的测量:各波时间和间期的测量有如下规定:测量P波和QRS波群时间,应从12导联同步心电图中最早的P波起点测量至最晚的P波终点以及从最早的QRS波群起点测量至最晚的QRS波群终点。测量P—R间期,应从12导联同步心电图中最早的P波起点测量至最早的QRS波群起点。测量Q—T间期,应从12导联同步心电图。

4.心电轴的测定。心脏激动过程中的全部瞬间综合向量进一步综合而成的总向量(平均心电向量),称为平均心电轴,简称为心电轴(cardiac electric axis)。

临床心电图学所说的心电轴通常指额面QRS环的平均电轴而言,因此可用任何两个肢体导联的QRS波群的电压或面积来测算心电轴。其表示方法是以额面QRS总向量与I导联轴正侧段(规定为0°)所构成的夹角的度数来标记心电轴的方向。

(1)测定方法

目测法:根据Ⅰ与Ⅱ导联QRS波群的主波方向,可估测心电轴的大致方位:若Ⅰ、Ⅱ导联QRS主波均向上,为心电轴不偏;若Ⅰ导联的主波向上,Ⅲ导联的主波向下,为电轴左偏;

若Ⅰ导联的主波向下，Ⅲ导联的主波向上，则为电轴右偏。

振幅法：分别测算出Ⅰ、Ⅲ导联 QRS 波群振幅的代数和（R 波为正，Q 与 S 波为负），然后将其标记于六轴系统中Ⅰ、Ⅲ导联轴的相应位置，并由此分别作出Ⅰ、Ⅲ导联轴的垂直线，两垂直线相交点与电偶中心点的连线，即为所求之心电轴。测出该连线与Ⅰ导联轴正侧段的夹角即为心电轴的度数。

查表法：较上述作图方法更为简便、准确的是根据计算出来的Ⅰ、Ⅲ导联 QRS 振幅的代数和直接查表，即得出心电轴的度数。此法为临床广泛使用。

（2）临床意义：①心电轴在＋30°～＋90。之间，表示电轴不偏。正常心电轴在0°～＋90°之间。②心电轴轻度或中度右偏（＋90°～＋120°），不一定是病态，可见于正常婴幼儿、垂位心脏和轻度右心室肥大。③心电轴显著右偏（＋120°～＋180°），多为病态，可见于右心室肥大、左束支后分支传导阻滞，也可见于左心室起源的室速、广泛心肌梗死等。④心电轴轻度或中度左偏（＋30°～－30°），不一定是病态，可见于妊娠、肥胖、腹水、横位心脏和轻度左心室肥大。⑤心电轴显著左偏（－30°～－90°），多为病态，见于左心室肥大、左束支前分支传导阻滞，也可见于右心室起源的室速等。

（二）心电图各波段的正常范围及其变化的意义

1. P 波。P 波反映左、右心房除极的电位和时间变化。

（1）形态：正常 P 波在多数导联呈钝圆形，可有轻微切迹，但双峰间距＜0.04s。

（2）方向：窦性 P 波在 aVR 导联倒置，在Ⅰ、Ⅱ、aVF 和 V_3～V_6 导联直立，其余导联（Ⅲ、aVF、V_1、V_2）可以直立、低平、双向或倒置。若 P 波在 aVR 导联直立，Ⅱ、Ⅲ、aVF 导联倒置，称为逆行 P 波，表示激动起源于房室交界区。

（3）时间：≤0.1ls。P 波时间＞0.11s，且切迹双峰间距≥0.04s，表示左心房肥大或心房内传导阻滞。小儿的 P 波时限较成人稍短（儿童＜0.09s）。

（4）电压：肢体导联＜0.25mV，胸导联＜0.20mV。P 波电压在肢导联＞0.25mV，胸导联 N0.20mV，提示右心房肥大。P 波低平一般无病理意义。

2. Ta 波。是心房复极波。正常 Ta 波的电压较 P 波显著为小，方向与 P 波相反。由于电位很低，时间上又与 QRS 波群及 S－T 段重叠，故一般不易察觉。仅在房室传导阻滞、心房肥大等情况下方可见到。心动过速时 Ta 波可加深，致使 P－R 段下斜或 S－T 段的 J 点压低。

3. P－R 间期。P－R 间期又称房室传导时间，代表从心房开始激动到心室开始激动的一段时间。成人心率在正常范围时，P－R 间期为 0.12～0.20s。P－R 间期随心率及年龄而异，年龄小或心率快时 P－R 间期较短，反之则较长。小儿 7 岁以后 P－R 间期趋于恒定（0.10～0.17s），老年人 P－R 间期可长达 0.21～0.22s。P－R 间期的正常最高值可查附录中表Ⅲ－2。

P－R 间期超过正常最高值，称为 P－R 间期延长，见于一度房室传导阻滞；P－R 间期＜0.12s，称为 P－R 间期缩短，可见于预激综合征或房室交界性心律。

三、心房和心室肥大

(一)心房肥大

心房肥大包括肥厚和扩大，大多是由于心房内压力增高、血容量增加所引起的扩大。由于扩大的心房肌纤维增粗和房间传导束损伤，导致心房肌除极综合向量的方向和振幅改变，表现在心电图上P波的形态、振幅和时间的改变。

心房激动起源于窦房结，首先引起右心房除极；然后通过房间束达左心房，此时两心房同时除极；最后是左心房剩余部分除极。心房肥大时，心房除极向量增大，心房传导迟延，主要表现为P波的电压增高与时间延长。

1. 右心房肥大

右心房肥大(right atrial，enlargement)时，右心房除极电压增高，时间延长。当两心房同时除极时，增高的右心房除极电压重叠到正常左心房除极电压之上，导致P波电压增高。右心房除极时间虽然延长，但一般不会延迟到左心房除极终止之后，故右心房肥大常仅表现为P波电压增高，而无时间延长。

2. 左心房肥大

左心房肥大(left atrial enlargement)时，左心房除极的时间延长和电压增高，表现P波时间延长及后半部分电压增高。在V_1导联上出现正负双相P波，其终末负向波的深度(mm)与时间(s)乘积，为V_1导联P波终末电势(P terminal electromotive force V_1，$Ptfv_1$)。左心房肥大时Pg的绝对值增大。

3. 双侧心房肥大

双侧心房肥大时，各自增大的除极向量均可表现出来。因此，P波不仅增宽，而且电压增高。

双侧心房肥大常见于先天性心脏病、扩张性心肌病等。

(二)心室肥大

心室肥大包括心室肥厚和扩张。心室肥厚大多由于心室收缩期负荷过重所致，而心室扩张多由于心室舒张期负荷过重所致，是器质性心脏病常见病理改变，随着心力衰竭发生多数心脏病同时伴有心室收缩和舒张功能的减退，因此，肥厚与扩张常同时存在。

(1)心室肥大、心室腔扩大，使心脏体积增大，心前间隙变小，心脏至胸壁的距离变近。心电图上表现电压增高。

(2)心室壁肥厚时表面积和除极面积增大，肥大侧心室除极向量增大，左、右心室除极综合向量的方向偏向肥大侧。心电图上表现为电压增高，电轴左偏或右偏。

(3)心室壁肥厚、心室腔扩大及心肌纤维受损影响传导功能，使心室激动的时间延长。心电图上表现为QRS波群增宽，Q－T间期延长。

(4)心室壁肥厚，自心内膜至心外膜除极时间延长，心外膜下心肌除极尚未结束，心内膜下心肌已开始复极，导致继发性心室复极改变；当伴有冠心病心肌缺血，或严重心肌肥厚、心肌纤维化引起相对性心肌缺血时，又可导致原发性心室复极改变。心电图上表现为ST段下移和T波倒置。

心电图只反映了心室的心电变化，且是左、右心室的综合向量，存在二者抵消失去各自心电图特征的可能。此外，类似的心电图变化也可由其他。因素所致。因此，诊断心室肥大存在局限性，需结合临床资料综合分析判断。

1. 左心室肥大

左心室肥大(left ventricular hypertrophy,LVH)时,心室除极综合向量增大而顺序正常,心电图各导联QRS波群图形和正常大致相同,左心室面导联QRS波群电压显著增高。由于左心室壁肥厚、扩张,从心内膜到达心外膜的除极时间延长,当除极尚未到达外膜时复极即先从心内膜开始并向外膜扩展,复极向量与除极向量的方向相反,产生继发性ST-T改变。心肌肥厚的同时心肌内的毛细血管数量不增加,每单位体积心肌组织内毛细血管数量减少,引起相对性心肌缺血,产生原发性ST-T改变。

左心室肥大的指标中,以电压增高最重要,是左心室肥大心电图诊断不可缺少的条件,其他。三项可作为辅助指标。但也应避免单纯依靠电压增高诊断左心室肥大,因为容易引起假阳性,尤其是30岁以下的青壮年。个别的左心室导联电压超过正常范围,通常称为左心室高电压,表示尚无足够的把握诊断为左心室肥大。一般来说,上述指标阳性的项目越多、超过正常的范围越大,则诊断的准确性越高。也有根据计分法来提高左心室肥大诊断的准确性者。当出现ST-T改变时,如有冠心病病史,可诊断左心室肥大合并心肌缺血;如临床病史不明确,常诊断左心室肥大并劳损。

左心室肥大常见于高血压性心脏病、二尖瓣关闭不全、主动脉瓣病变、冠心病、心肌病。

2. 右心室肥大(right ventricular hypertrophy,RVH)

诊断RVH,QRS波群的电压增高和形态改变以及电轴右偏是可靠依据。一般说来,阳性指标越多,诊断准确性越高。心电图对诊断明显右心室肥大准确性较好,但敏感性较差。

右心室肥大常见于慢性阻塞性肺疾病、二尖瓣狭窄、肺动脉狭窄、动脉导管未闭、室间隔缺损等。

3. 双侧心室肥大

双侧心室肥大(biventricular hypertrophy)的心电图表现有以下三种:①大致正常心电图:因为两侧心室的电压同时增高,互相抵消所致。这种图形比较少见。②单侧心室肥大心电图:只表现出占优势的那侧心室肥大。一般来说,双侧心室肥大时,左心室肥大图形较右心室肥大图形出现的机会要多。③双侧心室肥大心电图:心电图同时显示左、右心室肥大的心电图证据。

双侧心室肥大常见于二尖瓣狭窄合并关闭不全、二尖瓣合并主动脉瓣病变、扩张型心肌病、先天性心脏病。如室间隔缺损等。

四、心肌梗死与心肌缺血

心肌缺血和心肌梗死是动脉粥样硬化使管腔狭窄或阻塞,或(和)冠状动脉痉挛所导致的心肌病理性改变,统称为冠状动脉性心脏病(coronary heart disease,CHD),简称冠心病。

近年来将冠心病分成两大类:①急性冠脉综合征(acute coronary syndrome,ACS),包括不稳定型心绞痛(unstable angina,UA)、非ST段抬高心肌梗死(NSTEMI)和ST段抬高心肌梗死(STEMI),也包括猝死型冠心病。②慢性心肌缺血综合征,包括稳定型心绞痛(stable angina,UA)、无症状性心肌缺血、X综合征、缺血性心肌病。

急性冠脉综合征共同的病理基础是粥样硬化斑块不稳定,发生溃破、出血及血栓形成,引起冠状动脉管径不同程度堵塞,造成心肌急性缺血缺氧所致。在UA、NSTEMI时,常是灰白色的非阻塞性血栓,主要是血小板介导的病理过程;而STEMI时,常是红色的阻塞性血栓，主要是纤维蛋白介导的病理过程。临床医生要从胸痛或胸部不适病人中尽早识别 ACS 并快速采取治疗措施，心电图起着非常重要的作用。在 ACS 病人的诊断和危险分层中，心肌坏死标记物的测定（如肌酸磷酸激酶同工酶 CK－MB、肌钙蛋白 T 或 I 等），成为早期诊断急性心肌梗死的重要依据。

（一）心肌梗死

心肌梗死（myocardial infarction）是在冠状动脉粥样硬化基础上，发生冠状动脉血供急剧减少或中断，使相应心肌严重而持久缺血导致的心肌坏死。

1. 基本图形及机制

（1）ST 段抬高心肌梗死

1）"缺血型"T 波改变：冠状动脉血流中断后，最早出现的是缺血型 T 波改变。心肌缺血缺氧早期，细胞能量供给锐减，细胞膜损害，离子通透性改变，K＋外流增多，复极时间延迟。通常缺血最早出现在心内膜，而复极仍从心外膜开始，电位差明显增大，形成面对缺血区导联出现双支对称的高耸 T 波。其特点是增高的速度快、幅度大，可达 0.50mV 以上。若发生心外膜或透壁性心肌缺血，心外膜整个除复极时间明显延迟，复极由心内膜向心外膜进行，发生复极顺序异常，面对缺血区的导联出现 T 波倒置。

2）"损伤型"S－T 段改变：随着心肌缺血时间延长、程度加重，出现面对损伤区导联 S－T 段抬高，其特点是抬高的 S－T 段呈弓背向上或呈穹隆形，有时和 T 波融合呈单向曲线。

"损伤型"S－T 段改变的产生机制常用"损伤电流"（current－of－injury）学说来解释。急性心肌缺血通过降低静息膜电位水平导致心室动作电位变化，即降低 0 期除极速度并缩短动作电位时间（病理性早期复极）。这些电生理改变在缺血心肌和正常心肌之间产生电收缩期与电舒张期的电位差，从而引起表面心电图的 S－T 段抬高。

"舒张期损伤电流"（diastolic－current－of－injury）：电舒张期缺血心肌部分除极，损伤电流向量背离部分除极的缺血损伤区，导致原发性 T－Q 段下移（心电图上低于基线），阅读心电图时是以 T－Q 段作为基线来比较的，原本正常的 S－T 段显得抬高（继发性 S－T 段抬高）。

"收缩期损伤电流"（systolic－current－of－injury）：损伤区心肌细胞因为早期复极而相对带正电荷以及动作电位上升速度降低，引起动作电位幅度和除极速度降低。损伤电流向量指向损伤区，导致原发性 S－T 段抬高。

3）"坏死型"改变：进一步加重的缺血导致心肌变性、坏死，坏死的心肌细胞丧失了电活动，坏死区心肌不产生心电向量，而正常心肌仍照常除极，致使产生一个与梗死部位相反的综合向量。因心肌梗死主要发生于室间隔及左心室壁内膜下心肌，引起起始 0.04s 的心室除极向量背离坏死区，所以坏死型图形改变主要表现为面向坏死区的导联出现异常 Q 波（宽度 NO.04s，深度 NR/4），R 波振幅降低，甚至 R 波消失而呈 QS 型。

当冠状动脉的某一分支突然发生闭塞，相应区域的心肌表现为中心部位的心肌坏死、坏死的周围是损伤区域、损伤周围是缺血区域，电极在梗死区可同时记录到上述三种图形改变。临床上，以上三种类型的心电图改变常综合反映在面对梗死室壁的导联上，构成具有急性心肌梗死特征的心电图图形。而在背离梗死区的导联上，则表现为大致相反的图形：R 波增高而无异常 Q 波，T 波高大直立，一般称为"对应性改变"。

2. 非 ST 段抬高心肌梗死。NSTEMI 较常见于急性心内膜下心肌梗死、小灶性心肌梗死等。由于梗死部位位于心内膜下心肌，靠近坏死区外周心肌处于损伤或缺血状态，损伤部位仍在心内膜下层心肌，面对内膜下心肌损伤区的导联上 S—T 段显著下降。而此时，心外膜心肌处于缺血状态，在 S—T 段下降的导联上 T 波倒置，呈箭头样 T 波。

这里需要强调的是由于没有坏死型 Q 波，在诊断 NSTEMI 时，要动态观察上述心电图的变化，更重要的是要结合心肌坏死血清标记物的测定。

2. 图形演变及其分期

冠脉供血不足造成的心肌缺血、损伤、坏死是动态的病理变化，心电图也表现动态的演变过程，在 S—T 段抬高心肌梗死表现最为典型。

急性心肌梗死发生后，随着心肌缺血、损伤、坏死的发生发展和恢复，心电图呈现一定的演变规律，对心肌梗死的诊断及其协助评估病情具有重要意义。根据心电图表现分为超急性期、急性期、近期(亚急性期)和陈旧期。

(1)超急性期(超急性损伤期)。冠状动脉阻塞后可即刻出现，持续时间仅有数分钟至几小时，心肌遭到了严重损伤，但仍处于可逆阶段。此期持续时间短暂，多数未能来得及描记心电图，便已经发展成为急性心肌梗死。心电图特征为：①T 波增高变尖是最早的心电图改变，见于心内膜下缺血的导联上，能定位诊断。②在 T 波增高的同时，S—T 段立即抬高，呈上斜型或凹面向上，抬高程度不断加重。S—T 段变化剧烈，在几分钟或几十分钟，S—T 段抬高可达 1. 绀 2. 0mV。R 波—S—T 段—T 波呈现单一向上的波形，称为单向曲线(monophasic curve)。③急性损伤阻滞，表现为 QRS 时间延长至 0. 10～0. 12s，室壁激动时间 N 0. 045s，QRS 振幅增大。损伤区心肌处于严重的电生理紊乱状态，往往伴发室性期前收缩，部分可出现室性心动过速，易发生心室纤颤，引起猝死。

(2)急性期(充分麦展期)。冠状动脉阻塞引起心肌缺血、损伤、坏死，此期始于梗死后数小时或数日，可持续数周。心电图出现动态演变过程，S—T 段逐渐升高呈弓背型，并可与 T 波融合成单向曲线，此时出现异常 Q 波，继而 S—T 段逐渐下降至等电位线，直立 T 波开始倒置并逐渐加深。此期坏死型 Q 波、损伤型 S—T 段抬高和缺血型 T 波倒置可同时并存。

(3)近期(亚急性期)。出现于梗死后数周至数月，抬高的 S—T 段基本恢复到基线，坏死的 Q 波持续存在，T 波倒置逐渐加深，数周以后倒置的 T 波又逐渐变浅。

(4)陈旧期(愈合期)。常出现在梗死发生后 3—6 个月或更久，ST—T 不再变化，ST—T 恢复正常或 T 波倒置、低平，残留下坏死型 Q 波。通常异常 Q 波终生存在，但由于瘢痕组织的缩小和周围心肌的代偿性肥大，异常 Q 波可变小或消失。

3. 定位诊断

发生心肌梗死的部位多与冠状动脉分支的供血区域相关。左冠状动脉前降支发生阻塞引起左心室前壁、心尖及室间隔前 2/3 部心肌梗死；右冠状动脉阻塞引起左心室后下壁、室间隔后 1/3 部及右心室心肌梗死；左冠状动脉回旋支阻塞引起左心室侧壁梗死，或累及左心室后壁和室间隔后部心肌梗死。临床上，以左冠状动脉前降支阻塞引起的前间壁、前壁梗死最多见。

确定梗死部位后尚可估计梗死范围的大小，出现的导联越多，表示梗死的范围越广泛。

4. 右心室梗死

右心室梗死(right ventricular infarction)很少单独发生，可能与以下因素有关：右心室工作负荷小，右心室收缩期和舒张期均供血，而左心室仅舒张期供血；且右心室壁薄，血液供应容易直接从心腔内得到补充。由于右冠状动脉同时供应右心室、左心室下壁和后壁的血液，故右心室梗死多与下、后壁心肌梗死并存。

(二)心肌缺血与ST—T改变

冠状动脉疾病引起心肌缺血，发生的ST－T改变，称为缺血型ST－T改变。临床上ST－T改变的患者很多见，但不一定都是冠心病引起的。心肌缺血可以是急性的，也可以是慢性的；心肌缺血发作时，患者可以有症状，也可无症状。缺血持续时间短者数分钟，长者到数小时、数天，甚至数年不再好转。

1.急性心肌缺血

急性心肌缺血引起的S－T段与T波改变，可以单独存在，也常同时并存。有的以S－T段改变为主，有的则以T波改变为主。

(1)S－T段下降的形态：下降程度≥0.05mV，持续时间＞1分钟，下移的S－T段与R波顶点的垂线形成的夹角390。(水平型＝90°、下垂型＞90°)。原有S－T段下降者，在原有基础上再下降≥O.10mV。

(2)S－T段变化剧烈：由运动引起的急性心肌缺血，停止运动试验后数分钟迅速缓解。硝酸甘油可有效地改善缺血程度。急性心肌缺血发作时，先有S－T段改变，然后才出现胸痛症状。随着心电图S－T段的恢复，心绞痛症状迅速缓解。

(3)缺血型T波改变：急性心肌缺血型T波改变可发生于缺血型S－T段改变之前或伴随着S－T段的改变而变化。T波由低向高耸方向发展，是急性冠状动脉几乎或完全闭塞引起的最早能证明心肌缺血的证据，是心内膜下心肌缺血的表现。心外膜下心肌缺血，T波倒置，呈冠状T波。

2.慢性心肌缺血

冠状动脉狭窄程度超过75%，尚未建立起良好侧支循环者，即使在安静状态下，心电图上也可能发生缺血型ST－T改变。

(1)S－T段下降：在缺血区的导联上，S－T段呈水平型、下垂型下降，≥0.05mV。

(2)T波改变：在缺血区的导联上，T波低平、双向或倒置。

ST－T改变还见于心肌病、心肌炎、心包炎、低血钾、高血钾、药物(洋地黄、奎尼丁等)影响以及自主神经调节障碍。心室肥大、束支传导阻滞、预激综合征等还可引起继发性ST－T改变。需注意结合临床进行鉴别。

五、心律失常

正常心脏的激动起源于窦房结，激动通过结间束及心房肌使心房除极，经房室结缓慢地传入房室束，再经两侧束支、普肯耶纤维，最后到达心室肌，使心室除极。在正常窦性心律中，激动按照上述顺序传导，在各个部位的传导时间都有一定范围。激动在束支及普肯耶纤维传导最快，速度1.5～4m/s，房室结传导速度极慢，约0.02～0.05m/s，房室交界区传导的延搁时间较长，有利于心室在收缩前有充分的血液充盈。

心室肌兴奋性的周期变化与心电图之间也有一定的关系。如心室肌的有效不应期相当于心电图中的QRS波群、S－T段及T波升支前段，相对不应期相当于心电图的T波顶峰和降支处，易颤期(vulnerable period)是T波顶峰前约30ms时间，电刺激在此期易触发室性心动过速或心室颤动。从复极－80mV到复极结束，用低于正常阈值的刺激，即可引起动作电位，称为超常期(supranormal period)，心室肌的超常期相当于心电图上T－U之间。

心脏激动起源的部位、频率、节律以及激动传导的顺序、速度任何一项发生异常，均称之为心律失常(arrhythmia)。

出现以下情况则会引起心律失常：①心脏的激动起源于窦房结以外的部位；②窦房结发出的激动过快、过慢或不够匀齐；③激动的传导不依照正常顺序进行；④传导时间延长、缩短或传导中断；⑤心脏具有附加的异常传导径路，造成激动顺序的变异。

(一)窦性心律失常

起源于窦房结的心脏节律，称为窦性心律(sinus rhythm)。正常窦性心律时必须满足：①激动起源于窦房结(心电图上表现为P波在aVR导联倒置，Ⅰ、Ⅱ，aVF. V_3～V_6导联直立)。②频率为6绀100次/分(P－P或R－R间距为0.6～1.0s)。③节律基本规则(一次描记的心电图上，最长的P－P间距与最短的P－P间距之差≤O.12s)。④激动从窦房结发出后，经过正常途径、以正常速度传导到心室(P－R间期为0.12～0.20s)。⑤激动在心室内的传导也是正常的(QRS波群时间≤O.10s)。

1.窦性心动过速

成人窦性心律超过100次/分，称为窦性心动过速(sinus tachycardia)。心电图表现为：①频率100～160 W分；②具有窦性心律的特点；③心动过速时P－R间期和Q－T间期可相应缩短，有时可伴有S－T段轻度压低和T波降低。生理情况下见于情绪激动、体力活动等；病理情况下见于发热、贫血、甲状腺功能亢进症、缺氧、休克、心力衰竭等；也见于某些药物作用，如应用阿托品、肾上腺素等。

2.窦性心动过缓

成人窦性心律的频率低于60次/分，称为窦性心动过缓(sinus bradycardia)。心电图表现为：①具有窦性心律的特点。②心率在60次/分以下。③常伴有窦性心律不齐、房性逸搏、交界性逸搏等。近年大样本人群调查显示约15％正常人静息心率＜60次/分。生理情况下见于运动员、长期从事体力劳动者及老年人；病理情况下见于窦房结功能障碍、颅内压增高、阻塞性黄疸、甲状腺功能减退症等，也见于服用某些药物如地高辛、β受体阻滞剂等。

3.窦性心律不齐

在一次描记的心电图中，窦房结发放的激动，最长与最短的P－P间期相差＞0.12s，称为窦性心律不齐(sinus arrhythmia)。窦性心律不齐分为呼吸性、非呼吸性和室相性等类型。呼吸性心律不齐最常见，表现为吸气时心率加快，呼气时心率减慢，屏住呼吸时P－P周期变得规整，常见于青少年，一般无病理意义。非呼吸性窦性心律不齐与呼吸无关，屏住呼吸心律不齐仍然存在，多见于心脏病患者。室相性窦性心律不齐常见于高度及完全性房室传导阻滞时，与呼吸也无关系，表现为夹有QRS波群的P－P间期短，不夹有QRS波群的P－P间期长，最长与最短的P－P之差＞0.02s，发生机制主要与心室收缩排血有关。

4.窦性停搏

窦性停搏(sinus arrest)亦称窦性静止(sinus standstill)，指窦房结在一段时间内暂时停止发放激动。心电图表现为在规则的P－P间期中，突然出现长的P－P间距，且长P－P间距与正常 P—P 间期不成整倍数关系。窦性静止后常出现房室交界性逸搏或室性逸搏。引起的原因有迷走神经张力过高、病态窦房结综合征、地高辛与胺碘酮等药物作用等。

5.病态窦房结综合征

病态窦房结综合征(sick sinus syndrome,SSS)简称病窦综合征,是指窦房结及其周围组织的器质性病变导致起搏或传导异常而发生的一系列心律失常,可导致脑、心、肾等重要器官供血不足的临床症状,如长时间心脏停顿,病人可出现头晕、昏厥甚至阿—斯综合征(Adams—Stokes syndrome)发作。心电图表现为:①在未服用抗心律失常药物的情况下,出现持续显著的窦性心动过缓,窦性心率<50 次/分。②频发窦性停搏。③频发窦房阻滞。④心动过缓—心动过速综合征(bradycardia—tachycardia syndrome):指缓慢心律失常与房性快速性心律失常交替出现。缓慢心律失常包括窦性心动过缓、交界性逸搏等,房性快速心律失常包括房性心动过速、心房扑动及心房颤动。⑤合并房室传导阻滞或不出现交界性逸搏,提示窦房结和房室结均有病变。

(二)过早搏动

与基本心律比较,提早发生的搏动,称为过早搏动(premature beat),简称早搏,亦称期前收缩(premature contraction)。它是一种因异位起搏点兴奋性增高或形成折返激动、触发活动所引起的主动性异位心律失常。

早搏与其前窦性搏动之间的时间,称为联律间期(coupling interval)。提前出现的异位搏动替代了下一个窦性心搏,其后出现一个较正常心动周期为长的间歇,称为代偿间期(compensatory pause)。房性早搏的联律间期从异位 P'波起点测量至其前窦性 P 波起点,代偿间期则从异位 P'波起点测量至其后窦性 P 波起点;室性早搏的联律间期从异位 QRS 波群起点测量至其前窦性 QRS 波群起点,代偿间期则从异位 QRS 波群起点测量至其后窦性 QRS 波群起点。

根据早搏的起源部位分为室性、房性和房室交界性早搏。其中以室性最多见,房性次之,交界性较少见。

根据代偿间期类型分为插入型(无代偿)、不完全性代偿及完全性代偿早搏。插入型早搏(interpolated premature complexes):指插入两个相邻正常窦性搏动之间的早搏,其后无代偿间期。完全代偿:联律间期+代偿间期=两个窦性搏动之间的间距。不完全代偿:联律间期+代偿间期<两个窦性搏动之间的间距。

根据异位起搏点的数目分为单源、多源、多形早搏。单源性早搏(monophyletic premature beat):同一导联中出现的早搏形态及联律间期抖相同,表示早搏来自同一异位起搏点且有固定的折返途径。多源性早搏(multifocal premature beat):同一导联中出现两种或两种以上形态不同且联律间期不等的早搏,表明激动来自两个或两个以上异位节律点。如早搏的形态各异,但联律间期相等,则称为多型性早搏(polytypism premature beat)。若早搏的形态相同而联律间期不等,则应考虑平行收缩型早搏(parasystolic premature complexes)。

根据早搏发生的频率分为偶发、频发、二联律、三联律等。偶发为≤5 次/分;频发≥6 次/分。连续出现的 2 个早搏,称为成对出现的早搏(couplets premature beat)。某些频发的早搏可见一定的配对规律,如每个窦性搏动后均出现 1 个早搏,连续发生 3 次或 3 次以上,称为二联律(bigeminy);如每2个窦性搏动后出现1个早搏,连续发生3次或3次以上,则称为三联律(trigeminy)。每个窦性搏动后出现2个早搏,连续发生3次或3次以上,通常称为成对联律。

1. 室性早搏

室性早搏(premature ventricular beat)起源于希氏束分叉以下。心电图表现:

(1)提早出现的QRS－T波前无相关P′波。因为室性异位激动很少能逆传到心房,即使能逆传至心房,逆行P′波也在QRS波群出现之后。

(2)提早出现的QRS波群宽大畸形,QRS波群时间≥O.12s,一般在0.12～0.14s之间,无明显心肌损害时QRS时间<0.16s,心肌损害合并室内弥漫性传导障碍者,QRS时间>0.18s,多有明显粗钝或切迹。

(3)T波方向与QRS波群主波方向相反。因为早搏的复极过程也与正常不相同,复极往往从先除极的异位节律点处开始。

(4)代偿间期完全。由于提早发生的室性异位激动很难逆传到心房并侵入窦房结,故窦房结仍按其固有节律发放冲动,从而形成完全性代偿间期。有时在心率较慢的情况下,偶发插入性室性早搏。

室性早搏多见于冠心病、心肌病、瓣膜性心脏病等器质性心脏病患者,尤其是频发、多源、成对、R′on T型室早以及QRS波群特别宽大畸形,易于发生室速、室颤等恶性心律失常,但影响预后的更重要因素还在于有无器质性心脏病基础及其类型,如急性心肌梗死24小时内发生室性早搏可诱发室速或室颤导致原发性心脏骤停。室性早搏还见于心肌炎、缺氧、缺血、麻醉、手术过程中,也见于药物中毒如洋地黄、奎尼丁等,各种电解质紊乱如低钾、低镁等,精神焦虑,过量吸烟、饮酒、喝咖啡亦可诱发室性早搏。正常人也可发生室性早搏,且发生率随年龄增长而增加。

偶发早搏或发生多年且不伴器质性心脏病者,大多预后良好。

2. 房性早搏

房性早搏(premature atrial beat)可起于左右心房、房间隔及肺静脉等部位。心电图表现:

(1)提早出现的房性P′波,形态与窦性P波不同。

(2)P’－R间期>0.12s。房性早搏仍然要经过传导速度最慢的房室结下传心室,其途径与窦性激动相同,故P′－R间期通常与正常P－R间期接近。如果P′波出现时间较早,激动下传时房室交界区处于相对不应期,则P′－R间期延长。

(3)QRS－T波形与窦性QRS－T相同。因为激动在心室内的除极和复极过程与窦性激动相同,故QRS波群仍呈室上型。

(4)代偿间期不完全。因为房性异位激动易于侵入窦房结并使其重新整合发放激动,随后出现的窦性P波仍按原有的节律出现。

心房激动下传到房室交界处或心室时,恰遇它们处于绝对不应期,P′波之后则可无相关的QRS波群,称为P′波未下传或阻滞型房早(nonconducted or block atrial premature complexes)。

如果异位心房激动下传时恰逢心室肌处于相对不应期,则可产生宽大畸形的QRS波群,称为房性早搏伴室内差异性传导(intraventricular aberrant conduction)。

同一导联中，有两种或两种以上形态不同、联律间期不等的P′波，称为多源性房早。频发、多源房早易于发展成房性心动过速、心房扑动或心房颤动。

3. 交界区早搏

交界性早搏(premature junctional beat)起源于房一结区或结一希区部位。心电图表现为：

(1)提早出现的QRS—T波群，呈室上型。这是因为激动在心室内的传导过程与窦性激动者相同。伴室内差异传导时，QRS波群亦可增宽畸形。

(2)若逆行P′波在QRS波群之前，则P，—R间期<0.12s；若逆行P，波在QRS波群之后，则R—P′间期<0.20s；逆行P′波落于QRS波群之中可被掩盖。这主要取决于激动传入心房、心室时的速度。激动先上传至心房，则逆行P′波在QRS波群之前；激动先下传至心室，则逆行P′波在QRS波群之后；激动同时传至心房与心室，则逆行P′波可被QRS波群掩盖。

(3)代偿间期多完全。因交界性期前收缩不易传入窦房结而引起节律重整。

交界性早搏可见于正常人和器质性心脏病病人，临床上一般无需治疗。

(三)异位性心动过速

早搏连续发生3次或3次以上，称为异位性心动过速(ectopic tachycardia)。异位性心动过速是心脏异位起搏点的兴奋性增高或发生折返激动而引起的快速异位心律。根据激动的起源分为房性、交界性和室性心动过速。

1. 阵发性室上性心动过速

阵发性室上性心动过速(paroxysmal supraventricular tachycardia，PSVT)简称室上速，包括房性与交界性心动过速，由于两者P′波常重于叠前面的T波上而不易识别，所以统称为阵发性室上性心动过速。

心脏电生理研究证实，折返激动是阵发性室上性心动过速的主要发生机制。折返(reentry)是指心脏激动进入环形传导途径，并又回到或指向激动的起始部位的现象。折返激动的形成与持续的基本条件包括：①折返环：心脏至少存在两个传导性与不应期长短各不相同的通路，形成折返环；②单向阻滞：其中一条通道在一定条件下发生单向阻滞；③缓慢传导：另一通道传导减慢，使原先发生阻滞的通道有足够的时间恢复兴奋性，其时间大于折返环外心肌的不应期；④适时早搏：尚需适当的激动诱发，如见过早搏动。

A：来自窦房结的激动经过两条通路(房室交界和房室旁路)进入心室；B：一个提早发生的房性早搏，到达房室旁路时因处于不应期而不能下传，但却可以通过房室交界缓慢下传；C：激动再逆行到达房室旁路时，旁路已处于反应期，激动逆性上传到达心房，从而形成折返。

折返机制所致的PSVT心电图表现：

(1)心动过速常突发突止，频率大多数为15绀250次/分，节律规则。

(2)QRS波群形态基本正常，其时间≤O.10s。但有时因心室内差异性传导或原有束支阻滞，可使QRS波群宽大畸形。

(3)ST—T多数正常。如发作时S—T段下移和T波倒置者，可能由于心率快、心肌耗氧增多，舒张期缩短、心室充盈度下降，心排血量减少而致冠状动脉灌注压下降及灌流时间缩短，冠状动脉供血减少，导致相对性心肌供血不足。

(4)如能确定房性P'波存在,且P'－R间期≤0.12s,则可称为房性心动过速(atrial tachycardia);如为逆行P'波,且P'－R间期<0.12s或R－P,间期<0.20s,则可称为交界性心动过速(junctional tachycardia)。

PSVT通常无器质性心脏病表现。多因有房室结双径路和旁路存在,常由情绪波动、精神紧张、过分疲劳、烟酒过度等而诱发。

自律性房性心动过速心电图表现:

(1)发作开始时,心动过速心率逐渐增加,P'波频率在150～200次/分。

(2)P'波形态与窦性P波不同。

(3)房速的房室传导比例多为1∶1,心房率快速时,也可出现文氏型房室传导阻滞或2∶1～3∶1下传心室。

(4)多为短阵、偶发,持续几秒钟至数十分钟,少数为持续性房性心动过速。

(5)刺激迷走神经不能终止,只能加重房室传导阻滞。

自律性房性心动过速多见于器质性心脏病患者,如风湿性心脏病、冠心病、慢性阻塞性肺疾病、甲状腺功能亢进症等,亦常见于急性感染、缺氧、低血钾和洋地黄中毒。

紊乱性房性心动过速也称多源性房性心动过速(multifocal atrial tachycardia)。心电图表现通常有3种或以上形态各异的P'波,P'－R间期>0.12s,且多变,心房率100～130次/分,有时伴有不同程度的房室传导阻滞,心室律不规则,多数可发展为心房颤动。常见于慢性阻塞性肺疾病或心力衰竭患者,也见于洋地黄中毒、低血钾等。

2.室性心动过速

室性心动过速(ventricular tachycardia,VT)简称室速,为起源于希氏束分叉处以下,连续3个或3个以上、频率大于100次/分的期前搏动所组成的心律。室速发作<30s且自发终止者,称为非持续性室性心动过速(nonsustained ventricular tachycardia);室速发作持续时间>30s,需药物或电复律方能终止,常伴有血流动力学障碍,称为持续性室性心动过速(sustained ventricular tachycardia)。其发生机制与心室自律性增高、折返激动及触发活动有关e其心电图表现:

(1)心室频率多在150～200次/分,节律规整,也可略不规整。

(2)QRS波群畸形、增宽,时间>0.12s,T波方向与QRS主波方向相反。

(3)P波与QRS波群之间无固定关系。室速时异位起搏点的频率较窦性频率快,使窦房结只能控制心房,而心室则由室性异位起搏点控制,形成房室分离(atrioventricular dissociation)。房室分离现象提示室速的诊断。

(4)室速发作时,偶尔室上性激动(常为窦性激动)下传心室,落在心室的反应期产生心室夺获(ventricular capture)。心室夺获的心电图表现为:提早出现的形态正常的QRS波群,其前有相关的P波。如果心室夺获时,室性异位激动又几乎同时激动心室的另一部分,则产生室性融合波(ventricular fusion beat)(又称不完全性心室夺获)。室性融合波的心电图表现为:QRS波群提早出现,其前有相关的P波,QRS波群形态介于心室夺获与室性异位QRS波群之间。心室夺获和室性融合波的存在是判断室性心动过速的可靠依据。

(5)室速发作时QRS波群形态单一者,称为单形性室速(monomorphic ventricular tachycardia);QRS波群呈多种形态者,称为多形性室速(polymorphic ventricular tachycardia)。

(6)伴Q－T间期延长的多形性室速,称为尖端扭转型室速(torsade de pointes,TDP)。

尖端扭转型室速的心电图除具一般室速表现外，尚具有以下特征（照片21—24）：①发作时增宽变形的QRS波群围绕基线不断扭转其主波的正负方向，大约每出现3～10个QRS波群，其尖端即逐渐或突然倒转方向。②常由R′onT型室性早搏诱发，一般发作时间数秒至十数秒，可自行停止，但极易复发或进展为心室颤动和猝死。因此，尖端扭转型室速是一种严重的室性心律失常。③有明显的Q—T间期延长，T波宽大，有切迹，U波显著。

室速常发生于各种器质性心脏病患者，最常见于冠心病，其次是心肌病、心力衰竭、心瓣膜病等，也可见于代障碍、电解质紊乱、先天性Q—T间期延长综合征等。约有10%的室性心动过速无明显器质性心脏病的病因，称为特发性室性心动过速。室速临床症状的轻重与心室率、持续时间、基础心脏病变和心功能状况有关。室速频率超过16绀200次/分、多形性室速、持续性室速、尖端扭转型室速、伴有基础器质性心脏病者，室速发作时伴有晕厥、阿一斯综合征发作、心绞痛、低血压等血流动力学障碍者，均提示病情严重，应迅速实施电复律或药物治疗。

（四）扑动与颤动

扑动与颤动可发生于心房或心室，起源于心房者称心房扑动或心房颤动，起源于心室者称心室扑动或心室颤动。扑动与颤动是频率较异位性心动过速更快的主动性异位心律。扑动波快而规则，颤动波更快且不规则。主要电生理基础为心肌兴奋性增高，不应期缩短，同时存在一定的传导障碍，形成环形激动与多发微折返激动。

1.心房扑动

心房扑动（atrial flutter，AF）简称房扑，多为短阵发作，少数可呈持续性。常见典型房扑的发生机制，现认为是心房内大折返的结果。心电图表现：

（1）P波消失，代之以波幅大小一致、间距匀齐的连续呈锯齿状的扑动波（F波），F波间无等电位线，其频率为25绀350次/分，在Ⅱ、Ⅲ、aVF导联上明显。

（2）心室率随不同的房室传导比例下传（常2:1或4:1）。如传导比例固定则心室律规则；如房室传导比例不恒定或伴有文氏现象，则心室律可不规则。

（3）QRS波群形态和时限正常，有时也可因室内差异性传导而使QRS波群增宽、畸形。房扑大多数见于心脏病患者，如心瓣膜病、冠心病、高血压性心脏病、甲状腺功能亢进症等。房扑也可发生于无器质性心脏病者。

2.心房颤动

心房颤动（atrial fibrillation，Af）简称房颤，是常见的心律失常，尤其是老年人常见的心律失常，其患病率随年龄增长而增加。

首次发现的房颤发作，不论其有无症状，也不论其是否为自限性，称为初发房颤（initia-levent）。若患者有两次或以上的发作，即为复发性房颤。房颤持续时间不到7天而自行中止者，称阵发性房颤（paraxysmal Af）。房颤持续时间超过7天不能自行中止，需要药物或非药物治疗才能转复者，称持续性房颤（persistent Af）。房颤持续时间超过7天而不能转复为窦性心律者，称为永久性房颤（permanent Af）。

房颤发生的确切机制尚未完全阐明，既往认为是由数量不等的杂乱的微折返环所致；近年来临床采用点状消融治疗阵发性房颤取得较满意的结果，并提出了局灶性房颤（focal atrial fibrillation）概念，研究发现在左、右心房的某些部位，尤其是肺静脉和上腔静脉开口处或开口内，存在着能够以恒定的方式发放冲动的一个或多个局灶(foci)，局灶性冲动发放并激动心房形成房早而诱发房颤。房颤的心电图表现：

(1)P波消失，代之以大小不等、间距不均、形态各异的心房颤动波(f波)，f波的频率为35绀600次/分。通常在V_1导联最清楚，其次为Ⅱ、Ⅲ、aVF导联。按f波形态，可将房颤分为"粗颤"(f波振幅>0.1mV)与"细颤"(f波振幅≤O.1mV)。

(2)R－R间距绝对不规则。房颤时心房律不整导致房率的瞬息万变、房室交界区的隐匿性传导及房室传导功能，均对心室节律产生影响。未用药物而房室传导功能正常者，心室率多为10绀160次/分。疾病(发热、甲状腺功能亢进症等)、药物(儿茶酚胺等)、运动等可缩短房室结不应期而加快心室率；洋地黄可延长房室结不应期而减慢心室率。

(3)QRS波群形态一般与正常窦性者相同。如伴有心室内差异性传导，则QRS波群增宽、畸形。此时应与房颤合并室性早搏相鉴别。一般说来，室内差异性传导时，宽大、畸形的QRS波多发生在长R－R间期后较早出现的QRS波群，且多数呈右束支传导阻滞图形。因为室率过快，心室内传导组织尚未脱离相对不应期激动就已到来，而在长的R－R间距后的相对不应期又略有延长，激动极易落在其中而发生室内差异性传导。

房颤患者常用洋地黄治疗。房颤伴室性早搏应注意是否有洋地黄过量，房颤伴室内差异传导常为洋地黄用量不足的表现，因此，房颤时确定宽QRS波群的性质有重要临床意义。

心房颤动多见于器质性心脏病变，最常见于心瓣膜病尤其是二尖瓣狭窄，其次为冠心病、高血压性心脏病、甲状腺功能亢进症、缩窄性心包炎及慢性阻塞性肺疾病等。甲状腺功能亢进症引起的房颤以阵发性者居多，有时可成为该病最早或最明显的表现。心脏与肺部疾病患者发生急性缺氧、高碳酸血症、代谢或血流动力学紊乱时，亦可出现房颤。房颤也可见于正常人，发生在无心脏病变的中青年人的房颤，称为孤立性房颤(lone atrial fibrillation)。

3.心室扑动与心室颤动

心室扑动(ventricular flutter，VF)简称室扑，是室速与室颤之间的过渡型，往往是室颤的前奏。多数人认为产生机制是在心肌严重受损情况下，异位激动落在易颤期(如R′on T等)，产生折返激动所致，心脏失去射血功能。心室颤动(ventricular fibrillation，Vf)简称室颤，是室性快速异位心律最后、最严重的阶段，为猝死最常见原因，往往是心脏停跳前的短暂征象。其机制是心室出现多灶性局部兴奋，导致心脏完全失去射血功能。心室扑动与心室颤动均是最严重的致死性心律失常，需立即进行心肺复苏抢救。心电图表现：

(1)心室扑动。无正常的QRS－T波群，代之以连续、快速而相对规则的大振幅的心室扑动波，频率为18绀250次/分。

2.心室颤动。QRS－T波群消失，代之以形状不一、大小不等、极不规则的心室颤动波，频率为250～500次/分。最初的颤动波常较粗大，以后逐渐变小，如抢救无效最终将变为等电位线，表示心脏电活动停止。

心室扑动发生时，心室肌可能有快而微弱的收缩，但心脏实际已基本失去泵血功能；心室颤动时则心室肌发生更快而不协调的乱颤，致心脏泵血功能完全丧失，患者迅即出现意识丧失、心音及大动脉搏动消失、血压测不到、全身抽搐、呼吸停止，抢救不及时则迅速死亡。心脏结构异常是发生上述致命性心律失常的基础。常见的改变是：急性或陈旧性心肌梗死，原发或继发性心肌肥厚，各种心肌病变包括扩张、纤维化、炎症和浸润性病变，结构性心电异常。其中以心肌梗死引发的室颤导致的心脏性猝死最多见。值得注意的是急性心肌梗死不伴有心源性休克或心力衰竭而发生室颤，抢救存活率较高，复发率低，应加以重视。临床上常见影响心肌电稳定性的促发因素包括心绞痛、心肌缺血再灌注损伤、血流动力学异常、低氧血症、酸碱平衡失调及电解质紊乱等、精神神经因素、药物致心律失常作用和心脏毒性反应等。各种器质性心脏病与其他。疾病临终前循环衰竭所发生的心室颤动，称为继发性室颤。突然意外地发生于无循环衰竭基础的原发性室颤，经及时而积极的抢救则可能恢复。

(五)房室传导阻滞

心脏任何部位的心肌不应期延长所引起的激动传导延缓或阻断，统称为心脏传导阻滞(heart block)。发生在窦房结与心房间的称窦房阻滞(sinoatrial block)，位于心房内的称房内阻滞(intraatrial block)，发生在心房与心室之间的称房室阻滞(atrioventricular block，AVB)，位于心室内的称室内阻滞(intraventricular block)。

房室传导阻滞是临床上最常见的一种心脏传导阻滞。房室传导阻滞最常发生在房室结，但也可发生在结间束(传导延缓可表现 P－R 间期延长)、希氏束及束支－普氏纤维系统、束支或分支(右束支和左束支的前、后分支)。通常根据心脏传导阻滞程度的轻重分为三度：一度(仅传导延缓)、二度(部分激动传导阻断)和三度(传导完全阻断)。

1. 一度房室传导阻滞

房室传导束任何部位的相对不应期延长，引起房室间的传导延缓(多数都在房室结，极少数在希氏束)，但每次心房激动仍能传入心室。心电图表现：

(1)P－R 间期＞0.20s；P－R 间期超过相应心率的最高值；或在心率未变的情况下，P－R 间期较原来延长 0.04s 以上。

(2)P 波之后均伴随有室上性 QRS 波群。

一度房室传导阻滞见于冠心病、房间隔缺损、心瓣膜病、心肌炎、药物毒性反应(如洋地黄中毒)、电解质紊乱等。

2. 二度房室传导阻滞

由于房室传导组织病变区域的不应期延长，导致部分室上性激动不能下传心室引起的 QRS 波群漏搏者，称为二度房室传导阻滞。二房室传导阻滞通常分为Ⅰ型、Ⅱ型。

1. 二度Ⅰ型。又称莫氏(Mobitz)Ⅰ型或文氏型。心脏传导系统任何部位的传导逐次减慢，最后发生传导中断，这类传导阻滞现象，称为文氏现象(Wenckebach phenomenon)。文氏型房室传导阻滞是房室传导系统的不应期病理性延长，以相对不应期延长为主，室上性激动开始落入心动周期的反应期，以后逐渐落入相对不应期的晚、中、早期。心电图表现为：P 波规律地出现，连续下传的 P－R 间期逐搏延长，随后发生一次 QRS 波群脱漏，结束一次周期；经过心室脱漏的长间歇后，房室传导组织的兴奋性有所恢复，故长间歇后的第 1 个 P 波又能以最短的 P－R 间期下传心室，之后又逐搏延长，如此周而复始。先后两次心室脱漏后的第一个搏动之间的间距，称文氏周期。文氏周期中，心房与心室波之比称为文氏现象中的房室传导比，房室传导比例常为 3∶2、4∶3、5∶4 等。

典型文氏型房室传导的心电图表现：①P－R 间期逐渐延长加 QRS 脱漏，结束一次文氏周期。②文氏周期重复出现。③P－R 间期增量(P－R 间期超过前一个 P－R 间期的量)递减。④心室漏搏所致的最长 R－R 间歇短于任何两个最短的 R－R 间距之和。⑤R－R 间距逐渐缩短，即心室漏搏所致的最长 R－R 间歇后，心室率逐渐加快。

QRS 波群漏搏后的第 1 个 P－R 间期总是有或多或少的缩短，漏搏前的 P－R 间期总有或多或少的延长，这两点是二度Ⅰ型房室传导阻滞最基本特征。

2. 二度Ⅱ型又称莫氏(Mobitz)Ⅱ型。此型阻滞的部位一般偏低。发生机制是绝对不应期显著延长，只有很短的相对不应期，对心房传来的激动只能以“全”或“无”的方式进行传导；心电图表现为：P 波有规律地出现，P－R 间期恒定(正常或延长)，部分 P 波后无 QRS 波群。房室传导比例常为 2∶1、3∶2、4∶3 等。

固定的 2∶1 房室传导阻滞是二度房室传导阻滞的一个特殊类型，无法根据 P－R 间期的变化来区分Ⅰ型或Ⅱ型(照片 21－32)。二度Ⅱ型房室传导阻滞中，连续出现 2 次或 2 次以上的 QRS 波群脱漏者，称为高度房室传导阻滞，如呈 3∶1、4∶1 传导的房室传导阻滞等。

二度Ⅰ型房室传导阻滞见于各种类型的器质性心脏病患者，少数患者无明显病因。二度Ⅱ型房室传导阻滞几乎全部见于器质性心脏病患者。因阻滞部位多在希氏束远端，阻滞部位较低，易发展成为完全性房室传导阻滞。严重的二度Ⅱ型房室传导阻滞伴心室停搏者，应植入人工心脏起搏器。

3. 三度房室传导阻滞

房室传导系统的绝对不应期病理性延长占据了整个心动周期，使所有的心房激动都落在绝对不应期内而不能下传心室，称为完全性(三度)房室传导阻滞。此时，心房由窦房结或房性异位起搏点控制，而心室则由阻滞部位以下的异位起搏点控制，形成完全性房室分离。心电图表现：

(1)有一系列的心房波，心房波可以是窦性 P 波，也可是房性 P′波、F 波或 f 波(房性心动过速、房扑或房颤)。

(2)P 波与 QRS 波群无固定关系，P－P 与 R－R 间距各有其固定的规律性，即完全性房室分离。

(3)心房率快于心室率，即 P 波频率高于 QRS 波群频率。

(4)QRS 波群形态正常或宽大畸形。QRS 波群形态取决于控制心室的异位起搏点的位置高低。起搏点位于束支分叉以上，则 QRS 波群形态正常，心室率常为 40～60 次/分，心室律也较稳定；起搏点位于束支分叉以下，则 QRS 波群宽大畸形，心室率可低于 40 次/分(室性逸搏心律)，心室律常不稳定。通常的规律是异位起搏点位置越低，心室率越慢，心室律越不稳定；QRS 波群宽大畸形越显著，越容易发生心室颤动或心室停顿(ventricular standstill)。

三度房室传导阻滞可以是暂时性的，也可以是永久性的。发生于一些急性或可逆情况下的房室传导阻滞如急性感染、电解质紊乱、药物毒性反应、手术所致的组织水肿等者，往往是暂时的，当相应的病因去除后可逐渐恢复正常。而发生于严重的冠心病、心肌病、心肌炎、心瓣膜病、心脏手术损伤、传导系统退行性变等，常是不可逆的或永久性的，患者往往症状明显，甚至有猝死的危险，应及时安装人工心脏起搏器。

(六)室内传导阻滞

室内传导阻滞(intraventricular block)是指希氏束分叉以下部位的传导阻滞。左、右束支和左束支分支可单独或同时发生不同程度的传导阻滞。当一侧束支阻滞时，激动可从健侧心室跨过室间隔后激动阻滞一侧的心室肌，引起心室激动的时间延迟和顺序异常。

1. 右束支传导阻滞

右束支较左束支细长，且由单侧冠状动脉分支供血，不应期亦较左束支长，故临床上右束支传导阻滞（right bundle branch block，RBBB）较多见。右束支传导阻滞时，心室间隔和左室除极基本正常，由于此时激动无法沿右束支正常迅速下传，而是通过心室肌缓慢传导至右室除极，因此，QRS 波群初始部分接近正常、后半部分出现时间和形态的异常。

右束支传导阻滞常见于心瓣膜病二尖瓣狭窄、房间隔缺损、慢性阻塞性肺疾病等伴有右心室负荷过重致右室肥大的心脏疾患，还可见于冠心病、心肌炎、心肌病等，亦可见于部分正常人，但多为不完全性右束支传导阻滞。

2. 左束支传导阻滞

左束支传导阻滞（left bundle branch block，LBBB）时，心室除极程序发生改变，因右束支于室间隔右侧先除极，随后间隔部、右室及左室也相继除极。左室较右室大且壁厚，整个激动扩布较右束支传导阻滞时迟缓。由于除极程序与正常不同，复极过程亦发生改变。

左束支粗短且受双侧冠状动脉供血，故传导阻滞的发生远较右束支阻滞为少。然而一旦发生则多为器质性病变所致，预后较差。常见于冠心病、高血压性心脏病、主动脉瓣病变等所致的左心室病变，亦可见于各种心肌炎和心肌病等，仅极少数不能从病理上找出原因。值得注意的是完全性左束支传导阻滞可以掩盖心肌缺血、心肌梗死、左室肥厚的心电图特征。

（三）左前分支传导阻滞

左前分支传导阻滞（left anterior fascicular block，LAFB）又称左前半阻滞（left anterior hemiblock）。左前分支细长，位于压力较高的左室流出道，仅由左冠状动脉前降支供血，容易受损而发生传导阻滞。LAFB 时，左室激动只能通过左后分支传导，先激动室间隔后下部及左室后下壁，然后通过普肯耶纤维再激动左室前上壁，使整个心室除极。

多数左前分支阻滞是由冠心病引起，其他。病因有原发性高血压、先心病、心肌病等。少数无器质性心脏病的证据。预后取决于基础心脏病的情况。

（四）左后分支传导阻滞

左后分支传导阻滞（left posterior fascicular block，LPFB）又称左后半阻滞（left posterior hemiblock）。左后分支较粗，位于压力较低的流入道，又有左前降支及右冠状动脉双重血供，故 LPFB 较少见。LPFB 时，左室激动只能沿左前分支传导，首先激动室间隔左前半部及左室前侧壁，然后通过普肯耶纤维传向左后分支的支配区，再激动左室后下壁，使整个心室除极。

左后分支传导阻滞虽少见，然而一旦发生往往提示有较弥漫的心肌损害，常与右束支传导阻滞同时发生，并容易发展为完全性房室传导阻滞。引起左后分支阻滞的常见疾病有冠心病尤其是心肌梗死、高血压病等，其意义几乎与左束支传导阻滞相同。

（七）预激综合征

预激是一种房室间传导“加快”的异常现象，属捷径传导。预激的解剖学基础是在正常的房室传导组织（房室结一希普系统）之外还存在着一些普通工作心肌组成的肌束，形成附加的房室传导束(accessory AV pathways),习惯上称为“旁路”。旁路具有不应期短、传导速度快的特点。当室上性激动下传时,一部分激动沿旁道快速下传,引起部分心室肌提前激动并沿心室肌本身传导,表现为一系列的心电图异常,称为预激综合征(preexcitation syndrome)。

随着心脏电生理学和临床上导管消融术治疗预激综合征的广泛开展,有关旁路解剖学分类、定位越来越细化。

1. 经典型预激综合征

经典型预激综合征又称为WPW综合征(Wolff-Parkinson-While syndrome),临床最为常见。连接心房和心室的旁路,称为房室旁路(accessory atrioventricular pathways)或Kent束,Kent束可位于房室环的任何部位。心电图表现:①QRS波群起始部粗钝,形成预激波(delta波),终末部分正常。②窦性心律的P-R间期<0.12s。③QRS波群时间>0.12s(包括起始部)。④继发性ST-T改变,与QRS波群主波方向相反。

2. 变异型预激综合征

(1)短P-R综合征。又称LGL综合征(Lown-Ganong-Levine syndrome),由连接心房与房室结下部或房室束的James束传导。激动绕过房室结提前传至希氏束,其后激动沿希氏束-普氏纤维系统正常下传。心电图表现为:P-R间期<0.12s,QRS波群形态正常,无预激波。

2. Mahaim型预激综合征。激动沿连接房室结下部、房室束或束支近端至室间隔肌部的Mahaim纤维下传。Mahaim纤维具有慢传导特性,激动自房室结下部或房室束近端传至心室肌(或右束支)。心电图表现为:QRS波群增宽且伴有预激波,P-R间期正常,甚至可长于正常值。这与LGL综合征的表现恰好相反。

如激动沿James束后又沿Mahaim纤维下传,则心电图表现与经典预激综合征图形相似。

由于房室间存在双通道(正常通道和房室旁道),易形成折返激动,临床上常伴发房室折返性心动过速、房颤、房扑等心律失常。

预激综合征常发生于无器质性心脏病者,少部分见于先天性心脏病。如三尖瓣下移畸形和二尖瓣脱垂、肥厚型心肌病等。多数患者从无或偶尔有心动过速发作,一般预后良好,无需治疗。少数发作频繁或持续发作、心率极快及伴有器质性心脏病者,可能发生心力衰竭、休克等严重后果,应及时处理,导管消融术可治愈绝大多数患者。

(八)逸搏与逸搏心律

逸搏(escape beat)是基本心搏延迟或阻滞,下级潜在起搏点被动地发出激动而产生的心脏搏动。连续3个或3个以上的逸搏,称为逸搏心律(escape rhythm)。按逸搏发生的部位分为房性、房室交界性和室性逸搏或逸搏心律。逸搏QRS波群的特点分别与相应的早搏相似,其差别是:早搏提前发生,系主动性异位节律;而逸搏则在长间歇后发生,延迟出现,属被动性异位节律。临床上以房室交界性逸搏最为多见,其次是室性逸搏,房性逸搏少见。

1. 交界性逸搏心律

交界性逸搏心律(junctional escape rhythm)是最常见的逸搏心律。心电图表现:在长间歇后出现室上性QRS波群,逆行P′位于QRS波群之前、之后或隐藏在其中,频率40～60

次/分，慢而规则。

交界性逸搏或逸搏心律，常见于迷走神经张力增高、显著的窦性心动过缓、病态窦房结综合征或房室传导阻滞，是防止心室停搏的有效生理性保护机制。

2. 室性逸搏心律

室性逸搏心律(ventricular escape rhythm)心电图表现：延迟出现的 QRS 波群宽大畸形，其前无相关 P 波；室性逸搏节律频率在 20～40 次/分之间。

频发室性逸搏或逸搏心律常见于病态窦房结综合征和房室结双结病变、严重的房室传导阻滞等器质性心脏病患者，其自律性极不稳定，易发生停搏，导致心室停搏，应及时安装心脏起搏器。

第二节　肺功能检查

肺功能检查是对呼吸生理各个环节的基本状况作出评估，了解肺功能障碍的类型和程度。肺功能检查对临床疾病诊断、探讨发病机制、指导治疗、评估手术耐受性、劳动力鉴定和运动员等职业人员身体体能测定等都有重要意义。

一、肺容积与肺容量

肺容积(lung volume)是一次呼吸所出现的容积变化，反映外呼吸的空间，是不能分割的最小单位。肺容量(lung capacity)是肺容积中两项或两项以上的联合气量。

随着呼吸运动及其幅度的变化，肺容量也发生相应的改变。根据这些变化可分为四种基础肺容积和四种肺容量。四种基础肺容积分别为潮气量、补呼气量、补吸气量和残气量，它们互不重叠。由两种或两种以上的基础肺容积组成四种肺容量，即深吸气量、肺活量、功能残气量和肺总量)。

(一)肺容积

1. 潮气量(tidal volume，VT)。是指在平静呼吸时，每次吸入或呼出的气量。正常成人参考值约为 500 ml。VT 受呼吸肌和年龄、性别、身高、体表面积、代谢的影响。

临床意义：在运动或发热性疾病状态下，氧耗量增大，二氧化碳产生增多，潮气量增大；限制性疾病潮气量降低。潮气量受呼吸肌影响，约 25%由于胸廓肋间肌的收缩，约 75%与膈肌力量有关，呼吸肌功能障碍时 VT 降低。

2. 补呼气量(expiratory reserve volume，ERV)。是指平静呼气末再尽力呼气所能呼出的气量。正常成人参考值：男性 1609±492ml，女性 1126±338ml。ERV 与呼吸肌、体位、横膈位置、肺胸部弹性等有关。

临床意义：肥胖、妊娠、腹水、阻塞性通气功能障碍等，可使补呼气量减少。

3. 补吸气量(inspiratory reserve volume，IRV)。是指在平静吸气末再尽力吸气所能吸入的气量。正常成人参考值：男性 2160ml，女性 1400ml。

临床意义：IRV 受吸气肌功能的影响。

4. 残气量(residual volume，RV)是指补呼气后肺内残留的气量。正常成人参考值：男性

1615±397ml，女性 1245±336ml。排除体表面积的影响，用残气量占肺总量的百分数(RV/TLC)作为肺泡内气体潴留的指标，正常值为≤35%。若>40%，表示肺泡内潴留气体过多。

临床意义：急性呼吸窘迫综合征(ARDS)、肺间质纤维化、胸廓畸形、胸廓弹性回缩力下降、腹压增高、限制性通气功能障碍疾病时，RV 减少；阻塞性肺气肿、支气管哮喘发作等疾病所致的肺内充气过度时，RV 增多。

(二)肺容量

1. 深吸气量(inspiratory capacity，IC)。是指平静呼气后尽力吸气所能吸入的气量，为潮气量加补吸气量之和(VT+IRV)。正常成人参考值：男性 2617±548ml，女性 1970±381ml。正常情况下此值占肺总量的 50%，肺活量的 70%。IC 是组成肺活量的主要成分。

临床意义：胸廓畸形、胸膜广泛增厚、肺纤维化、吸气肌功能减退时，IC 减少。

2. 肺活量(vital capacity，VC)。是指最大吸气后呼出的最大气量，为深吸气量加补呼气量之和(IC+ERV)，即 VT+IRV+ERV。VC 是检查肺功能最常用的指标之一。VC 与体表面积、年龄、性别、胸廓弹性、呼吸肌强度等有关。正常成人参考值：男性 4217±690ml，女性 3105±452ml。若减少 20%以上可认为异常。

临床意义：任何影响肺组织扩张和回缩的疾病都会引起肺活量的下降，常见于限制性通气功能障碍疾病，如肺组织损害(弥漫性肺间质纤维化、肺炎、肺淤血、肺不张、肺肿瘤及肺叶切除术后等)、肺扩张受限(气胸、渗出性胸膜炎、广泛胸膜增厚等)、胸廓扩张受限(如胸廓畸形、胸廓改形术后、肋骨骨折等)、膈活动受限(腹水、腹部巨大肿瘤、膈神经麻痹等)、阻塞性通气功能障碍疾病(如慢性阻塞性肺疾病、支气管哮喘)等。

3. 功能残气(function residual capacity，FRC)。是指平静呼气后肺内所存留的气量，由残气量和补呼气量两部分构成(ERV+RV)。正常成人参考值：男性 3112±611ml，女性 2348±479ml。

临床意义：功能残气量在生理上起着稳定肺泡气体分压作用，减少了通气间歇对肺泡内气体交换的影响。功能残气量减少时，肺泡内氧和二氧化碳浓度在呼吸周期的波动就会变大，在呼气时，肺泡内没有足够剩余气体继续与肺循环的血流进行气体交换，从而形成静一动脉分流。若功能残气量过大，则吸入的氧被肺泡剩余气体稀释，肺泡气氧分压降低，二氧化碳分压增高，降低了换气效率。肺弹性减退性疾病。如阻塞性肺气肿、气道阻塞性疾病。如支气管哮喘等，可引起功能残气量增加；肺组织病变如肺炎、肺不张、肺水肿、肺间质性病变，以及胸廓、肺限制性疾病，如胸廓畸形、大量腹水、腹部巨大肿瘤、气胸、大量胸腔积液、广泛胸膜病变等，可使功能残气量减少。体力劳动者和从事体育运动人员的功能残气量可增大，不能视为病变。

4. 肺总量(total lung capacity，TLC)。是指最大吸气后肺内所含气体的总量，是肺活量与残气量之和(VC+RV)，即 VT+IRV+ERV+RV。正常成人参考值：男性为 5766±782ml，女性为 4353±644ml。凡影响肺活量和残气量的诸因素，均可影响肺总量。肺气肿时肺总量可升高；胸肺的广泛性病变如肺水肿、肺纤维化、肺不张、气胸、胸腔积液等，可使肺总量下降。

(三)肺容积与肺容量的测定方法

1. 肺量计法。肺活量、潮气量、补吸气量、补呼气量、深吸气量可用肺量计法直接测定。

首先向受检者详细介绍检测过程和要求，以求得较好配合。取坐位，上鼻夹，口含器与肺量计相连。让受检者平静呼吸数次，同时画出潮气量，待基线平稳后，令受检者在平静呼气末做最大呼气，得出补呼气量；再平静呼吸数次，在平静呼气末做最大吸气，得到深吸气量；再在深吸气末做最大的呼气便是肺活量，即一期肺活量。深吸气量减去潮气量即为补吸气量。

分期肺活量测定方法：令受检者平静呼吸数次，在平静呼气末做最大呼气即得补呼气量；继续平静呼吸数次，在平静呼气末做最深吸气，即得深吸气量；将补呼气量加深吸气量即为分期肺活量。

2. 流速仪测定肺容量。准备肺功能仪、橡皮接口、鼻夹，检测前输入受检者姓名、性别、年龄、身高、体重，输入大气压、温度、湿度进行环境定标，然后进行流速和容量定标，结果的计算由电脑自动完成，并自动校正为 BTPS(body temperature pressure saturated，即 37℃、环境大气压、水蒸气饱和)状态。该法测定简单方便，测定时由于呼吸阻力低，使受检者更舒适，易于取得配合，而且不需手工计算，测定效率较高。

3. 功能残气量和残气的测定方法。不能直接用肺量计测定，一般使用间接方法测定。常用的方法为用气体稀释平衡法或体容积描记法测定功能残气量，将功能残气量减去补呼气量即为残气量。

(1)气体稀释平衡法：此法以氮或氦为标记气体，其特点是可以均匀分布在肺内，不参与气体交换和气体代谢，因此可反映肺容积的变化。肺内氮气含量最多，与肺容积呈线性关系。氦气是一种稳定的气体，大气中和肺内几乎不含氦气，给受检者一定含量的氦气吸入后，肺容积大者呼出氦气少，肺容积小者呼出氦气多，与肺容积呈负相关。

密封式氮稀释法：此法简便、经济，易于推广。首先用空气充分冲洗肺量计和管道，按下浮桶，排出空气，使肺量计和连接管内无效腔气为含氧量 21%的空气。然后给密闭的肺量计内充入 5L 纯氧。受检者休息后取坐位或卧位，上鼻夹，口含接口，等呼吸平稳后，在平静呼气末，使接口与肺量计相通，平静地重复呼吸 7 分钟，使肺内的氮与肺量计中的氧充分混合达到平衡，然后用气体分析仪测出氮的浓度，计算出功能残气量。

(2)体容积描记法：将受检者置于体积描记仪密封舱内，上鼻夹，口含与阻断器相连的口器，在受检者平静呼气末快速关闭阻断器，使气道阻断，并让受检者做浅快呼吸，从肺泡到阻断器之间形成一个密闭通畅的系统，因此，可认为肺泡压等于口腔压，故可用测得的口腔压来代替肺泡压。胸廓内气体容积变化引起舱内气体体积改变，进而导致舱内压力改变。从舱内压力可以计算出胸廓内气体容积变化，从而间接计算出功能残气量。

4. 肺总量测定。肺活量加残气量，或深吸气量加功能残气量即得肺总量。

二、通气功能检查

肺通气功能(又称动态肺容积，是指单位时间内随呼吸运动进出肺的气量和流速)指肺泡气体与外界气体的交换过程，主要作用是吸入外界的氧气，排出肺内的二氧化碳。肺通气功能的测定有以下几项：每分通气量、肺泡通气量、用力肺活量、最大呼气中段流量和最大通气量。

(一)每分通气量

每分通气量(minute ventilation volume，VE)是指静息状态下每分钟呼出或吸入的气量，即潮气量与呼吸频率的乘积（VE＝VT×RR）。正常参考值：男性 6663±200ml，女性 4217±160ml。

临床意义：与年龄、性别、身高、运动等因素相关。肺的通气储备力极大，只有在通气功能严重受损时才会发生改变。VE 增大提示通气过度，VE 减少提示通气不足，如阻塞性肺气肿。

（二）肺泡通气量

肺泡通气量（alveolar ventilation，VA）是指在静息状态下每分钟吸入气量中能到达肺泡进行有效气体交换的通气量，亦称有效通气量。停留在口腔、鼻腔、咽腔、气管和支气管的气量，则是无效通气量，称为解剖无效腔.（旧称解剖死腔）。进入肺泡的部分气量可因局部血流不足的因素不能进行有效气体交换的气量，称为肺泡无效腔（死腔）。解剖无效腔加上肺泡无效腔，称为生理无效腔（physiological dead space，VD）。生理无效腔气量与呼吸频率的乘积为无效腔通气量（dead space ventilation）。因此，肺泡通气量是每分通气量减去无效腔通气量。

肺泡通气量＝（潮气量－生理无效腔）×每分钟呼吸次数，即 VA＝（VT－VD）×RR。

VA 与年龄、性别、体表面积、呼吸频率、呼吸深度等有关。

临床意义：VA 反映了有效通气量，每分通气量减少或无效腔比例增大均可引起 VA 降低。临床上如呼吸中枢疾病、神经－肌肉疾病（脊髓灰质炎、重症肌无力等）、胸部手术导致胸廓畸形、慢性阻塞性肺气肿、哮喘等气道阻力增高的疾病，都可引起 VA 降低。

（三）用力肺活量

用力肺活量（forced vital capacity，FVC）是指深吸气至肺总量位，然后用最大力快速呼气至残气位所呼出的气量。同时测定第 1、2、3 秒时间内呼出的气量，分别用第 1 秒用力呼气量（forced expiratory volume in one second，FEV1.0）、第 2 秒用力呼气量（FEV2.0）、第 3 秒用力呼气量（FEV3.0）表示。FEV1.0/FVC 称为第 1 秒用力呼气率（简称 1 秒率）。正常人 3 秒钟可以将肺活量全部呼出，1 秒率正常为 83%，如低于 70% 提示阻塞性通气功能障碍。

1. 测定方法。可用肺量计测定。将记纹器速度调节至 25mm/s，受检者取立位，上鼻夹，口含器与肺量计相连。先平静呼吸数次，然后做最大吸气至肺总量位，马上开动记纹器，快速做最大力量呼气至残气位。重复 2～3 次，选择最佳一次计算。

用力肺活量也可在流量－容积测定仪上测定，操作方法同上。

2. 临床意义。临床上评价通气功能障碍主要使用 FEV1.0 占 FVC 的百分比（FEV1.0/FVC%）以及 FEV1.0 占预计值的百分比（FEV1.0%pred）两项指标。这两项指标的临床意义大于 FEV1.0 绝对值变化。FEV1/FVC% 降低可见于阻塞性通气障碍性疾病，增高可见于限制性通气障碍性疾病。阻塞性和限制性通气功能障碍都可造成 FEVl%pred 下降。

（四）最大呼气中段流量

用力肺活量曲线中用力呼出中期 50% 的肺活量所花费的时间，称为最大呼气中段时间（mid expiratory time，MET）。中期 50% 肺活量除以最大呼气中段时间，称为最大呼气中段流量（maximal midexpiratory flow，MMEF），即 MMEF＝0.5FVC/MET。

正常参考值：男性 3452±1160ml/s；女性 2836±946ml/s。

MMEF 主要取决于 FVC 非用力依赖部分，即呼气流量随用力程度达到一定限度后，尽管继续用力，流量固定不变。MMEF 主要受小气道直径影响，小气道阻塞则流量下降。因而，MMEF 比 FEV1.0、FEV1.0%等指标敏感性更高。其临床意义在于可反映小气道阻塞情况。测定 MMEF 的方法与测定用力肺活量相同。

(五)最大通气量

最大通气量(maximal ventilation volume，MVV)是指在 1 分钟内以最大的幅度、最快的频率呼吸所得到的通气量。

1. 测定方法

(1)密闭测定法：受检者取立位，上鼻夹，口含器与肺量计相连，记纹器速度调节为 100mm/min，先做平静呼吸数次，获得平稳的潮气量，然后做最深、最快的呼吸共 15 秒，最后将 15 秒所呼出或吸入的气量乘以 4，即得每分钟最大通气量。

(2)间接测定法：主要根据 FEV1.0 值计算而获得最大通气量，公式为：MW(L)＝30.2×FEV1.0(L)＋10.85。

MVV 可受年龄、性别、体表面积、呼吸肌强度的影响。严重心肺疾病者不宜做密闭测定法检查。

2. 临床意义

(1)MVV 降低：见于慢性阻塞性肺疾病、支气管哮喘、肺炎、肺间质纤维化、肺水肿、胸廓脊柱畸形、重症肌无力、格林－巴利综合征等。

(2)通气储备能力大小考核指标通常以通气储备百分比(ventilation reserve%，VR%)表示，主要用于手术前评估肺功能状况，另外可作为职业病劳动能力鉴定的指标。计算公式如下：

$$VR\% = \frac{MVV - VE}{MVV} \times 100\%$$

正常值为 93%以上，小于 86%提示通气储备不足，60%～70%为气急阈，常作为胸部手术的指标。

(六)通气功能障碍分型

通气功能障碍根据病史及肺功能各项指标(主要根据肺容量及通气功能检查情况)分为三种类型，即阻塞性、限制性和混合性。

三、换气功能检查

肺的换气功能是指随呼吸运动吸入肺的氧气通过肺泡毛细血管进入血液循环，而血液中的二氧化碳通过弥散排入肺泡，随呼吸运动排出体外。气体交换是肺的主要功能，气体交换的过程与肺泡各部位通气与血流比例的均衡、弥散功能的状态有密切关系。

(一)气体分布

健康人肺内气体分布虽存在区域差异，但基本均匀。气体分布与气道阻力、胸肺顺应性的差异有关。如直立位时由于受重力影响，肺尖部胸腔负压大于肺底部，上肺区扩张程度大于下肺区。当吸气时，气体首先进入上肺区，然后上、下肺区肺泡同时充气，充气时间和量也大致相同。当吸气至接近肺总量位(TLC)时,上肺区先停止扩张充气,而下肺区肺泡继续充气。病理情况下,气道病变由于气道阻力不同,吸入气体较易进入气道阻力低的肺内,气道阻力高的肺泡通气不足,造成气体分布显著不均匀。呼气时肺泡压不能达到平衡、呼气增快等均可增加气体分布不均。

气体分布的测定方法:常以氮浓度作为指标来测定。由于氮浓度不能直接测定,需通过吸入纯氧后测定呼出的氮浓度来间接测定。

(二)通气/血流比值

通气/血流比值(ventilation/perfusion ratio,$\dot{V}/\dot{Q}$)是指肺泡通气量和血流量之比。健康成人肺泡通气量为 4L/min,肺血流量为 5L/min,平均全肺 $\dot{V}/\dot{Q}$ 比值为 0.8。此时,正常肺毛细血管内的血液可以充分动脉化。$\dot{V}/\dot{Q}$ 比值在不同肺区域间有差异,因其受重力、体位及肺容积的影响。在直立位吸气时,胸腔负压以 0.25kPa/cm 从肺尖向肺底部递减,因而使通气量自肺尖向肺底部递增;同样由于重力作用,血流量也自肺尖向肺底部递增,但血流量的增加大于通气量的增加,故 $\dot{V}/\dot{Q}$ 也自肺尖向肺底递减。体位也影响 $\dot{V}/\dot{Q}$,仰卧位 $\dot{V}/\dot{Q}$ 自腹面向背面递减,侧卧位 $\dot{V}/\dot{Q}$ 在高位肺区最大,向下递减。低肺容积对 $\dot{V}/\dot{Q}$ 的影响主要表现在肺容积低于功能残气位时 $\dot{V}/\dot{Q}$ 显著增加。

1.测定方法。有直接测定法与间接测定法。直接测定包括多种惰性气体排出技术和放射性核素法;间接测定方法有很多,计算肺泡无效腔和动一静脉分流,能间接测定 $\dot{V}/\dot{Q}$ 失衡并分析其原因。常用生理无效腔与潮气量之比(VD/VT)作为评估指标。也可使用动静脉分流的测定,用分流与心排出量之比(QS/QT)、肺泡动脉氧分压差 [$P_{(A-a)}O_2$] 和氧合指数(PaO_2/FiO_2)等作为评价指标。$\dot{V}/\dot{Q}$ 直接测定操作复杂,对仪器要求高,故临床不使用。目前临床采用间接测定方法。

2.临床意义

(1) $\dot{V}/\dot{Q}$ 失调的原因:凡能引起肺泡通气量改变和肺血流量改变的病理因素均可导致 $\dot{V}/\dot{Q}$ 失调。①肺泡通气量改变:各种原因引起的气道阻塞增加或狭窄导致气流阻力不均匀增加;②各种原因引起的肺顺应性改变;③肺血管关闭,肺动脉部分栓塞,肺血管床受压、变形、扭曲、减少等。

(2)生理无效腔和潮气量之比(VD/VT):正常值为 29.67%±7.11%,随年龄增加而增加,老年人可达 40%。VD/VT 增加提示肺泡死腔量增加。肺气肿、肺栓塞、低心输出量的患者 VD/VT 增加。

(3)肺泡动脉氧分压差 [$P_{(A-a)}O_2$] :指肺泡气氧分压(P_AO_2)和动脉血氧分压(PaO_2)的差值。吸气时,$P_{(A-a)}O_2$ 在健康成人为 0.67~2.0kPa(5~15mmHg),吸纯氧时为 5.33~13.33kPa(40~100mmHg)。$\dot{V}/\dot{Q}$ 失调、弥散功能障碍、解剖分流增加,均可引起 $P_{(A-a)}O_2$ 的增高。$P_{(A-a)}O_2$ 是评估摄氧的指标。

(三)弥散功能

肺气体弥散主要指氧气和二氧化碳的弥散。当肺泡膜两侧分压差为 1mmHg 时,每分钟经肺泡呼吸膜到达红细胞的气体量(ml/min)为该气体的肺弥散量(diffusing capacity of the lung,DL)。吸入的氧从肺泡内扩散到毛细血管内的红细胞与血红蛋白结合的过程称作氧在肺内的弥散,二氧化碳的弥散是从血浆和红细胞内的碳酸氢根和血红蛋白释放的二氧化碳进入肺泡的过程,用于评价肺泡与毛细血管间气体交换的能力。

影响弥散的因素是:①气体的溶解度(S)。气体的弥散能力与该气体的溶解度成正比,与气体分子量的平方根成反比。二氧化碳的溶解系数是0.567,氧的溶解系数是0.0239,二氧化碳的弥散能力是氧的二十余倍,因此临床上所指的弥散功能障碍是指氧的弥散功能障碍。②弥散屏障的面积和厚度。面积增大,单位时间内所扩散的分子数量增加,弥散率与扩散面积呈正比。弥散厚度增加,气体扩散需要的时间延长,弥散量下降。③气体的分布。④肺泡气与血液中该气体的压力差或压力梯度。⑤通气/血流比例。⑥血红蛋白浓度。弥散入血的氧能迅速与血红蛋白结合,保持肺泡一毛细血管浓度差,有利于氧的弥散。血红蛋白浓度越高,与氧结合的速度越快,氧的弥散量越高。反之,血红蛋白浓度越低,与氧结合的速度越慢,氧的弥散量越低。

1.检测方法。主要有单次呼吸法(single breath method,SB)、恒定状态法(steady state method,SS)和重复呼吸法(rebreathing method,RB)。临床上主要采用一氧化碳来测定DL,因为一氧化碳在血液中的可溶性高,与血红蛋白结合力比氧大200倍。

正常参考值:男性18.23～38.41ml/(mmHg·min),女性20.85～23.9/(mmHg·min)。

2.临床意义。肺弥散量受性别、年龄、体位、运动等生理因素的影响。一般男性大于女性,卧位大于立位,运动时大于静息时。病理情况下,DL下降见于肺间质纤维化、阻塞性肺气肿(阻塞性肺气肿因肺泡壁破坏,肺泡融合,肺毛细血管床减少,弥散面积减小,而致DL降低)、气胸、肺叶切除、肺水肿、肺部感染、胸腔积液、肺血管病、先天性心脏病、贫血等。

四、小气道功能检查

小气道是指直径2mm以下的细支气管。小气道的特点是:管腔纤细,管壁菲薄,软骨组织缺如,平滑肌相对增多,纤毛上皮细胞减少,总横截面积非常大,因此,小气道阻力仅占整个气道阻力的20%以下(正常人气道总阻力的80%来自大气道)。小气道结构的维持主要依靠肺组织的弹力纤维的支持,因此,引起小气道功能障碍不仅是小气道本身的病变,而且与肺组织弹性功能密切相关。由于小气道结构有以上的特点,当其发生病变时,临床上可以无任何症状和体征,常规肺功能检查也不能及时发现其病变。反映小气道功能的检测主要有闭合气量、流量一容积曲线、频率依赖性肺顺应性三种方法。

(一)闭合气量和闭合容量

闭合气量(closing volume,CV)亦称闭合容积,是指一次呼气至残气位时,肺下垂区小气道开始闭合时所能继续呼出的气量。闭合容量(closing capacity,CC)则是小气道开始闭合时肺内所存留的气量,即CV+RV。

1.测定原理。正常人处于立位时由于重力因素胸内压自上而下呈梯度增高,当深呼气至残气量位时,一般肺尖部为$-2.2cmH_2O$,而肺底部可达$+4.8cmH_20$。因此,当吸气开始时,上肺区首先充气,继而下肺区;当深吸气接近终了时,上肺区开始关闭充气,而下肺区则继续扩张充气。转为呼气时则相反，下肺区首先排气，继而上、下肺区同时排气，至呼气接近终了时，因下肺区胸内压超过气道内压，故下肺区小气道首先陷闭。

2.测定方法。主要根据肺上部和肺下部标记气体浓度差异以及非同步排空来计算CV。常用氮气法，与本章气体分布测定方法相似。取坐位，先做两次深呼吸，然后缓慢呼气至残气量位，再以＜0.5L/s速度缓慢吸入纯氧至肺总量位，并立即以0.3～0.5L/s速度缓慢均匀呼气至残气量位，同时测定呼出气容积与氮浓度，记录在X－Y记录仪上，得到闭合气量曲线图。

3.临床意义。肺容积的大小影响气道关闭，故常用CV/VC或CC/TLC的百分比来判断气道陷闭的状况，比值增加表示小气道过早关闭。健康年轻人CV/VC的比值为5%－10%，此值随年龄增大而增加，80岁可达30%。早期小气道功能降低时，虽然肺容积和通气量正常，但CC和CV增大。

(二)最大呼气流量－容积曲线

最大呼气流量－容积曲线(maximal expiratory flow－volume curve，MEFV)也称流量－容积曲线(V－V曲线)，是测定小气道功能最常用的方法。

1.测定原理。流量容积曲线测定原理与最大呼气中段流量(MMEF)相同。在深吸气至肺总量位后，再用最快速度尽最大力量呼气至残气位过程中，呼气初期呼气流量随着胸腔压增加而增快，与用力有关。但到了呼气中、后期，尽管胸腔压不断增加，但呼气流量不变。此时流量仅取决于小气道功能，与用力无关，流量自动降低。

2.测定方法。站立位，夹鼻，令受检者先平静呼吸数次作适应的准备，深吸气至肺总量位后，立即用最快速度、最大的力气呼气至残气量位，用X－Y记录仪绘出流量－容积曲线。

3.临床意义目前常用肺活量的50%和肺活量的25%呼气瞬时流量(Vmax50和Vmax25)作为检测小气道阻塞的指标。如果此两项指标实测值与预测值之比＜70%，同时Vmax50/Vmax25＜2.5，表示小气道功能障碍。Vmax50和Vmax25与年龄、性别、身高有关。

(三)频率依赖性肺顺应性

肺顺应性(lung compliance，CL)主要指胸肺组织的弹性，反映单位压力改变时能引起的容积变化。肺顺应性(CQ＝肺容积改变(AV)/跨肺压变化(AP)。肺顺应性包括肺静态顺应性(Gst)和肺动态顺应性(Bdyn)两种。肺静态顺应性指暂时阻断呼吸周期中气流(1～2秒)时所能测得的肺顺应性，主要判断肺组织的弹性。肺动态顺应性指不阻断呼吸周期中的气流时测得的肺顺应性，主要反映小气道功能(包括小气道病变和肺组织弹性下降)，故不同情况下顺应性的改变反映不同的病变特征。动态顺应性又分为正常呼吸频率(20次/分)和快速呼吸频率(60次/分)两种。正常人肺的动态顺应性与静态顺应性的比值为0.8以上，比值接近，能反映正常肺组织的弹性，此时动态顺应性不受呼吸频率的影响。如比值＜0.8，则提示小气道病变。

在气道早期病变和肺弹性轻度降低时，肺的顺应性随着呼吸频率的增快而降低。此时，肺动态顺应性受呼吸频率的影响，称为频率依赖性顺应性(frequency dependence of dynamic compliance，FDC)。随着小气道及肺组织弹性病变的加重，动态顺应性频率依赖性更显著。

第三节　内镜检查

内镜(endoscopy)检查是应用可送入人体腔道内的窥镜在直观下进行检查和治疗的技术。分为无创伤性和创伤性两种，前者指直接插入内镜，用来检查与外界相通的腔道(如消化道、呼吸道、泌尿道等)；后者是通过切口送入内镜，用来检查密闭的体腔(如胸腔、腹腔、关节腔等)。

内镜问世已一百多年，经历了硬管、半可屈式、纤维光束及电子摄像内镜几个阶段。自1869年德国医生Kussmaul制作成了第一根硬式胃镜以来，内镜就在不断地改良与发展。1957年美国H/chowitz始创了第一台纤维光束胃镜，从而使内镜开始进入纤维光学内镜的阶段，后经过多次改进、创新，已研制成多种类型内镜供临床使用，成为性能良好、便于操作、易被受检者接受的诊断和治疗方法。1983年美国公司研制并应用微型图像传感器(charge coupled device，CCD)代替了内镜的光导纤维导像术，宣告了电子内镜的诞生

内镜发展史上另一次历史性的突破。柔软、纤细可屈的镜身使操作灵巧，观察方便，患者痛苦大大减少；可控制的先端，扩大了内镜的视野，消灭了检查的盲区；不断改进的送水、送气和吸引装置，保证了插镜的效率和视野的清晰度；高质量、高分辨率的逼真图像效果，可清晰摄影、录像以记录各种病变，提高了诊断的准确率，并可供会诊、教学使用。随着电子技术的推广与普及，与电子计算机及图文处理系统的有机结合，更加有利于内镜技术的广泛使用，有利于资料的采集、储存、分析与交流。内镜技术不仅在消化道疾病的诊断上发挥了极其重要的作用，而且随着活检钳、细胞刷、圈套器、高频电刀、支架等各种诊断及治疗附件的使用，进而形成了新兴的治疗内镜(therapeutic endoscopy)领域。近年来随CCD技术的进步，电子内镜也不断改进，出现了高分辨率电子内镜、放大电子内镜、红外线电子内镜等。纤维内镜技术也在不断发展，现已能制成极细的内镜，如胆道子母镜、细径胰腺镜、极细径胰管镜。经口推进式及探条式小肠镜也有发展，并已出现经口双气囊电子小肠镜。轻量化的纤维内镜摄像接头已广泛应用，为内镜治疗的进一步开展创造了条件。

目前内镜已发展成一完整的体系，按其发展及成像构造可大体分为三大类：硬管式内镜、光学纤维(软管式)内镜、超声与电子内镜。按其功能分类，有分别用于消化道、呼吸系统、腹膜腔(即腹腔镜)、胆道、泌尿系、妇科、血管、关节腔的内镜。因而形成一个崭新的诊治领域，称为内镜学(Endoscopicology)。

内镜检查在我国自1954年开展以来，已有五十多年的历史。20世纪70年代初，北京协和医院在国内首先引进了纤维内镜。1973年成功研制了第一台国产纤维胃镜，很快在全国推广应用，现已能生产不同类型的内镜。1984年中华医学会南京分会办起了全国唯一的《内镜》杂志，对内镜技术的广泛交流起到了促进作用。目前，我国在内镜的临床应用和操作上已达到国际水平。

一、胃镜检查

胃镜检查是应用最早、进展最快的内镜检查。

【适应证】

(1)咽下困难,胸骨后疼痛、烧灼感,上腹疼痛、不适、饱胀,食欲下降等上消化道症状,原因不明者。

(2)上消化道出血需查明原因者。急性上消化道出血,早期检查不仅可获病因诊断,尚可同时进行治疗。

(3)X线钡餐检查不能确诊或不能解释的上消化道病变,特别是黏膜病变和怀疑有肿瘤者。

(4)需要随访观察的病变,如消化性溃疡、萎缩性胃炎、反流性食管炎、Barrett 食管等。

(5)药物治疗前后的对比观察或手术治疗后的随访。

(6)需作内镜治疗的患者,如摘取异物、上消化道出血的止血及食管静脉曲张的硬化剂注射与结扎、食管狭窄的扩张治疗、上消化道息肉摘除等。

【禁忌证】

(1)严重心肺疾患,如严重心律失常、心力衰竭、心肌梗死活动期、严重呼吸功能不全及哮喘发作期等。

(2)休克、昏迷等危重状态。

(3)神志不清,精神失常,检查不能合作者及有癫痫病史者。

(4)食管、胃、十二指肠穿孔急性期。

(5)严重咽喉部疾患、腐蚀性食管炎和胃炎、巨大食管憩室、主动脉瘤及严重颈胸段脊柱畸形等。

(6)急性传染性肝炎或胃肠道传染病一般暂缓检查;慢性乙型肝炎、慢性丙型肝炎或抗原携带者、AIDS 患者,应备有特殊的消毒措施。

【检查方法】

1.检查前准备

(1)检查前禁食 8 小时。估计有胃排空延缓者,需禁食更长时间。有幽门梗阻者,应事先洗胃再检查。

(2)阅读胃镜申请单,简要询问病史,做必要的体检,了解检查的指征,有否危险性及禁忌。并做好解释工作,消除患者恐惧心理,说明检查的必要性、安全性和检查方法,以取得患者的合作。

(3)麻醉:良好的咽喉部麻醉,可减少咽喉部受刺激而引起的恶心、呕吐,对完成插镜与观察是十分重要的。事先应询问患者有无麻醉药物过敏史,如对麻醉药物过敏或对多种药物过敏,可不予麻醉。常用的表面麻醉药物有 2%利多卡因喷雾咽部 2～3 次或吞服 1%丁卡因糊剂一口(约 10ml),于检查前 5～10 分钟用。

(4)镇静剂:一般无需使用镇静剂。过分紧张者可肌注地西泮 5～10mg;为减少胃蠕动可术前 10 分钟用山莨若碱 10mg 或阿托品 0.5mg 肌肉注射。

(5)口服去泡剂:可用二甲硅油去除胃、十二指肠黏膜表面泡沫,使视野更加清晰。

(6)检查胃镜及配件,注意光源、送水阀、送气阀、吸引装置、操作部旋钮控制的角度等,对胃镜性能及质量做到心中有数。检查电子胃镜的线路、电源开关,注意监视器屏幕影像。此外,内镜室应备有监护设备、氧气及急救药品。

2.检查方法

(1)患者取左侧卧位,双腿屈曲,头垫低枕,使颈部放松,松开领口及腰带,取下义齿。

(2)口边置弯盘，嘱患者咬紧牙垫，铺上无菌巾或毛巾。

(3)医师左手持胃镜操纵部，右手持先端约 20cm 处，直视下将胃镜经咬口插入口腔，缓缓沿舌背、咽后壁插入食管。嘱患者做深呼吸，配合吞咽动作可减少恶心，有助于插镜。注意动作轻柔，避免暴力，勿误入气管。

(4)胃镜先端在直视下缓缓插入贲门后，在胃底部略向左、向上旋镜可见胃体腔，推进至幽门前区时，俟机进入十二指肠球部，再将先端右旋上翘各 90°，操纵者向右转 90°，调整胃镜深度，即可见十二指肠降段及乳头部。由此退镜观察，逐段扫描，配合注气及抽吸，可逐一检查十二指肠、胃及食管各段病变。

(5)对有价值部位可摄像、活检、刷取细胞涂片及抽取胃液检查。

(6)退出胃镜时尽量抽气，防止腹胀。被检查者应于 2 小时后进温凉流质或半流质饮食。

【并发症】

1.一般并发症。发生喉头痉挛，下颌关节脱位，咽喉部感染、脓肿，腮腺肿大，食管贲门黏膜撕裂等。

2.严重并发症

(1)心搏骤停、急性心肌梗死、心绞痛等，是由于插镜刺激迷走神经及低氧血症所致，一旦发生应立即停止检查，积极抢救。

(2)食管、胃、肠穿孔，多由于操作粗暴，盲目插镜所致，通过 X 线摄片可确诊，应急诊手术治疗。

(3)发生吸入性肺炎及进行食管静脉曲张注射硬化剂、激光、扩张等治疗伤口继发感染，可术后用 3 天抗生素。为防止乙型、丙型病毒性肝炎传播，要求患者在胃镜检查前应检测乙、丙型肝炎病毒标志，对阳性者用专门胃镜检查，并对内镜活检钳和管道充分消毒，清水清洗。

(4)低氧血症是由于内镜压迫呼吸道引起通气障碍及病人紧张憋气所致，停止检查，吸氧，一般都能好转。

【临床应用】

消化内镜的使用，使得上消化道疾病诊断率明显提高。对胃肠黏膜浅表性病变、早期肿瘤和上消化道出血病因的诊断等特别有帮助，此外尚有息肉、食管与胃底静脉曲张、血管畸形、食管贲门撕裂伤、憩室、异物、寄生虫等。

1.炎症。急性炎症时很少进行胃镜检查，故胃镜检查以发现慢性炎症居多。

(1)慢性浅表性胃炎：黏膜充血，斑片状发红，甚至呈条纹状或簇状分布；黏膜水肿、反光增强，红白相间，胃小区显著，黏膜下出血，表面可有针尖样或片状糜烂，可平坦或隆起，表面附有白色薄苔，周围有红晕。

(2)慢性萎缩性胃炎：表现为黏膜苍白或花斑状(以白为主)，黏膜萎缩变薄，皱襞变浅甚至消失；黏膜下血管透见。因伴局灶性增生和肠腺化生而表现为小结节状或粗糙颗粒状，表面缺乏光泽，分泌物少。

2.溃疡。可位于食管、胃、十二指肠等部位，以十二指肠球部及胃窦部慢性溃疡为多。内镜下消化性溃疡可分为活动期(A)、愈合期(H)和瘢痕期(S)，其中每一期又可分为 1、2 两个阶段。

(1)活动期:可见圆形或椭圆形凹陷,直径多数在0.5～1.5cm,底部附以白苔或污浊苔,周围光滑,但多有充血、水肿及黏膜集中。

(2)愈合期:溃疡缩小、变浅,白苔边缘光滑,变薄,周边水肿消失,再生上皮明显呈红色栅状,可见黏膜皱襞集中,达溃疡边缘。

(3)瘢痕期:溃疡消失,为再生上皮覆盖,黏膜皱襞呈放射状集中。

3.肿瘤。上消化道肿瘤如胃癌、食管癌相当多见,内镜检查时对镜下的炎症、息肉、溃疡、隆起等病变应高度警惕,必要时配合活组织检查以提高早期癌肿检出率,从而使患者得到早期治疗。

早期胃癌仅累及黏膜或黏膜下层,无淋巴结转移,肿瘤可表现为微小的隆起或凹陷,直径一般在1cm以下,需仔细观察,配合活检做出诊断。进展期胃癌胃镜下可根据形态分为隆起型、溃疡型、浸润型,识别并无困难。浸润型胃癌时,溃疡可有可无,而胃壁可变得僵硬、增厚、扩张受限,缺乏蠕动,形成"皮革胃",极易被忽视。食管癌大体类型与胃癌近似,但多来源于鳞状上皮,少数腺癌多与慢性食管炎、食管黏膜胃上皮化生有关。

二、小肠镜检查

小肠是消化道最长的器官,且小肠离消化道两端开口均较远,迂曲冗长,与食管、胃和结肠相比,小肠疾病的发病率相对较低,病变种类繁多,起病隐匿,症状特异性不强,病变部位深,使小肠疾病的早期诊断非常困难。小肠镜的临床应用为小肠疾病的诊断提供了一个良好的手段。

临床使用的小肠镜包括普通小肠镜、胶囊内镜、双气囊电子小肠镜。因普通小肠镜检查时间长、患者痛苦大、并发症多等缺点,现临床应用较少,下面主要介绍胶囊内镜和双气囊电子小肠镜。

(一)胶囊内镜

尽管小肠镜检查技术有了很大发展,但仍存在不足,其中推进式小肠镜检查技术要求高,最远只到达Treize韧带以下100cm左右,且检查过程中痛苦较大,对小肠疾病诊断率较低,并发症多。胶囊胃镜的出现实现了全小肠直视下检查,对小肠疾病的病因诊断意义重大。

胶囊内镜的设备包括进入人体的胶囊、外接和控制设备、数据分析设备。

【适应证】

(1)主要适应证为小肠疾病,尤其病变在中段空肠以下和回肠部位者。

(2)原因不明的小肠病变,如出血、疼痛、不完全梗阻、消化吸收不良等。

(3)怀疑患某些消化道疾病,无法耐受或完成常规内镜检查者。

【禁忌证】

(1)有明显消化道动力异常者。

(2)完全性梗阻者。

(3)安装心脏起搏器者。

(4)检查不合作者。

(5)某些药物使用者,如解痉药、尼古丁类、降血糖药物等。

【检查方法】

胶囊是由特殊材料制成。吞服后，借助肠蠕动，胶囊顺肠壁下滑出现最佳窗口时，可通过透镜获得图像，得到的图像通过患者佩带的接收器接收后，保存于便携式记录器里，整个系统可以保持超过 5 小时的持续记录，最后检查完毕，记录器里的图像可通过计算机进行处理、分析。

【临床应用】

由于胶囊内镜可获得从口腔到大肠高质量的图像，因此可用于监测病变进展和发现普通内镜检查遗漏的一些病灶。对复发性小肠出血的诊断价值大，可成功检测出小肠病变，明确出血部位和指导进一步治疗。对大肠病变的检测，由于大肠移动慢且不可预测，而电池又仅能维持 5 小时，故用于大肠检查受到挑战。

胶囊造价较高，图像的摄取是随机的，视野有限，存在一定的漏诊率；医生不能控制整个检查过程，不能实现有目的的重点检查，不能精确定位，不能进行组织学检查等。

(二)双气囊电子小肠镜

胶囊内镜的出现虽然解决了全小肠直视下检查的问题，但是也存在一定的弊端，如检查过程太长，不能直视观察，也不能取材，漏诊率较高，而双气囊电子小肠镜综合了普通小肠镜和胶囊内镜的大部分优点，临床诊治效果较为理想。

双气囊电子小肠镜构造基本上与普通电子小肠镜相似，头端多一个气孔。整个内镜系统包括主机、内镜、外套管和专用气泵四个部分。内镜和外套管前端各安装有一个可充气、放气的气囊，两个气囊分别接于专用气泵。

【适应证】

(1)原因不明的消化道出血。

(2)克罗恩病。

(3)小肠造影检查有异常发现者。

(4)怀疑有小肠器质性病变者。

(5)多发性息肉综合征。

【禁忌证】

(1)有内镜检查禁忌证者。

(2)急性胰腺炎或急性胆管感染。

(3)腹腔广泛粘连。

【检查方法】

(1)患者术前禁食 12 小时。

(2)术前 10 分钟肌肉注射地西泮 5mg。

(3)口服消泡剂，口咽部局部麻醉。

(4)先将外套管套在镜身上，以普通小肠镜手法推进至十二指肠水平段后，将镜前端部气囊充气，使内镜头部不易滑动，然后将未充气的外套管沿镜身滑至内镜前部，随后将外套管气囊充气，此时，两个气囊均已充气，内镜、外套管与肠壁已相对固定，缓慢拉直内镜和外套管，将内镜头端气囊放气，将镜身缓慢向深部插入，再依次将镜前端部气囊充气，使其与肠壁间相对固定，并同时释放外套管气囊，沿镜身前滑。重复上述充气、放气、滑行外套管和钩拉等动作，即可使镜身缓慢、匀速地推进到小肠深部。

【临床应用】

小肠疾病的内镜检查常用于不明原因消化道出血、腹痛待查、腹泻待查及不完全性肠梗阻等。绝大部分患者对检查的耐受性良好，不明原因消化道出血的病因确诊率高；腹痛、腹泻阳性诊断明确；不完全小肠梗阻亦可获明确诊断。

双气囊电子小肠镜操作比较简单，病人痛苦小，在X线监视下进行有助于操作，循腔进镜，图像清晰，可观察全小肠，发现病变能同时进行活检、标记等内镜下处理。双气囊电子小肠镜是一种安全、可靠、有较高临床诊断价值的小肠疾病检查手段，也是目前最理想的检查手段之一。

三、结肠镜检查

结肠镜检查可分为乙状结肠及全结肠检查，前者检查自肛门至乙状结肠60cm范围的病变，而全结肠镜检查可到达回盲部甚至末段回肠。

【适应证】

(1)原因不明的腹泻、便血、下腹痛、贫血、腹部包块等。

(2)灌肠或乙状结肠镜检查有狭窄、溃疡、息肉、肿瘤、憩室等病变需要进一步确诊者。

(3)肠道炎性疾病的诊断与随访观察。

(4)结肠癌肿的术前诊断、术后随访。癌前病变的监视，息肉摘除术后随访观察。

(5)需做止血及结肠息肉摘除等治疗者。

【禁忌证】

(1)肛门、直肠严重狭窄。

(2)急性重度结肠炎，如重症痢疾、溃疡性结肠炎及憩室炎等。

(3)急性弥漫性腹膜炎及腹腔脏器穿孔、多次腹腔手术、腹内广泛粘连及大量腹水者。

(4)妊娠妇女。

(5)严重心肺功能衰竭、精神失常及昏迷患者。

【检查方法】

1.检查前准备肠道准备是检查成功的关键之一。

(1)检查前1～2日进少渣半流质饮食，检查当日晨禁食。

(2)肠道清洁有多种方法，以前倾向于用盐类泻剂(主要为含氯化钠的洗肠液300绀4000ml，或含磷酸缓冲液的清肠液1000ml)，现多用20%甘露醇口服法：检查前2小时服20%甘露醇250ml，然后饮糖水或糖盐水500～1000ml(速饮)，半小时后开始腹泻，直到排出清水后才可检查。此法对结肠黏膜无刺激作用，但因甘露醇在肠内可被细菌分解，产生易燃气体，如行高频电凝治疗有引爆的危险，应特别注意。

(3)阅读结肠镜申请单，简要询问病史，做必要体检，了解检查的指征，有否禁忌证。

(4)术前用药：①对精神过度紧张者可肌注地西泮5－10mg，哌替　50mg，由于此类药可使痛阈增高，降低引起肠穿孔等反应的信号，应特别警惕。②术前5～10分钟用阿托品0.5mg肌注。此类药可抑制肠蠕动，有利于进镜、活检等操作。

乙状结肠镜检查多不需术前用药；全结肠镜检查者如操作熟练，患者又能充分理解与配合者亦可不用药。

(5)检查室最好有暗室设备及 X 线机、监护装置及抢救药品，以备不时之需。

(6)检查结肠镜及配件如同胃镜，以确保结肠镜性能及质量。

2.检查方法

(1)国内多采用无 X 线透视下双人操作检查，亦有单人操作者，镜检难度较胃镜为大，需要术者与助手配合默契，共同完成。

(2)嘱患者穿上开洞的检查裤后取左侧卧位，双腿屈曲。

(3)术者先做直肠指检，了解有无肿瘤、狭窄、痔疮、肛裂等。助手将肠镜先端涂上润滑剂(一般用硅油，不可用液状石蜡)后，再嘱患者张口呼吸，放松肛门括约肌，以右手示指按压物镜头，使镜头滑入肛门，此后按术者指令缓缓进镜。

(4)遵照循腔进镜配合滑进、少量注气、适当钩拉、去弯取直、防襻、解襻等插镜原则逐段缓慢插入肠镜。特别注意抽吸缩短与取直乙状结肠及横结肠，在结肠的脾曲、肝曲处适当钩拉、旋镜，并配合患者呼吸及体位进镜，以减小转弯处的角度，缩短检查的距离。

(5)到达回盲部的标志为月牙形的阑尾孔、Y 字形(画盘样)的盲尖皱襞及鱼口样的回盲瓣。

(6)退镜时，操纵上下左右旋钮，可灵活旋转先端，环视肠壁，适量注气、抽气，逐段仔细观察，注意肠腔大小、肠壁及袋囊情况。

(7)对有价值部位可摄像、取活检及行细胞学等检查协助诊断。

(8)检查结束时，尽量抽气以减轻腹胀，嘱患者稍事休息，观察 15～30 分钟再离去。

(9)做过息肉摘除、止血治疗者，应用抗菌治疗、半流质饮食和适当休息 3～4 天，以策安全。

【并发症】

1.肠穿孔。可产生剧烈腹痛、腹胀，有急性弥漫性腹膜炎体征，X 线腹部透视见膈下游离气体，一经确诊应立即手术。

2.肠出血。是由于插镜损伤、活检过深、电凝止血不足而致，应避免。

3.肠系膜裂伤。罕见于操作粗暴。如有腹腔内粘连时易造成肠系膜裂伤，少量出血可保守治疗，大量出血甚至血压下降，应剖腹探查，并做相应处理。

4.心脑血管。意外由于检查时过度牵拉刺激了迷走神经，引起反射性心律失常，甚至心搏骤停。

【临床应用】

结肠疾病的基本病变(如炎症、溃疡及肿瘤)与上消化道疾病有相似之处。常见的病变有溃疡性结肠炎、Crohn 病、结肠肿瘤等。

1.溃疡性结肠炎。镜下多表现为黏膜广泛充血、水肿、糜烂或浅表溃疡，表面有脓苔或渗出物，形态多样，并伴炎性息肉形成。

2.Crohn 病。镜下见跳跃式分布的纵行或匍行深溃疡，附近有多发的大小不等的炎性息肉，周围黏膜正常或呈鹅卵石样增生，肠壁明显增厚，肠腔明显狭窄。

3.结肠良性肿瘤。以结肠腺瘤多见，其大小、形态、有蒂或无蒂对判断类型及预后均甚重要。

4.结肠恶性肿瘤。主要是大肠癌，近年来有增多之势，好发于直肠、乙状结肠，病理类型与胃癌相似，以息肉型(或肿块型)最多见，其次为溃疡型和浸润型。早期结肠癌多源于腺瘤恶变，结肠镜检查是诊断和随访的主要手段。

四、电子支气管镜检查

电子支气管镜是在纤维支气管镜的基础上用微型化的电荷耦合器件（CCD）技术替代光纤系统，将影像传送到电视监护器的一种支气管镜。常用于支气管、肺和胸腔疾病诊治。

【适应证】

(1)原因不明咯血，需明确出血部位和原因者。

(2)性质不明的弥漫性肺病变、肺内孤立结节或肿块，需作活检者。

(3)同一部位反复发生肺炎或有持续性咳嗽或局限性喘鸣音无法解释者。

(4)原因不明的喉返神经麻痹、膈神经麻痹或上腔静脉阻塞。

(5)X线胸片无异常，而痰中找到肿瘤细胞者。

(6)用于治疗：支气管胸膜瘘瘘口的闭合；直视下吸除浓痰、脓栓、坏死物；肺癌局部瘤体注药、冷冻、激光治疗等。

【禁忌证】

(1)有严重心肺功能不全者。

(2)颈椎畸形，无法插入者。

(3)极度衰弱，不能耐受检查者。

(4)对麻醉药过敏者。

(5)急性上呼吸道感染者暂缓检查。

【检查方法】

1. 术前4小时禁食，术前半小时皮下注射阿托品0.5mg，肌注地西泮10mgo

2. 麻醉先以2%利多卡因溶液喷雾咽喉作局部麻醉，每2～3分钟一次，共3次；然后再经环甲膜穿刺注入或于镜管插入气管后立刻注入2～5ml。

3. 插管途径多采取经鼻插管，插管前在选好之鼻腔滴入1%麻黄碱溶液2～3滴，如遇两侧鼻腔均有病变或狭窄不便插管，或有呼吸功能不全需同时高浓度给氧者，可经口插管。

4. 操作步骤

(1)患者一般取卧位，不能平卧者亦可取坐位。术者左手握镜的操纵部，调节角度钮，使插入部末端略向上翘起，用右手将镜徐徐插入鼻腔，然后将角度调节钮拨回原位，沿咽后壁滑入喉部，找到会厌与声门，观察声带活动情况。

(2)当声门开放时，将镜迅速送入气管，在直视下边向前推进边观察气管内腔，直达隆突，观察隆突形态和活动情况。

(3)看清两侧主支气管口后，再将镜插进一侧主支气管，先查健侧，后查患侧。根据各支气管的位置、走向，拨动调节钮，改变镜体末端的角度与方向，以插入各段支气管。

(4)镜检过程中，注意支气管黏膜的颜色、表面情况与质地，有无充血、水肿、渗出、出血、糜烂、溃疡、增生、结节与新生物，间嵴是否增宽，管壁有否受压，管腔有无狭窄与阻塞，以及分泌物多少，有无脓液溢出等。对直视下看到的病变，先取材活检，后用毛刷刷取涂片，或用10ml灭菌生理盐水注入病变部位进行灌洗（BL），作细胞学或病原学检查。

【临床应用】

1. 协助疾病的诊断。主要用于肺部感染性病变、弥漫性肺部间质性病变的诊断，通过其冲洗液可做细菌、结核的培养，提供病原学的依据；对活动性出血的咯血病人，可确定出血部位；对肺癌诊断阳性率亦较高，尤其是管内增殖型及管壁浸润型，亦能发现极其微小甚至肉眼看不到的肿瘤和黏膜下所隐藏的肿瘤。

2.协助疾病的治疗。各种原因引起的呼吸衰竭，因分泌物黏稠阻塞气道，可利用直接插镜进行床边吸痰，常可取得良好效果；胸外伤及胸腹手术后并发症的治疗，用其吸引可避免或减少并发症的发生；也常常用其来取异物。

五、超声内镜

超声内镜检查术是将微型高频超声探头安置在内镜顶端，当内镜插入体腔后，通过内镜直接观察腔内的形态，同时又可以进行实时超声扫描，以获得管道层次的组织学特征及周围邻近脏器的超声图像，从而进一步提高了内镜和超声的诊断水平。

超声内镜的种类：按应用范围分为超声胃镜、超声肠镜、超声腹腔镜等；按探头运动方式分为电子触发式和机械旋转式；按扫描方式分为线阵式超声内镜和扇形扫描超声内镜；按器械结构分为纤维超声内镜、电子超声内镜、多普勒超声内镜、经内镜的微超声探头等。

【适应证】

1.食管。食管癌手术前分期。判断黏膜下肿瘤的起源层次及超声特点。纵隔淋巴结细针穿刺活检。

2.胃癌。胃癌手术前分期。判断黏膜下肿瘤的起源层次及超声特点。胃淋巴瘤分期。探测胃巨大皱襞的厚度及层次特征。胃癌术后的监测。

3.结直肠大肠癌手术前分期。判断黏膜下肿瘤的起源层次及超声特点。探测盆腔及肛门周围疾患。

4.胰腺胆管。胰腺癌、胆管癌及十二指肠乳头癌手术前分期。慢性胰腺炎、胰腺囊性疾患的鉴别诊断。神经一内分泌肿瘤的定位。胰腺占位细针穿刺活检。

5.胆管结石。

【禁忌证】

1.绝对禁忌证①严重心肺疾患不能耐受内镜检查者。②处于休克等危重状态者。③疑有胃穿孔者。④不合作的精神病患者或有严重智力障碍者。⑤明显的胸主动脉瘤、脑出血者。

2.相对禁忌证①巨大食管憩室、明显的食管静脉曲张或高位食管癌、高度脊柱弯曲畸形者。②有心脏等重要脏器功能不全者。③高血压未获控制者。

【检查方法】

1.术前准备。患者需空腹 4－6 小时以上。术前用药准备及体位同相应胃镜、肠镜检查。

2.器械准备。主要为内镜和超声系统。内镜系统包括超声专用内镜、附件（活检钳、清洗刷）、自动注水器、水囊；超声系统包括超声发生器、超声监视器、电源等。

将超声微探头与内镜连接，接上超声驱动装置，检查超声波形是否正常，并检查水囊是否密封，有否漏水等。

3.超声探查方式

（1）水囊法：于内镜顶端超声探头的周围置橡皮囊，经超声内镜的固定通道注入无气水 3

～5ml,使其接触消化道壁以显示壁的层次及其外侧相应的器官。

(2)浸泡法:向检查腔内注无气水,探头在水中探查。

(3)水囊法加浸泡法:超声内镜插至检查部位后,先抽尽胃内空气,再注入无气水300～500ml,使已充水的水囊浸泡在水中,然后进行探查。

【并发症】

消化道超声内镜检查较安全,通常无严重并发症。可能发生的有:①窒息:主要由于胃内注水过多时变动患者体位所致。②吸入性肺炎:系患者术中误吸所致。③麻醉意外。④器械损伤。⑤出血。⑥心血管意外。

六、其他内镜检查

(一)内镜逆行胰胆管造影术

内镜逆行胰胆管造影术(endoscopic retrograde cholangiopancreatography,ERCP)是在纤维十二指肠镜直视下,通过十二指肠乳头将导管插入胆管和(或)胰管内进行造影。本法可直接观察十二指肠及乳头部的情况和病变,对可疑病变直接取材作活检;收集十二指肠液、胆汁、胰液进行理化及细胞学检查;通过造影显示胆道系统和胰腺导管的解剖和病变。对胆道疾病,特别是黄疸的鉴别诊断有较大价值。

(二)腹腔镜

近十几年来,腹腔镜(laparoscope)的应用有了长足发展,突出地表现在不仅能以微小的创伤、很轻的痛苦直观间接地获取诊断依据,并能使诊断与手术一体化,大大拓宽了现代腹腔镜的应用范围。联合应用腹腔镜超声诊断技术,则可使用高分辨率的超声探头直接探查靶器官及周围脏器的"表""里"结构,以高清晰度的扫描图像获得更为明确的诊断。20世纪80年代,我国已开展了腹腔镜胆囊切除术,其优点:①手术安全;②患者创伤小,疼痛轻,进食早,恢复快;③通过配合常规器械,解决了腹膜后间隙手术中遇到的无腔隙、解剖部位及标记不清的难题;④使用一次性用品很少,减少患者费用。

(三)膀胱镜

20世纪80年代膀胱镜(cystoscope)在我国泌尿系统疾病的诊断中已广泛应用,如软性膀胱镜和软性输尿管镜的应用等。20世纪90年代北京医科大学率先开展了应用膀胱镜诊断和治疗泌尿外科疾病的研究。目前应用最广泛的是合并激光或电击结石手术。膀胱镜在妇科的应用范围也日趋扩大,如在直视下取活组织检查确诊子宫内膜异位症、卵巢囊肿摘除术等。

第四节　脑电图及脑电地形图

一、脑电图

脑电是大脑皮层神经细胞的一种自发性电活动,脑电图(electroencephalogram,EEG)

记录的是头皮上两点之间的电位差，或头皮和无关电极或特殊电极之间的电位差。把这种电位差放大经荧光屏显示或经各种描记方式记录的脑电曲线，通称脑电图。

脑电图检查是通过记录脑的自发性生物电活动而了解脑功能的一种无创性生物物理检查方法，既可了解脑生理功能，又能反映脑病理变化，并可帮助筛选颅内病变及了解脑部疾病和其他。疾病引起的脑功能改变，成为临床诊断的重要辅助手段之一。

【产生原理】

1. 脑电活动的起源。脑电活动是大脑皮层神经元活动的产物。目前，多数人认为突触后电位是 EEG 形成的基础，更确切地说，从脑表面所记录到的脑电活动是大脑内无数神经元的胞体和树突的突触后膜活动时所产生的兴奋性突触后电位（EPSP）与抑制性突触后电位（IPSP）所引起的细胞外电场变化的综合结果，即皮层电图的电位变化是由于电流在皮层细胞的树突和胞体两极间变动而形成的。

2. 脑电活动节律性的产生。脑电活动中自发性节律放电的机制，至今尚未完全明了。现在认为，大脑皮层电活动的节律性是由丘脑的节律性所决定的。以微电极在丘脑的神经元作细胞内记录，无论是短暂由外周冲动传入丘脑或逆行刺激丘脑向皮层发出的投射纤维，均可使丘脑神经元周期性地发生去极化并伴随细胞放电，随后出现 IPSP，并且同时放电暂停。大量试验表明，这种 IPSP 与经过抑制性中间神经元的返回性抑制有关。其后，由于抑制后反跳，丘脑神经元又进入兴奋状态，从而周期性地交替出现兴奋与抑制过程，因此丘脑向大脑皮层发放的冲动便是间歇性脉冲。这就是大脑皮层节律性电活动的根本原因。

【脑电图机】

脑电图机是将极其微弱的脑生物电信号进行多级放大，并记录下来的一种装置。除常规的描记仪外，可附加声光刺激器、自动频率分析装置、电视监测及录像装置。利用电视监测及录像装置可将病人的状态及 EEG 情况同时记录下，以供会诊时用。还可用动态记录装置连续记录病人 24 小时脑电活动，然后仅需短时间即可进行分析处理，这对于发作性疾病尤其是夜间发作者及观察睡眠 EEG 变化很有益处。现代脑电图机还可同步记录其他。各种生命体征及生物电（如呼吸、脉搏、心电、肌电等），这对于同时掌握被抢救与治疗的患者身体各部分功能是十分有益的，常用于危重病人监护。

【诱发试验】

临床 EEG 检查由于受描记时间的限制，往往不易检出脑电的间歇性异常，因此常使用诱发试验提高间歇性异常的检出率。诱发试验系在安静、闭目、觉醒状态下记录的 EEG 未见异常或异常不太明显时，给病人以某种刺激，使脑部原有潜在性异常电活动显露或已有的异常电活动更显著。常用的诱发试验有以下几种：睁闭眼试验、过度换气试验、闪光刺激、声音刺激、睡眠诱发、剥夺睡眠诱发。

为了提高诱发效果，减少不良作用和临床发作的危险性，还可采用两种或两种以上诱发方法进行合并诱发，称联合诱发试验。其中常用的有剥夺睡眠－睡眠联合诱发。

【正常脑电图】

(一)成人正常脑电图

在清醒、安静和闭眼放松状态下，脑电的基本节律是 a 波，主要分布在枕叶和顶部。p 波主要分布在额叶和额叶。部分正常人在半球前可见少量。波。清醒时几乎不出现 6 波。

(二)儿童正常脑电图

在分析儿童EEG时应特别注意年龄特点和生理上的变化。严格地说,从早产儿、新生儿至青春期,每一年龄组都有其特点,可概括为:以慢波为主,随年龄增加慢波逐渐减少,而a波逐渐增加,14—18岁接近成人。

(三)正常成人睡眠脑电图

睡眠EEG可按EEG的变化、睡眠的深度、眼球运动三种方法进行分期。

【异常脑电图】

1.弥漫性慢波背景活动。为弥漫性慢波,是最常见的异常表现,但无特异性。可见于各种原因所致的弥漫性脑病、缺氧性脑病、中枢神经系统变性病及脱髓鞘性脑病等。

2.局灶性慢波。由局灶性脑实质功能障碍所致。见于局灶性癫痫、局灶性硬膜下血肿、局灶性硬膜外血肿及脑脓肿等。

3.三相波。一般为中至高波幅、1.3—2.6Hz的“负—正—负”或“正—负—正”波。主要见于肝性脑病和其他。中毒代谢性脑病。

4.癫痫。在诊断癫痫的所有方法中,EEG是重要的检查方法。癫痫的EEG阳性率约为80%,若能重复检查并采用适当的诱发试验,其阳性率可增加到90%～95%。尤其对非典型癫痫发作、各种异型与隐匿型癫痫,EEG的重要性更加突出,甚至起着决定性的作用。癫痫样放电包括棘波、尖波、棘慢波综合、多棘波、尖慢波综合及多棘慢波综合等。50%以上病人发作间期也可见癫痫样放电,放电的不同类型通常提示不同的癫痫综合征,如多棘波和多棘慢波综合通常伴有肌阵挛,见于全身性癫痫和光敏感性癫痫等。高波幅双侧同步对称,每秒3次重复出现的棘慢波综合,提示失神小发作。

5.弥漫性、周期性尖波。通常指在弥漫性慢波活动的基础上出现周期性尖波,可见于脑缺氧和Cretzfeldt—Jakob病。

【临床应用】

(一)主要适应证及临床应用价值

目前脑电图的临床应用范围较广,主要用于癫痫、颅内肿瘤、脑血管疾病、颅脑损伤、中枢神经系统感染、变性与脱髓鞘性疾病、脑病、代谢性疾病、内分泌疾病、精神病、脑性瘫痪等疾病,也用于意识障碍、惊厥、觉醒与睡眠障碍、智能障碍、头痛、眩晕等症状的病因诊断。

EEG检查可以帮助脑部疾病的诊断与鉴别诊断,帮助脑部病灶的定性定位诊断,帮助了解脑部疾病的演变过程和脑功能状态,判断疗效,估计预后及指导治疗等。

(二)注意事项

1.检查前2～3天停用对中枢神经系统有影响的药物。必须剃头或洗头,以减少皮肤电阻。检查前进餐,以防止低血糖影响检查结果。

2,交代检查中的注意事项:如闭眼但不能瞌睡;头脑保持清醒但不能想任何问题;教会病人如何进行睁闭眼试验、过度换气和心算试验;检查过程中,全身肌肉放松,头脑保持不动。如果要做其他。诱发试验,应征求病人及家属的同意。

二、脑电地形图

脑电地形图(brain electrical activity mapping,BEAM),亦称脑生物电地形图,是将脑电

信号通过频谱分析"得出瞬间的平面数据,然后将分析的结果显示在头颅模式图上。脑电地形图检查无创伤,无痛,客观准确地反映大脑损伤的范围、程度,重复性好,灵敏度高于常规脑电图,脑电地形图直观醒目,定位准确,能够把脑损伤的程度、面积以数字的等级量显示在模式图上,它有助于临床医师识图和了解病情的发展。

【原理】

脑电地形图的基本原理是将通过脑电放大后的脑生物电信号,再次输入到计算机内进行二次处理,将脑生物电信号转换成一种能够定量和定位的脑电波图像,脑电波的定量可以用数字和颜色来显示,其图像类似二维平面的CT,它使大脑的功能变化与形态定位结合起来,表现形式直观醒目,定位准确,能够客观地对大脑的功能进行评价。

【适应证】

1. 鉴别脑器质性疾病和功能性疾病,如抽搐、精神障碍、聋盲等器质性或功能性疾病。

2. 各种脑部疾病诊断、鉴别诊断及定位,常用于癫痫、脑瘤、脑外伤、脑内血肿、脑炎、脑寄生虫病、脑脓肿、脑血管病、各种脑性昏迷原因待查等。

3. 了解全身疾病所致脑部是否受累,如颅内是否有肿瘤转移、感染、中毒,肝或肾性疾病等是否造成脑功能损害。

4. 随访了解脑部疾病的变化、疗效,脑发育状况,帮助了解脑衰老及脑死亡。

【禁忌证】

1. 头皮外伤严重,广泛或开放性颅脑外伤,无法安放电极或可能因检查造成感染者。

2. 不宜搬动的病情危重的病人,而脑电地形图又不能移至床旁检查者。

3. 极度躁动不安,当时无法使其镇静而配合检查者。

【检查前准备】

1. 检查前一天用肥皂水洗头。

2. 检查前应停服镇静剂、安眠剂及抗癫痫药物1～3天。

3. 检查前应进食,不宜空腹,不能进食或呕吐者应给葡萄糖静脉注射。

脑电地形图,是继CT和核磁共振之后又一新的成像技术,是20世纪80年代诞生的检查方法。此项检查技术既能进行病理诊断,又可以进行功能诊断。

与CT比较,CT对大脑功能性损害的灵敏度、范围和程度等反映均不够理想,而脑电地形图具有较高的敏感性,它比常规脑电图曲线能带来更多的信息。脑电地形图对不对称病变更敏感。因此,脑电地形图优于常规脑电图检查。脑电地形图能把各种频率的改变部位、范围及其量的差别用彩色图形准确客观地显示出来,而这正是常规脑电图描述的弱点。

第六章 影像诊断学

医学影像诊断学(medical diagnostic imaging)是阐明利用影像表现的特点在临床医学上进行诊断工作的一门临床学科。影像诊断学在临床医学中应用已100余年,自德国物理学家伦琴(Wilhelm Conrad Rdntgen)发现X线以后不久,在医学上就被应用于人体检查,进行疾病诊断,从而形成了X线诊断学(X-ray diagnostics),并奠定了影像医学的基础。当前,医学影像技术发展迅速,已形成了包括放射诊断学(diagnostic radiology)、计算机体层成像(computed tomography,CT)、超声成像(ultrasonography,US)、磁共振成像(magnetic resonance imaging,MRI)、介入放射学(interventional radiology,IR)及核医学(nuclear medicine)在内的多种成像检查体系。这些成像技术基于成像原理不同,各具其优势和不足,因而在临床上有不同的适用范围和应用价值。

第一节 总论

传统X线影像不利于图像的存储及传输,20世纪末相继出现了计算机X线摄影(computed radiography,CR)及数字X线摄影(digital radiography,DR)。CR、DR是数字化图像,便于图像存储、传输及后处理,CR不如DR方便,目前,DR已逐步取代传统X线摄影及CR。数字减影血管造影(digital subtraction angiography,DSA)是介入放射学的基础影像技术,具有临床诊断和治疗双重作用,是血管成像的金标准。

一、X线检查

X线检查技术包括:透视、X线摄影及造影检查。

1. 透视(fluoroscopy)。以往透视主要用于胸部体检,现已很少应用,主要用于观察动态脏器,如消化道造影、放射介入治疗等。

2. X线摄影(radiography)。适用于检查:①具有良好自然密度对比的器官和部位所发生的病变,如胸部、骨关节和乳腺疾病;②与周围结构有明显密度对比的病变,如胆道和泌尿系统阳性结石、游离气腹和肠梗阻等。

3. X线造影检查。主要用于检查消化道、泌尿系统和心血管系统疾病。

二、CT检查

CT分为传统普通CT、单层螺旋CT(single slice spiral CT,SSCT)、多层螺旋CT(multi-slice spiral CT,MSCT)及双源CT(dual source CT,DSCT)。目前,临床上最常用的是MSCT,DSCT在心脏成像上具有极为突出的优势。

CT检查技术包括:平扫(plain scan)、增强扫描(contrast enhancement)特殊扫描及CT

新技术。

1. CT 平扫。不注入对比剂的常规扫描，适用于各部位疾病的检查，一般均应先行平扫。

2. CT 增强扫描。是指在血管内注射对比剂后再行扫描的检查方法，目的是提高病变组织同正常组织的密度差，显示病灶的供血情况，主要用于疾病的诊断与鉴别诊断。

3. CT 特殊扫描。包括薄层扫描（thin slice scan）和高分辨 CT 扫描（high resolution CT，HRCT）。薄层 CT 扫描一般用于检查较小的病灶及组织器官，如肺小结节、肾上腺等。高分辨 CT 扫描具有良好的空间分辨率，显示细微结构优于普通 CT 扫描，常用于肺弥漫性间质性病变、耳部检查等。

4. CT 新技术

（1）CT 血管成像：包括 CT 动脉成像（computer tomography angiography，CTA）和 CT 静脉成像（computer tomography venography，CTV），可用于全身血管病变的诊断。

（2）CT 尿路成像（CT urography，CTU）：可整体观察肾盂、肾盏、输尿管和膀胱。

（3）CT 灌注成像（perfusion of CT）：可用于急性、超急性期脑梗死的诊断及肿瘤治疗后的疗效评价。

（4）CT 能谱成像（energy spectra of CT）：可用于泌尿系结石的成分分析及痛风石的显示等。

（5）图像后处理技术：主要包括多平面重组（multi planar reconstruction，MPR）、曲面重组（curved planar reconstruction，CPR）、最大密度投影（maximum intensity projection，MIP）、最小密度投影（minimum intensity projection，MinP）、CT 仿真内镜（virtual endoscopy，VE）、容积再现（vomule rendering，VR）及表面阴影显 ZK（shaded surface display，SSD）等。图像后处理技术可以从多角度、多方位观察病变，充分显示病变的内部结构及毗邻关系，大大提高了病变的检出率及诊断的准确率。CT 检查的密度分辨力高，易于发现病变，临床上应用广泛，适用范围几乎覆盖了人体各个系统的解剖部位，其中包括中枢神经系统、头颈部、胸部、心血管系统、腹盆部、骨骼肌肉系统等。

三、超声检查

超声是目前临床上应用最为广泛的影像学检查之一，操作简便、无辐射，且为实时动态成像。主要用于：①眼眶、颈部、乳腺、腹盆部及肌肉软组织等病变；②心脏和四肢血管病变；③病变穿刺活检、引流等，目前是主要的定位方法；④术中寻找小病灶或明确毗邻关系。

四、MRI 检查

MRI 检查技术主要包括：MRI 增强扫描、MRI 血管成像（magnetic resonance angiography，MRA）、MRI 水成像（magnetic resonance hydrography，MRH）、MRI 脂肪抑制（magnetic resonance fat－suppression，MRFS）、MRI 波谱（magnetic resonance spectroscopy，MRS）及 MRI 功能成像（functional MRI，fMRI）。

MRI 检查临床上主要用于：①中枢神经系统、头颈部、乳腺、纵隔、心脏功能、腹盆部、肌肉软组织及骨骼病变，并可对 X 线、CT 和超声检查发现而不能诊断的病变，如乳腺、肝的肿块和肾上腺疾病等，进行诊断与鉴别诊断；②检出 X 线、CT 和超声检查难以或不能发现的病变，如脑微小转移瘤、骨挫伤、关节软骨退变和韧带损伤等。此外，fMRI 和 1H－MRS 也常用于疾病的早期发现、诊断及鉴别诊断，例如 DWI 能检出超急性期脑梗死，进行脑转移瘤与脑脓肿的鉴别，应用 1H－MRS 诊断前列腺癌，并可与良性前列腺增生相鉴别等。

五、核医学及分子影像学

核医学是采用核技术诊断、治疗和研究疾病的一门新兴学科，主要优势是放射性核素标记示踪技术的高敏感性和特异性，显像仪主要是单光子发射计算机断层成像（single photon emission computerized tomography，SPECT）和正电子发射断层成像（positron emission tomography，PET），目前临床上主要用于全身骨显像、肿瘤代谢显像、甲状腺疾病检查等。分子影像学（molecular imaging）在我国尚处于早期研究阶段。

不同的成像技术，在检查易行性、检查时间、安全性及费用等方面有明显的不同，对于不同系统和部位病变的检出、诊断效能也有很大差异。同一种成像技术包括不同的检查方法，各种检查方法适用范围和诊断效能也存在很大差异。因此，根据不同检查技术的价值与限度，选用适宜的检查方法，对疾病的诊断及鉴别具有非常重要的意义。

临床工作中，由于每一种检查技术均具有一定的局限性，常常需要综合应用两种或两种以上的成像技术和检查方法，目的是为了增加病变的检出率、明确病变的范围及特征、提高诊断的准确性和正确评估病变的分期，有利于临床制订合理、有效的治疗方案。

第二节　中枢神经系统

一、影像检查技术在中枢神经系统中的临床应用

由于脑和脊髓被颅腔和椎骨包绕，一般的物理检查难以达到诊断目的，因此合理地应用各种检查技术，予有效结合，方能达到最佳的诊疗目的。中枢神经系统的影像检查技术主要是 CT 和 MRI，X 线平片价值有限，DSA 主要用于脑血管病变的诊断和鉴别诊断，超声和核医学较少应用。

（一）CT 检查

CT 检查为脑部疾病的首选，包括平扫及增强，观察血管可行 CTA 检查。有时了解脑的微循环及血流灌注，可行 CT 灌注成像。但有些疾病，如脑变性疾病、垂体微腺瘤、小的转移瘤及后颅凹的病变，CT 难以明确；脊髓病变除观察骨质及钙化外，CT 价值有限。

（二）MRI 检查

MRI 检查为脑部疾病的重要检查方法之一，且对某些疾病的诊断（如超急性期脑梗死、垂体微腺瘤、小的转移瘤等）应作为首选。检查方法包括平扫及增强，可辅以特殊序列扫描，如水抑制、磁敏感、脂肪抑制技术等。MRA 可了解血管信息，还可进行氢质子波谱成像、弥散成像、弥散张量成像、灌注成像及功能定位成像，对疾病诊断有很大的帮助。另外，MRI 检查也是脊髓病变的首选。

（三）其他检查

X 线检查除观察颅骨及椎体骨质外，应用价值有限。DSA 为脑和脊髓血管病变诊疗的

金标准，B超及核医学应用价值不大。

二、脑部常见疾病的影像学表现

（一）脑肿瘤

1. 星形细胞瘤

星形细胞瘤（astrocytic tumors）为神经上皮组织来源最常见的肿瘤。成人多见于幕上，儿童幕下多见。依据细胞分化程度不同分为Ⅰ～Ⅳ级，可出现癫痫、颅内压增高等表现。

【影像学表现】

CT：平扫呈低或混杂密度影，边界清楚或不清楚，瘤周可出现水肿；增强扫描无强化或不规则花环状强化。

MRI：平扫T1WI呈稍低或混杂信号，T_2WI呈高信号，增强方式与CT一致。

2. 脑膜瘤

脑膜瘤（meningioma）为颅内常见的肿瘤之一，女性多见。起源于蛛网膜粒帽细胞，多发生于脑外，少见于脑室内。

【影像学表现】

CT：平扫呈等或略高密度，边界清楚，可有钙化，与脑膜相连，瘤周可伴有水肿，颅骨常有增生，部分可见骨质破坏；增强后肿瘤均匀显著强化。

MRI：平扫肿瘤 T_1WI和 T_2WI呈等或稍高信号；增强明显均匀强化，可见脑膜尾征。MRA可显示血管情况。

3. 垂体瘤

垂体瘤（pituitary tumor）是鞍区最常见的良性肿瘤，约占脑肿瘤的10%。无明显性别差异，可分为功能性和无功能性腺瘤，直径小于10 mm称为微腺瘤，大于10 mm称为大腺瘤，可伴有坏死、囊变等。

【影像学表现】

CT：微腺瘤CT平扫不易显示，增强可表现为低、等或略高密度结节，若出现垂体高度大于8 mm或垂体柄移位等征象提示微腺瘤可能，大的腺瘤CT平扫可见等密度肿块，蝶鞍扩大，压迫或侵犯邻近组织，伴有坏死囊变时呈低密度；增强呈轻度均匀或不均匀强化。

MRI：微腺瘤MRI检查明显优于CT，T_1WI呈低信号，T_2WI呈高信号；增强扫描呈低信号。大腺瘤T1WI呈等或稍低信号，T_2WI呈等或稍高信号，增强呈均匀或不均匀强化，可清楚显示肿瘤与邻近组织关系。

4. 听神经瘤

桥小脑角区为听神经瘤（acoustic neurinoma）的常见发病部位，男性略多于女性。临床上有听力损害、头昏、眩晕等症状。

【影像学表现】

CT：平扫示内听道扩大，可呈等、低、混杂密度结节或肿块，压迫邻近组织，甚至引起脑积水；增强呈均匀或不均匀强化。

MRI：T_1WI呈等或稍低信号，T_2WI呈稍高信号，增强明显强化。听神经瘤早期CT难以发现，MRI明显优于CT，可检出微小的听神经瘤。

5. 转移瘤

转移瘤(metastatic tumors)较常见,男性稍多于女性,老年人多见。

【影像学表现】

CT:平扫为皮髓质交界区多发或单发结节,呈等或低密度,合并出血呈高密度,病灶周围见大片状水肿区;增强扫描呈结节状或环状强化。

MRI:平扫 T_1WI 低、T_2WI 高信号,若有出血 T1WI 可呈高信号;增强呈结节状或环形强化。对于脑干、小脑的病灶,MRI 明显优于 CT。

(二)脑外伤

急性脑外伤病死率高,根据部位、类型等可分为:脑挫裂伤、脑内和脑外出血等。脑外出血包括硬膜外血肿、硬膜下血肿、蛛网膜下腔出血。

1. 脑内血肿

脑内血肿(intracerebral hematoma)常见于受力部位或对冲部位脑组织内。

【影像学表现】

CT:急性血肿为高密度灶,随着时间延长密度逐渐减低,周围可见水肿。

MRI:血肿的信号随期龄不同而出现不同的表现,急性脑出血 CT 优于 MRI。

2. 硬膜外血肿

硬膜外血肿(epidural hematoma)血肿位于硬膜外间隙,呈梭形的局限病灶。

【影像学表现】

CT:急性期颅板下梭形或半圆形高密度灶,亚急性或慢性期表现为稍高、等、低或混杂密度影。

MRI:血肿信号改变与期龄有关,显示亚急性期血肿 MRI 优于 CT。

3. 硬膜下血肿

硬膜下血肿(subdural hematoma)血肿位于硬膜下腔,范围较大。

【影像学表现】

CT:急性期,颅板下显示新月形或半月形高密度影;亚急性或慢性期,表现为稍高、等、低或混杂密度。

MRI:硬膜下血肿信号复杂,依血肿的期龄而异。

(三)脑血管疾病

1. 脑出血

脑出血(intracerebral hemorrhage)系自发性脑出血,常继发于多种疾病,以高血压引起多见。

CT 及 MRI 表现与外伤所致脑内血肿相同。

2. 脑梗死

脑梗死(cerebral infarction)缺血性脑血管病,由血管阻塞引起脑组织坏死,可分为缺血性、出血性及腔隙性脑梗死。

【影像学表现】

缺血性脑梗死:常规 CT 检查对超急性期脑梗死敏感性较低,通常在 24 h 后显示低密度灶,增强早期灌注异常,呈脑回样强化;1～2 个月显示为低密度囊腔。MRI 显示病灶优于

CT,1h 后 DWI 可发现病灶,6 h 以后呈 T_1WI 低、T_2WI 高信号。CTA 和 MRA 均可显示主要血管分支闭塞,DTI 显示神经束破坏。

出血性脑梗死:多在梗死 1 周后发生,CT 表现为梗死灶中出现高密度。MRI 表现为梗死灶中出现 T1WI 高信号。

腔隙性脑梗死:直径小于 15 mm,依赖 MRI,超急性期由 DWI 发现。

3. 颅内动脉瘤

颅内动脉瘤(intracranial aneurysm)为局部血管病变引所致脑血管异常扩张或突起,是引起自发性蛛网膜下腔出血的最常见原因。

【影像学表现】

DSA 检查可直观显示病变并可行介入治疗,目前仍然是诊断的“金标准”。CTA 或 MRA 可显示动脉瘤的大小、形状、瘤体、瘤颈及载瘤动脉的情况,较小的动脉瘤 CTA 优于 MRA、CTA、MRA 表现与 DSA 相似。

4. 颅内血管畸形

颅内血管畸形(intracranial vascular malformation)可见于任何年龄,男性稍多于女性。脑内血管畸形分为动静脉畸形、静脉畸形、毛细血管畸形、大脑大静脉瘤、海绵状血管瘤等,以动静脉畸形(arteriovenous malformation,AVM)最为常见。

【影像学表现】

CT:平扫呈混杂密度,可伴有钙化,增强呈明显不均匀强化,动静脉畸形 CTA 可清晰显示其供血血管、血管巢及引流血管等。

MRI:呈不均匀的混杂信号,可见流空的畸形血管团。

DSA:是诊断的金标准,并可行介入治疗。CTA 和 MRA 均可清楚显示病变,但 CTA 优于 MRA 技术。

(四)颅内感染

1. 脑脓肿

脑脓肿(cerebral abscess)是化脓性细菌引起脑组织的炎性改变后形成脓腔,以耳源性常见。急性期常伴发全身感染表现,并有相应的脑部定位体征。

【影像学表现】

CT:急性炎症期,化脓坏死区呈低密度,无或轻度强化;脓肿形成期,呈低密度伴有环形强化。

MRI:平扫呈 T_1WI 低、T_2WI 高信号,DWI 脓腔呈高信号;增强脓肿壁呈环状或多房分隔状强化,脓腔不强化。

2. 结核性脑膜脑炎

结核性脑膜脑炎(tuberculous meningitis and encephalitis)属于肺外结核之一,常见于儿童和青年人。

【影像学表现】

CT:结核性脑膜脑炎平扫多不能发现病灶,依赖增强扫描,脑膜广泛强化或结节状强化;结核球或脑脓肿平扫呈等或低密度,增强呈结节状或环状强化。

MRI:结核性脑膜脑炎表现为脑底池结构紊乱,信号异常;结核球或脑脓肿表现为 T_1WI

低信号，T_2WI 混杂信号，增强与 CT 相似。

3. 脑囊虫病

脑囊虫病(cerebral cysticercosis)是脑部最常见的寄生虫病，可分为脑实质、脑室、脑膜和混合型。多发呈小圆形，直径为 4～5 mm，囊虫死亡后可见钙化。

【影像学表现】

脑实质型：CT 平扫呈多发小囊状低密度影，其内可见高密度结节。

MRI：T_1WI 低信号囊内出现高信号头节，增强后囊壁、头节可强化。CT 对死亡囊虫钙化敏感。

脑室型：仅表现脑室局部扩大，CT、MRI 直接征象不多。

脑膜型：病变于蛛网膜下腔与脑膜粘连，局部脑池扩大，可见脑膜强化。

4. 病毒性脑炎

病毒性脑炎(viral encephalitis)是病毒侵犯脑实质引起的炎性反应，有单纯疱疹病毒、巨细胞病毒和 HIV 病毒等。临床症状有发热、头痛等病毒感染症状，并出现相应的神经系统症状，如癫痫等。

【影像学表现】

CT：平扫示片状低密度阴影，轻度占位效应，增强后无或不均匀强化。

MRI：病灶呈 T_1WI 低信号、T_2WI 高信号，其余与 CT 相似，有时可无异常发现。

(五)脱髓鞘疾病

脱髓鞘疾病(demyelinating diseases)是一组以神经组织髓鞘脱失为主的疾病，包括髓鞘形成缺陷疾病、正常髓鞘脱失疾病。

多发性硬化(multiple sclerosis，MS)是最常见的一种中枢神经系统脱髓鞘疾病，好发于中青年，女性多见。

【影像学表现】

CT：价值有限，有时平扫见低密度灶；增强活动期强化，慢性期无强化。

MRI：具有一定特征性，与侧脑室壁垂直的多发斑片状 T_1WI 低、T_2WI 高信号病灶，病灶新旧不一，可表现为出现不同的强化方式。脊髓病灶 T_1WL T_2WI 信号同脑内病灶信号，多位于颈、胸髓。

(六)先天性畸形

1. 胼胝体发育不良

胼胝体发育不良(dysplasia of corpus callosum)是较常见的颅脑发育畸形，有完全缺如和部分缺如，常合并其他畸形，合并脂肪瘤多见。

【影像学表现】

CT 及 MRI 平扫均可明确诊断。表现为两侧侧脑室间距增宽(蝙蝠翼状)，第三脑室扩大并前上移位，纵裂下延伸至第三脑室顶部。合并脂肪瘤时，纵裂可见脂肪密度或信号。

2. Chiari 畸形

Chiari 畸形(Chiari malformation)又称小脑扁桃体下疝畸形，是一种颅颈交界区畸形。小脑扁桃体疝入枕骨大孔至颈椎管内超过 5 mm。可并有脑积水、脊髓空洞症等。

【影像学表现】

CT：严重者可发现。

MRI：为首选，矢状位可直观显示小脑扁桃体下疝的程度、伴随的异常。

(七)精神障碍疾病

1. 阿尔茨海默病

阿尔茨海默病(Alzheimer disease，AD)又称老年性痴呆，女性较男性多见，常于65岁以后起病，随年龄增加患病率增高，病因不明。

【影像学表现】

CT：早期难以显示，晚期可见脑萎缩。

MRI：除显示脑萎缩外，对海马体积的测量及MRS的应用，可发现早期的阿尔茨海默病。

2. 抑郁症

抑郁症(depression)为常见的精神疾病，病因不明。

【影像学表现】

CT及MRI常规检查无异常。DTI检查：可发现伴自杀倾向的抑郁症，左侧内囊前肢局灶性纤维丧失；具有高分辨力的磁共振结构成像有较高的诊断率；PWI：脑的灌注可出现异常。

三、脊髓常见疾病的影像学表现

(一)椎管内肿瘤

椎管内肿瘤(intraspinal tumors)在椎管内的各部位均可发病，多见于20～40岁。可分为髓内、髓外硬膜内及硬膜外肿瘤，髓内以室管膜瘤、星形细胞瘤多见；髓外硬膜内以神经源性、脊膜瘤常见；硬膜外常见的为转移瘤，以肿瘤平面下运动、感觉异常等症状出现。

【影像学表现】

CT：对椎管肿瘤有可能做出提示，价值有限。

MRI：肿瘤信号T_1WI可呈等或稍低、T2WI等或稍高信号，增强依肿瘤类型而异可有不同强化方式。①髓内肿瘤：表现为脊髓增粗，相应蛛网膜下腔对称性狭窄、闭塞；②髓外硬膜内肿瘤：表现为患侧蛛网膜下腔增宽，而对侧狭窄，脊髓向对侧移位；③硬膜外肿瘤：表现为患侧蛛网膜下腔变窄，脊髓受压移位。

(二)脊髓损伤

脊髓损伤(spinal cord injury)分为出血性和非出血性损伤，非出血性损伤预后较好。脊髓横断损伤伴有出血，可分为部分性或完全性。

【影像学表现】

X线：平片可显示骨折、移位及椎管连续性是否中断等表现。

CT：可见高密度的出血，并可显示骨折、移位及对脊髓的压迫情况。

MRI：可直观显示外伤性椎管狭窄、脊髓损伤等表现，优于CT和X线。

(三)视神经脊髓炎

视神经脊髓炎(neuromyelitis optica，NMO)是一种以视神经、脊髓为主的脱髓鞘疾病，也可累及脑。多见于女性，发病急，多数反复发作。

【影像学表现】

X 线和 CT：临床应用价值有限。

MRI：表现为脊髓病灶范围较大（大于 3 个椎体节段），急性期病变脊髓肿胀增粗，呈 T1WI 低、T2WI 高信号，增强病灶有明显强化；视神经病变信号及强化同脊髓（需要使用脂肪抑制技术）。

(四)脊髓空洞症

脊髓空洞症（syringomyelia）为脊髓慢性退行性疾病，由不同原因引起，好发于青壮年，男性略多于女性。病理上分为中央管扩张积水和脊髓空洞形成两型。

【影像学表现】

CT：使用价值有限。

MRI：矢状面确定囊腔部位、范围等，甚至可明确病因，囊腔呈 T_1WI 低、T_2WI 高信号；若囊腔与蛛网膜下腔相通，则出现脑脊液流动伪影，T_2WI 出现条状低信号，T_2WI 水抑制对小的囊腔显示有帮助。

(五)椎管内血管畸形

椎管内血管畸形（intraspinal vascular malformation）系胚胎期脊髓血管的发育异常，20～60 岁多发，男性多于女性，以 AVM 最常见。

【影像学表现】

DSA：能清楚显示 AVM 的全貌，并可提供介入治疗方案。

CT：平扫可见点状钙化，增强多形态强化，CTA 检查可显示 AVM 全貌。

MRI：平扫可见异常血管团流空信号，增强有助显示小的 AVM，MRA 与 CTA 相似。

第三节　头颈部

一、概述

头颈部的范围包括颅底至胸廓入口的区域，血管及神经较多、较聚集，是人体头部与体部神经、血管的交通枢纽，解剖结构精细、复杂，生理功能非常重要，在人体所占面积少，但病变多发，种类繁多。

二、影像检查技术在头颈部的临床应用

影像检查在临床疾病诊断中起着关键性作用，主要检查手段有 X 线、超声、CT、MRI 及核素扫描，实际工作中要根据不同病变部位、不同临床拟诊疾病性质选择较有优势的检查方法。

(一)X 线检查

头颈部外伤性病变如鼻骨骨折、颈椎骨折、异物多选用 X 线平片，特别是阳性异物 X 线

能较准确地定位定性;其他病变X线平片检查敏感性较低,很少应用。

(二)超声检查

腮腺、下颌下腺及甲状腺病变、眼球及甲状腺肿瘤性病变首选超声检查,超声能快捷、方便地检查颈部淋巴结及甲状腺,病变穿刺活检应用价值较大。

(三)CT检查

CT检查是头颈部最重要的检查技术之一,适用于眼部、耳部、鼻及鼻窦、咽部、喉部、口腔颌面部及颈部的病变,合理选用CT的不同检查技术对头颈部的结构显示及病变的诊断非常重要,如耳部检查需用HRCT,细微骨折薄层扫描较常规扫描显示清楚,大多数病变(如炎症、肿瘤、结核等)需行增强扫描,而血管性疾病应选用CTA或CTV。

(四)MRI检查

MRI检查软组织分辨率较高,对鼻咽部炎性水肿、肿瘤性病变侵犯颅底骨质、侵犯颅内脑实质的范围及皮下软组织的情况有较高价值,特别是T2WI脂肪抑制序列及DWI能敏感地发现病灶及淋巴结转移情况,能更进一步地分辨病变性质;MRI是海绵窦病变、视路视神经及脊椎内病变的首选检查技术,能准确判断颈部囊实性病变、肿瘤术后改变及复发,也用于头颈部炎性病变、肿瘤性病变的诊断及鉴别诊断。

(五)核素扫描

核素扫描主要是SPECT或PET,多用于甲状腺疾病、颈部淋巴瘤及转移性病变的诊断。

三、头颈部常见疾病的影像学表现

(一)眼部常见疾病的影像学表现

1. 眼部异物

眼部异物(foreign body)分金属和非金属异物。目前X线平片仍是最常用的检查方法,可显示阳性异物;超声可以确定异物的位置及与球壁的关系,异物一般呈强回声光斑;CT可显示异物的大小、数目及位置,确定异物与眼球、眼外肌、视神经等眶内主要结构的关系,CT检查能准确显示金属异物和高密度非金属异物,较小低密度非金属异物难以显示;MRI有造成金属磁性异物移位而加重损伤的危险,一般不宜采用。

2. 视网膜母细胞瘤

视网膜母细胞瘤(retinoblastoma,RB)是眼球最常见的恶性肿瘤,婴幼儿好发。

【影像学表现】

X线平片:约90%的视网膜母细胞瘤伴有钙化,表现为眼球区钙化灶、骨质破坏等,但X线平片敏感性较低,仅能显示10%的视网膜母细胞瘤钙化。

CT和MRI:CT可清楚显示肿瘤及钙化,表现为眼球软组织密度肿块内见钙化,增强扫描肿块可见强化,是目前诊断视网膜母细胞瘤的首选检查方法;MRI对钙化不敏感,但对肿瘤、眼外侵犯及沿视神经的播散情况显示优于CT。

3. 海绵状血管瘤

海绵状血管瘤(cavernous hemangioma)是眼眶最常见的良性肿瘤,好发于成人。

【影像学表现】

X线平片：价值有限，极少数病例可显示钙化，一般不采用。

CT：表现为眼眶内圆形或类圆形等密度肿块，内可见结节状钙化，增强扫描呈渐进式强化。

MRI：表现为 T_1WI 低或等信号，T_2WI 高信号，强化方式与 CT 相同。

(二)耳部常见疾病的影像学表现

1. 中耳乳突炎

中耳乳突炎(otitis media and mastoiditis)是耳部最常见的感染性疾病，分为急性和慢性中耳乳突炎。

【影像学表现】

1. 急性中耳乳突炎。X线平片示一侧乳突密度增高；CT 表现为中耳、乳突密度增高，可见液气平面；MRI 表现为 T_1WI 等信号，T_2WI 高信号。

2. 慢性中耳乳突炎。X线平片示一侧或双侧乳突密度增高，多呈硬化型或板障型；CT 表现为乳突密度增高、不规则软组织密度影及骨质增生硬化(图 5－3－1)，增强扫描无强化，若伴有骨质侵蚀及听小骨破坏，提示胆脂瘤(cholesteatoma)形成；MRI 表现为 T_1WI 等信号，T_2WI 高信号。

2. 先天畸形

耳部先天畸形(congenital malformation)包括外耳、中耳及内耳畸形。X线平片提供信息有限，能显示外耳道的狭窄、闭锁等，但对大多数畸形不能显示。HRCT 是目前诊断耳部畸形的首选检查方法。

(三)鼻及鼻旁窦常见疾病的影像学表现

1. 鼻窦炎

鼻窦炎(nasosinusitis)是较常见的鼻部疾病，主要表现为鼻塞、流涕、失嗅等，以往依靠X线平片诊断，现已很少采用，CT 是目前诊断鼻窦炎的首选检查，MRI 鉴别肿瘤和炎症优于 CT。

【影像学表现】

CT：表现为窦腔黏膜增厚，腔内密度增高，慢性炎症表现窦壁骨质增生肥厚和窦腔容积减小，窦腔软组织影内若有不规则钙化，提示合并真菌感染的可能。

MRI：表现为增厚黏膜 T_1WI 等信号，T_2WI 高信号，增强 T_1WI 黏膜呈环形或花边状强化。

2. 黏液囊肿和黏膜下囊肿

黏液囊肿(mucocele)常见于额窦、筛窦和蝶窦，一般认为由窦口长期阻塞所致。黏膜下囊肿(submucous cyst)常见于上颌窦，由黏膜下腺体导管开口阻塞所致。

【影像学表现】

1. 黏液囊肿。X线示窦腔扩大，腔内透亮度减低，窦壁骨质变薄；CT 典型表现为窦腔扩大，腔内见类圆形囊性低密度影，窦壁骨质膨胀性吸收破坏，增强扫描囊内无强化；MRI 信号复杂，取决于囊液的成分。

2. 黏膜下囊肿。X线表现为窦腔内透亮度减低，见边缘光滑锐利的类圆形低密度影；

CT 表现为窦腔内附着于窦壁的圆形、类圆形低密度影，增强扫描囊内无强化；MRI 表现为 T_1WI 低或中等信号，T_2WI 高信号。

(四)咽喉部常见疾病的影像学表现

1. 鼻咽癌

鼻咽癌(nasopharyngeal carcinoma)是我国最常见的鼻咽部恶性肿瘤，发病率逐年上升。

【影像学表现】

CT：可用于鼻咽癌筛查，平扫表现为病侧咽隐窝变浅、消失、隆起，咽顶、后、侧壁肿块突向鼻咽腔，增强后轻度强化，同时常可见颈深部淋巴结肿大，对病变的侵犯范围、骨质侵蚀情况显示比较清楚。

MRI：病灶信号不均匀，T_1WI 肿瘤呈低至等信号，T_2WI 上呈等至高信号，多伴发分泌性中耳乳突炎及鼻窦炎；增强肿瘤不均匀强化，斜坡、海绵窦受累及下颌神经受侵 MRI 能较清楚地显示病变范围，T_2WI 脂肪抑制序列呈不均匀明显高信号，DWI 能敏感显示淋巴结肿大及转移情况。

2. 喉癌

喉癌(laryngeal carcinoma)多见于中老年人，男性多见。

【影像学表现】

CT：平扫肿瘤呈软组织密度突向喉腔内，压迫梨状窝使其变小消失，肿瘤可向前通过前联合侵犯对侧声带，向内侵及喉旁间隙，进而破坏甲状软骨板，侵犯喉外肌群，颈部间隙内淋巴增大，增强扫描呈均匀、不均匀强化。

MRI：表现为 T_1WI、T_2WI 呈高信号，增强扫描肿瘤强化明显，MRI 检查显示肿瘤累及的范围比较准确。

第四节 呼吸系统与乳腺

一、呼吸系统概述及常见疾病

呼吸系统包括胸廓、肺、肺门及纵隔、膈肌等结构，疾病种类繁多。肺与纵隔解剖关系密切，一些肺部病变常累及纵隔，还有一部分病变可同时累及肺与纵隔，如结节病。本章节不包括纵隔内心脏和大血管，心脏和大血管将在循环系统中介绍。

二、影像检查技术在呼吸系统的临床应用

影像学检查在呼吸系统疾病的诊断中发挥着重要作用，主要有 X 线、CT、US、MRI 及放射性核素检查，但各种检查技术有其优势和限度，彼此间可互相补充、互相印证。

(一)X 线检查

1. 透视

透视主要用于体检，另外也可用于观察心血管搏动及膈肌运动等，优点是简便、快速，缺点是图像密度及空间分辨率较低。

2. 摄片

摄片是呼吸系统最基本的影像学检查方法。常规包括后前位及侧位，根据疾病诊断的需要，必要时加摄其他体位，如外伤时加摄斜位。X 线图像是胸部所有组织的重叠影像，优点是空间分辨率较高；缺点是密度分辨率较低，对肺小结节、早期肺癌及纵隔、肺门等部位的病变易漏诊。

（二）CT 检查

1. 常规检查

（1）平扫。通常包括肺窗及纵隔窗，大多数呼吸系统疾病通过 CT 平扫可以做出准确诊断，薄层扫描可以很大程度地提高微小病变的检出率，有利于病灶细微结构、支气管扩张及肺间质性病变的显示，是临床上常用的检查技术。另外，采用低剂量 CT 平扫可明显提高早期肺癌的检出率，降低病死率。

（2）增强扫描。主要用于鉴别肺内病变的性质，了解病变的供血情况及毗邻关系、肺门及纵隔淋巴结与血管的鉴别、肿瘤病变的侵犯情况等。

2. 图像后处理技术

多层螺旋 CT 扫描均为容积扫描，可进行各种图像后处理，主要包括多平面重组（MPR）、曲面重组（CPR）、最大密度投影（MIP）、最小密度投影（MinP）、仿真内镜（VEX 容积再现（VR）等。其中 MPR 可以从任意平面对图像进行重建，主要用于观察解剖结构、病变定位及毗邻关系等，是最常用的后处理技术之一。MIP 主要用于心脏及大血管病变的诊断。MinP 及 VE 主要用于观察支气管腔内的病变。VR 可显示肺、支气管树的三维立体图像，通过图像后处理可以从多方位、多角度对病变进行观察，可以更直观、清楚地显示病变，有利于病变的定位、定性诊断。

（3）CT 灌注成像

CT 灌注成像反映局部肺组织的血流灌注情况。

（三）MRI 检查

MRI 检查对肺内病变显示不及 CT，但 MRI 具有无创、多参数、多平面成像的优点，在评估肺癌对胸壁、胸膜侵犯等方面优于 CT，MRI 平扫可区别纵隔内病变、淋巴结及血管。

（四）超声检查

超声对肺内病变的显示较差。临床上主要应用于胸腔积液的定位穿刺和引流，也可用于胸壁表浅肿物及胸膜病变的诊断。

（五）放射性核素检查

放射性核素检查主要观察肺的灌注或通气状况，PET/CT 检查技术既反映了病变的生化改变，又能进行解剖定位，具有良好的发展前景。

三、呼吸系统常见疾病的影像学表现

（一）支气管、肺常见疾病的影像学表现

1. 支气管扩张

支气管扩张（bronchiectasis）是指支气管内径呈不可逆的异常扩大，是一种常见的慢性

支气管疾病。男女发病率无明显差异。根据扩张支气管的形态可分为三型:柱状支气管扩张、囊状支气管扩张、曲张型支气管扩张。临床上咳嗽、咳痰、咯血为支气管扩张的三个主要症状,合并感染时可有发热、胸痛。

【影像学表现】

X线:早期轻度支气管扩张平片可无异常表现,较严重的支气管扩张平片表现为肺纹理增多、增粗、紊乱,继发感染时表现为小片状或大片状模糊影。

CT:薄层CT或HRCT是目前诊断支气管扩张最常用的检查方法,具有较高的敏感性及特异性,可以明确支气管扩张部位、类型、病变范围。主要表现为:①囊状支气管扩张:支气管远端呈囊状膨大,囊状扩张形成葡萄串状影,合并感染时囊内可出现气液平面。②柱状支气管扩张:扩张的支气管和CT层面呈垂直走行时表现为有壁的圆形透亮影,与伴行的肺动脉共同形成“印戒征”,平行走行时表现为“轨道征”。③曲张型支气管扩张:表现为支气管腔呈念珠状扩张。

2. 大叶性肺炎

大叶性肺炎(lobar pneumonia)细菌引起的肺部炎症,主要致病菌为肺炎链球菌。临床上以突然高热、寒战、胸痛、咳嗽、咳铁锈色痰等为临床特征,在病理上可分为4期:充血期、红色肝变期、灰色肝变期、消散期,少数病例可演变为肺脓肿或机化性肺炎。

【影像学表现】

X线:X线征象通常较临床出现要晚,基本表现为不同形状的渗出与实变,充血期无明显异常表现,实变期可见大片状均匀的致密影,形态与肺叶的轮廓相符合,实变组织与含气的支气管相衬托,可见透亮的支气管影,即空气支气管征,消散期表现为实变影的密度逐渐降低,呈散在分布的不规则斑片状阴影,密度不均匀,边界模糊不清,多在半个月内吸收。

CT:大叶性肺炎充血期,呈磨玻璃样密度影,边缘模糊,病变区血管仍隐约可见;①实变期:可见沿大叶或肺段分布的实变影,内有“空气支气管征”;②消散期:随病变的吸收,病变密度减低,呈散在、大小不等的斑片状高密度影,大部分最后可完全吸收。

3. 肺脓肿

肺脓肿(hmg abscess)系由不同病原菌引起的肺部坏死性炎性疾病,早期肺实质呈化脓性肺炎,继而液化坏死形成脓肿,常见的病原菌为金黄色葡萄球菌、肺炎双球菌等。急性肺脓肿发病急剧,临床症状主要有高热、寒战、咳嗽及胸痛等。

【影像学表现】

X线:急性肺脓肿表现为大片状实变影,中心密度较低、边界模糊不清,病变进展后形成脓肿时呈团块状致密影,脓肿破溃,与支气管相通时,形成空洞,洞内可见液气平面,洞壁光滑或凹凸不均,痊愈后可完全吸收;当急性肺脓肿向慢性过渡时,空洞周围的炎症被吸收,可见纤维组织增生,空洞壁增厚,空洞周围可见斑片状、条索状阴影,邻近胸膜增厚粘连。

CT:对脓肿壁的显示优于X线平片,能更早显示实变影中有无早期坏死液化灶,发现平片不能显示或难以确定的空洞,还易于明确脓肿位于肺内或胸膜腔内,还可判断肺脓肿是否破入胸腔形成局限性脓胸或脓气胸等情况,增强CT脓肿洞壁呈明显的环形均匀强化,坏死区不强化。

(四)肺结核

肺结核(pulmonary tuberculosis)为结核分枝杆菌引起的肺部慢性传染病,肺结核基本

病变主要为渗出、增殖及变质性改变,三者互为因果。我国实施了新的结核病分类标准,分Ⅰ~Ⅴ型,包括:

Ⅰ型:原发型肺结核(primary pulmonary tuberculosis)包括原发复合征(primary complex)和胸内淋巴结结核。

Ⅱ型:血行播散型肺结核(hematogenous disseminated pulmonary tuberculosis)包括急性血行播散型肺结核及亚急性、慢性血行播散型肺结核。

Ⅲ型:继发性肺结核(secondary pulmonary tuberculosis)系肺结核中的主要类型,包括浸润型肺结核与纤维空洞型肺结核等。

Ⅳ型:结核性胸膜炎(tuberculous pleuritis)临床上须排除其他原因引起的胸膜炎,包括结核性干性胸膜炎、结核性渗出性胸膜炎和结核性脓胸。

Ⅴ型:其他肺外结核,按部位及脏器命名。

【影像学表现】

(1)原发型肺结核。包括原发复合征和胸内淋巴结结核,多见于儿童和青少年。X线表现为原发病灶、淋巴管炎、淋巴结炎三者连在一起,称典型的原发复合征;CT较X线平片更易发现肺门及纵隔淋巴结肿大,增强后肿大淋巴结呈环形强化表现。

(2)血行播散型肺结核。系结核分枝杆菌经血性播散所致,可分为急性、亚急性及慢性血行播散型肺结核。

1)急性血行播散型肺结核:又称急性粟粒型肺结核。X线可更清晰显示粟粒性病灶,表现为大小、密度、分布一致的三均匀特征;CT尤其是HRCT可清晰显示双肺弥漫性分布的粟粒样结节影。

2)亚急性、慢性血行播散型肺结核:为结核菌少量、多次血行播散的结果。X线表现为双肺上、中野粟粒状或较粟粒更大的小结节影,表现为大小不一、密度不等、分布不均的“三不均匀”特征,CT表现与X线类似,但显示更为清楚。

(2)继发性肺结核。为成年人最常见的类型,包括浸润型肺结核、结核球、干酪性肺炎和纤维空洞型肺结核等。

1)浸润型肺结核:X线主要表现为渗出性病变、干酪性病变、结核球、结核性空洞、支气管播散病变、硬结钙化或条索影;CT表现与X线类似,可以发现胸片难以显示的干酪坏死、钙化及小的渗出灶。

2)纤维空洞型肺结核:X线常显示为纤维空洞、肺叶变形呈“垂柳状”、代偿性肺气肿、胸膜肥厚及粘连;CT对空洞非常敏感,常多发,大小不一的薄壁空洞,内壁光滑清楚。

(4)结核性胸膜炎。分为两个类型:干性及渗出性胸膜炎,后者多见,常为单侧胸腔渗液,一般为浆液性,偶为血性。X线表现与CT类似,表现为胸腔积液及胸膜广泛或局限性增厚,有时可伴胸膜钙化,可以与肺结核同时存在,也可单独发生。

4.肺肿瘤

肺肿瘤分原发性和转移性,原发性肺肿瘤又分良性及恶性,良性少见,恶性者占绝大多数,为支气管肺癌。

支气管肺癌(bronchogenic carcinoma)常简称为肺癌。目前在全球范围内病死率仍居恶性肿瘤之首,吸烟与肺癌发病密切相关,其他因素还有遗传、大气污染、工业致癌物质等。

【影像学表现】

(1)中央型肺癌

X线:早期X线胸片可无异常表现,或仅见支气管狭窄或阻塞的间接征象。中晚期肺门区可见软组织肿块,间接征象可见阻塞性肺气肿、肺炎及肺不张。

CT:早期可清晰显示支气管壁的不规则增厚、管腔狭窄或腔内外结节等表现。中晚期可显示支气管腔内或壁外肿块、支气管壁不规则和管腔呈“鼠尾状”狭窄,还可清楚显示中央型肺癌是否侵犯纵隔结构,有无肺门、纵隔淋巴结转移,CT增强扫描对判断血管是否受侵或受压移位、管腔变窄或闭塞、管壁不规则等更为敏感。

(2)周围型肺癌

X线:早期周围型肺癌指瘤体直径W2.0rm,且无远处转移者;中晚期周围型肺癌指瘤体直径多在3 cm以上,肿块边缘不规整,有分叶、短细毛刺及胸膜凹陷征。

CT:可更清晰显示肿瘤内部特征、毗邻关系及有无转移,多期增强CT肿块呈短暂性较明显的均匀或不均匀强化。

(二)纵隔常见疾病的影像学表现

1.胸腺瘤

胸腺瘤(thymoma)常位于前纵隔中上部,病理上分为上皮细胞型、梭形细胞型及混合型,组织学上依肿瘤内淋巴细胞和上皮细胞的比例而分为侵袭性和非侵袭性。其中,侵袭性胸腺瘤占10%～15%,CT表现为均匀软组织密度肿块影,包膜不完整,呈浸润性生长,当肿瘤内发生囊变时则密度不均匀;MRI上表现为不均匀的稍长L和长T2信号。侵袭性胸腺瘤肿块边缘不清,密度不均,周围脂肪层消失,邻近结构常受累。可伴有胸膜转移,累及心包可引起心包腔积液,增强后肿瘤均匀或不均匀强化。

2.畸胎瘤

畸胎瘤(teratoma)常位于前纵隔前、中部,包括囊和实性畸胎瘤。瘤体内出现骨骼、钙化、牙齿及脂肪等多种组织成分,一般可明确诊断。囊性畸胎瘤又称皮样囊肿,含外胚层和中胚层组织,CT上可呈脂肪密度;实性畸胎瘤包含三个胚层的组织,CT上呈混杂密度肿块。由于肿块成分复杂,增强扫描一过性显著强化常提示恶性,MRI±常为混杂信号。

3.淋巴瘤

淋巴瘤(lymphoma)为恶性肿瘤,起源于淋巴结或结外淋巴组织,常位于前、中纵隔,胸片表现纵隔向两侧增宽,边缘呈分叶状;CT检查见多个淋巴结增大,可融合呈肿块状,呈均匀软组织密度,CT和MRI增强扫描肿块均呈不均匀强化。肿块易包绕血管,可侵犯胸膜、心包及肺组织,全身多部位淋巴结肿大有助于提示诊断。

(三)胸部创伤常见疾病的影像学表现

1.骨折

肋骨、胸骨、肩胛骨、锁骨骨折较常见,骨折常伴有胸膜、肺损伤,多由车祸伤及暴力直接作用所致。X线和CT表现为骨质的连续性中断,常合并气胸、血气胸、肺挫伤、纵隔及皮下积气;CT可显示X线平片不易发现的不全性骨折及细微骨折。

2.肺挫裂伤

肺挫伤(pulmonary contusion)是由直接或间接暴力引起的肺组织的损伤,X线和CT表现为肺纹理小片状、斑片状、云絮状高密度影;肺撕裂伤表现为圆形、类圆形囊腔,常见于脊柱旁。CT 更能显示肺挫裂伤的范围及程度，是 X 线平片检查的重要补充。

CT 平扫示右肺体积缩小，见斑片状高密度影，右侧胸腔见大片状透亮影

四、乳腺

(一)概述

乳腺是胸部的一个体表器官，其基底部位于前胸壁锁骨中线 2～5 肋间，覆盖于胸大肌表面，成年女性的乳房呈半球形。乳腺主要由乳头、皮肤、乳导管、腺体及间质几部分组成。乳腺是一终身变化的器官，随发育情况、年龄、月经周期、妊娠、哺乳以及内分泌等多种因素变化而变化。乳腺常见疾病主要有：纤维腺瘤、急慢性乳腺炎、乳腺癌、乳腺增生等。

目前，乳腺影像检查技术主要以数字乳腺 X 线摄影(digital mammography)．超声检查为主，两者具有较好的优势互补性，已成为乳腺疾病检查的最佳组合。MRI 对软组织分辨率高，平扫、增强结合脂肪抑制技术对诊断浸润性乳腺癌敏感性极高，明显优于超声和 X 线摄影，缺点是对钙化不敏感，特异性较低。CT 检查主要用于显示肿瘤的侵犯范围，了解淋巴结及远处脏器有无转移，对乳腺癌进行分期，也可用于术后随访观察，可作为 X 线摄影及超声检查的补充方法。乳腺 X 线摄影主要用于乳腺疾病的普查和乳腺癌的早期发现及早期诊断，对青少年、妊娠及哺乳期妇女超声应为首选。

(二)常见疾病的影像学表现

1．纤维腺瘤

纤维腺瘤(fibroadenoma)是乳腺最常见的良性肿瘤，好发于育龄期妇女。数字乳腺 X 线摄影，俗称“钼靶”，表现为边缘光滑、密度均匀肿块。超声表现为边界清楚、乏血流的肿块。MRI 表现病灶强化均匀，内部常可见特征性的细线状低信号分隔。

2．乳腺癌

乳腺癌(breast carcinoma)是乳腺最常见的恶性肿瘤，以浸润性导管癌最多。X 线表现为高密度肿块，形态不规则，边缘多发毛刺，常伴细小多形性钙化，侵犯皮肤及乳头可见牵拉及内陷。超声检查通常表现为蟹足样肿块，血流丰富。在超声和 X 线发现可疑病变时，可进一步行数字乳腺断层融合技术(digital breast tomosynthesis，DBT)，此项检查能大大提高乳腺癌的检出率。MRI 对乳腺细微和深部病变的检出敏感性较高，对乳腺癌的诊断、术前分期、术后评估、新辅助化学治疗疗效评估及假体植入术后评估具有很高的价值。而 CT 一般不用于乳腺疾病的常规检查。

3．乳腺感染性疾病

乳腺感染性疾病包括急性乳腺炎(acute mastitis)、慢性乳腺炎(chronic mastitis)和乳腺脓肿(abscess of breast)，多具有红肿热痛的炎性病史。急性乳腺炎首选超声检查，慢性乳腺炎可行 X 线检查，表现为实性肿块或腺体结构紊乱，皮肤增厚、水肿；慢性乳腺炎常常需与炎性乳腺癌鉴别。

4．乳腺增生症

乳腺增生症(cyclomastopathy)在女性乳腺疾病中最为常见，大多具有规律性乳痛的临床特征，多依靠临床表现即可诊断。X 线表现为乳腺内斑片状、结节状、团块状的致密影。男性乳腺增生可见乳晕区均匀分布的腺体影，依靠超声或 X 线可做出明确诊断。

第五节　循环系统

一、概述

循环系统包括心脏、大血管和周围血管。循环系统常见疾病以心脏和大血管疾病为主，心脏疾病主要有先天性和后得性两种，大血管疾病常见的有动脉瘤、动脉血栓等；而循环系统本身的肿瘤较为少见。

二、影像检查技术在循环系统的临床应用

目前，影像检查技术对心脏与血管疾病的诊治具有非常重要的价值，主要检查技术有普通 X 线、超声、DSA、CT 和 MRI。

(一)超声检查

超声可实时动态观察心脏、大血管的解剖结构和运动，还可测量和分析心功能和血流，且操作便捷、费用低廉，故常为心血管疾病的首选和主要检查技术。

(二)X 线检查

X 线检查包括胸部透视、摄影及 DSA。

1. 胸部透视

胸部透视可多角度地观察，有利于观察心脏及大血管的搏动，并能观察心脏轮廓随体位变化的情况，其缺点为影像不清晰，无客观记录。

2. X 线摄片

X 线心脏摄片可显示心脏的外形、大小、位置、轮廓、边缘，且能评价肺血循环的变化，其缺点是不能观察心脏各房室壁和心腔内部解剖结构，因此常作为大多数心脏疾病的基本筛查方法。

3. DSA 造影

目前，心血管 DSA 造影检查仍被视为心脏和大血管疾病诊断的“金标准”，但因其为有创性检查且存在并发症，故多用于手术前或介入治疗前，主要包括：①冠状动脉造影，②左右心腔造影，③主动脉造影，④肺动脉造影，⑤下肢静脉造影，⑥下肢动脉造影等。现在，对于大多数心脏和大血管疾病，如冠心病、先天性心脏病、心肌病以及主动脉、肺动脉疾病的诊断，无创性影像检查方法已基本取代心血管造影。

(三)CT 检查

多层螺旋 CT(MSCT)在评价冠状动脉走行、斑块、狭窄、动脉瘤、支架开放、桥血管通畅性等方面都有较高的价值，目前为冠心病主要的无创性检查方法之一，也是急性胸痛(如急性冠脉综合征、主动脉夹层、肺动脉栓塞等)患者鉴别诊断的首选检查方法。CT 检查血管病变的主要方法是 CTA 和 CTV，CTA 技术可一次检查同时显示人体多部位动脉的立体影像，包括头颈动脉、胸腹主动脉、肾动脉、上下肢动脉和肺动脉等。CTV 技术主要用于检查

静脉血管内有无血栓及评估血栓的范围，主要包括头颈静脉、腔静脉、门静脉、上下肢深静脉等。

(四)MRI检查

MRI检查对评价心肌病变如心脏形态、功能、心肌活性、心肌灌注有较高的准确性，是评价心肌病变的重要方法。MRA检查也是血管疾病的重要补充检查，但对于血管病变的检出和诊断效果通常不及CTA；因MRA检查具有无辐射、无碘对比剂不良反应的优点，故仍为血管病变的重要影像检查技术。采用新技术获得的普通MRA或增强MRA图像，其显示效果可类似CTA或DSA图像。

三、循环系统常见疾病的影像学表现

(一)冠状动脉粥样硬化性心脏病

冠状动脉粥样硬化使其管腔狭窄、阻塞导致心肌缺血缺氧而引起的心脏病变称冠状动脉粥样硬化性心脏病(coronary atherosclerotic heart disease)，简称冠心病(coronary heart disease)。临床表现为心绞痛、心前区不适、心悸、心力衰竭、心肌梗死、猝死等。

【影像学表现】

目前，冠状动脉造影仍然是诊断冠状动脉解剖及病理改变最重要的方法。随着近几年影像设备的飞速发展，冠状动脉CT血管造影(CTA)从某种意义上可成为冠状动脉病变检出的最主要且阴性预测值较高的初筛检查方法。

CT平扫可用于冠状动脉钙化积分评估；CTA可显示冠状动脉管腔狭窄，尤其是中度或中度以上狭窄甚至闭塞；还可显示斑块类型，包括钙化性、非钙化性和混合性斑块。

(二)先天性心脏病

1.房间隔缺损

房间隔缺损(atrial septal defect，ASD)是最常见的先天性心脏病之一，女性发病率略高于男性，单发较常见，也可与其他心血管畸形并存。房间隔缺损可分为第一孔型(原发孔型)和第二孔型(继发孔型)缺损，临床上以后者多见。

【影像学表现】

超声：是最常用且准确低廉的检查方法。房间隔缺损的超声表现为：①右心室流出道增宽，右心房、右心室扩大。②室间隔与左心室后壁呈同向运动。③剑下切面和胸骨旁四腔心切面可显示房间隔中部或上部连续性中断。④彩色多普勒血流成像可显示缺损处左向右分流的过隔血流信号。

CT：多层螺旋CT增强检查也能直接显示房间隔缺损的部位和大小，还能显示右心房、右心室的增大和肺动脉的增宽，但CT的检查费用比较昂贵。

2.室间隔缺损

室间隔缺损(ventricular septal defect，VSD)作为单发畸形是最常见的先天性心脏病之一，也常与其他畸形并存。室间隔缺损可分为膜部间隔缺损、漏斗部间隔缺损和肌部缺损，临床上以膜部缺损最多见，肌部缺损最少见。

【影像学表现】

超声：室间隔缺损首选超声检查，其超声表现为：①主动脉前壁与室间隔连续性中断；②室间隔与左心室后壁呈逆向运动；③左心室增大明显，右心室流出道及肺动脉增宽。

CT：多层螺旋CT增强检查能直接显示室间隔缺损的部位和大小，但CT的检查费用比较昂贵，一般不作为首选，对于超声难以明确诊断的复杂性先天性心脏病则MSCT有较大优势。

（三）肺动脉栓塞

肺动脉栓塞又称肺栓塞（pulmonary embolism，PE），是体循环的内源性或外源性栓子脱落阻塞肺动脉或其分支所引起的呼吸循环功能障碍的综合征，肺栓塞并发肺出血或坏死者称肺梗死。肺栓塞最常见的栓子是血栓，下肢深静脉血栓居肺栓塞病因的首位。常见临床症状有突发不明原因的胸痛、咯血、呼吸困难等。

【影像学表现】

CT：CT肺动脉成像（CTPA）是诊断肺栓塞较常用且准确的方法，主要征象有：①直接征象：肺动脉及其分支腔内类圆形、偏心性、附壁性环形低密度充盈缺损，或肺动脉及其分支内无对比剂充盈。②间接征象：包括主肺动脉增宽、右心室增大、局限性肺动脉分支血管影稀疏、胸膜下肺段楔形实变和胸腔积液等。

（四）主动脉夹层

主动脉夹层（aortic dissection，AD）是主动脉内膜和部分中层撕裂，血流经破口进入主动脉壁间形成血肿或"双腔"主动脉（真、假腔）。一般情况下，假腔较大，真腔较小。主动脉夹层病情急危，如治疗不及时，早期病死率较高，最常见的症状是突发的剧烈胸、背部撕裂样疼痛。随着无创性影像检查技术的发展，尤其是CTA的广泛应用，明显提高了主动脉夹层早期诊断的准确性。

【影像学表现】

CT：CTA是最有效直接的检查方法，也是目前最准确的检查方法。主要征象有：①真假腔和内膜片及病变范围：可见主动脉双腔和内膜片及其范围，通常真腔较小，密度较高且充盈对比剂快；而假腔较大，密度较淡且充盈对比剂较慢。②内膜破口或再破口部位：可显示内膜破口和再破口的部位及主要分支血管受累情况，包括冠状动脉、头臂动脉、锁骨下动脉、颈总动脉、腹腔干、肠系膜上动脉和肾动脉开口等。这些征象对该患者治疗前的评估提供了莫大的帮助。

DSA：为有创性检查，目前基本被无创性影像检查技术所代替，主要用于介入治疗。

第六节　消化系统

一、概述

消化系统包括胃肠道、肝、胆系、胰腺，解剖结构复杂，所发生的疾病种类繁多，脾属单核巨噬细胞系统器官，与消化器官关系密切。

二、影像检查技术在消化系统的临床应用

影像检查在消化系统疾病诊断中起着关键性作用，主要检查手段有 X 线、CT、MRI、超声及内镜，不同器官、不同疾病所选用的检查方法各有其优势和不足，应根据临床拟诊的疾病及影像检查的优选原则进行选择。

（一）中空性器官的影像检查技术

消化系统中空性器官包括食管、胃、肠道、胰胆管系统。胃肠道疾病多选择硫酸钡（或碘水）造影作为初查方法，对功能性诊断有独特优势。内镜检查虽较为痛苦，但可对病变部位进行取材确诊及对某些疾病进行治疗（如息肉等），在胃肠道疾病的诊断及

治疗中起着重要作用。随着多层螺旋 CT 及成像软件的迅速发展，多期增强扫描及图像后处理（如 MPR、CPR、CTVE、SSD 等）可清楚显示病变部位及毗邻关系，对病变定位、定性及恶性肿瘤的临床分期有重要意义，目前，CT 检查已经成为临床诊断胃肠道疾病的重要检查手段之一。超声、MRI 对消化系统中空性器官疾病的诊断价值有限，但对胆道系统具有明显优势。

（二）实质性脏器的影像检查技术

消化系统实质性脏器包括肝、胰腺、脾。超声是实质性脏器疾病检查的首选，在健康体检中应用最广泛，但超声对病变的定性诊断存在一定的局限性。CT 目前为实质性器官疾病的另一种主要影像检查技术，尤其是多期动态增强扫描对病变的诊断及鉴别诊断有着重要意义。然而，CT 平扫价值有限，仅对单纯性囊肿、钙化等极少数病变可以做出明确诊断，同病异影、异病同影在临床工作中较为常见，仅行 CT 平扫往往无法做出诊断，甚至不能发现病灶，如肝海绵状血管瘤、肝细胞癌和肝转移瘤均为肝常见的肿瘤性病变，在 CT 平扫检查时，可表现为相似的局灶性低密度病变；但用多期增强 CT 检查，根据病变的强化特征，常能做出明确诊断。当超声、CT 均不能明确诊断时，MRI 可作为补充检查技术，主要用于疾病的鉴别诊断。普通 X 线检查对消化系统实质性脏器疾病的诊断几乎没有价值，临床上极少应用。

（三）急腹症的影像检查技术

急腹症（acute abdomen）是一类以急性腹痛为表现的腹部疾病的总称，涉及多系统多种疾病。临床上常见的急腹症包括：胃肠道穿孔、肠梗阻、急性阑尾炎、急性胰腺炎、肠扭转、肠套叠、实质脏器破裂等。

临床手术前常需要做多种辅助检查，目的是为了明确诊断，了解患者有无并发症及重要脏器的功能情况等，做好术前评估，降低手术风险；但急腹症患者常常没有足够的时间去完成所有的检查，所以合理选择辅助检查方法尤为重要。

急腹症常用的影像检查技术包括超声、X 线和 CT，MRI 很少用于急腹症的检查。超声对胆结石、胆囊炎、胆管炎、胰腺炎、外伤性实质脏器破裂等具有重要价值；X 线腹部平片，常用于腹部空腔脏器穿孔、肠梗阻、阳性异物等疾病的诊断；若超声、X 线均不能明确诊断的急腹症患者，可选用 CT 平扫作为补充检查，一般不需行增强扫描，但怀疑血管病变所致的急腹症必须行增强扫描及血管成像才能明确诊断。

三、消化系统常见疾病的影像学表现

（一）中空性器官常见疾病的影像学表现

1.食管常见疾病的影像学表现

（1）食管癌（esophageal carcinoma）。临床主要症状是进行性吞咽困难，好发于40～70岁男性。大体分型：①浸润型：肿瘤沿管壁生长，致管腔狭窄，管壁呈环形增厚；②增生型：肿瘤向管腔内生长，形成肿块；③溃疡型：肿块形成局限性大溃疡，可深达肌层。以上三型可混合出现。

【影像学表现】

X线钡餐造影：为食管癌首选的影像学检查技术，可明确肿瘤的位置及病变的范围，还可用于治疗后随访。主要表现为：充盈缺损，黏膜破坏，管腔狭窄，管壁僵硬。

CT：平扫病变局部管壁不规则增厚，增强明显强化，主要用于观察周围组织的侵犯情况及远处有无转移。

（2）贲门失弛缓症（achalasia）。是原发于食管神经、肌肉的功能障碍性疾病。主要症状为吞咽困难、呕吐、反流和胸骨后胀痛等，20～40岁多见，发病无明显性别差异。

【影像学表现】

钡餐造影为首选的影像学检查，表现为钡剂通过贲门处受阻，贲门呈鸟嘴样狭窄，钡剂呈线样通过，黏膜完整，狭窄段上方食管扩张，内可见气液平面。

2.胃、肠道常见疾病的影像学表现

（1）消化性溃疡。指胃溃疡（gastric ulcer）和十二指肠溃疡（duodenal ulcer），好发于胃小弯、十二指肠球部。十二指肠溃疡的发病率明显高于胃溃疡，是消化系统比较常见的疾病，主要临床表现为上腹部反复性、周期性和节律性疼痛，好发年龄20—50岁。

【影像学表现】

X线造影：包括钡餐造影、碘水造影及气钡双重造影，X线表现有直接征象和间接征象。直接征象是龛影，胃溃疡常见，为溃疡本身所产生的异常表现；间接征象为溃疡导致的功能性和瘢痕性改变，最常见为十二指肠球部变形。此外，十二指肠球部溃疡还可出现激惹征（切剂到达球部后迅速排出，不易停留），幽门痉挛，延迟开放的功能异常征象，病变部位有固定压痛。

CT：对消化性溃疡的诊断价值有限，对小的溃疡常常不能显示，较大的溃疡可显示，表现为局限性胃壁增厚伴凹陷，与早期溃疡型胃癌无法鉴别。但CT对消化性溃疡的并发症，如穿孔、脓肿、梗阻等可清楚显示。

（2）胃癌（gastric carcinoma）。是来源于胃黏膜上皮和腺上皮的恶性肿瘤。分为早期胃癌和进展期胃癌。

【影像学表现】

X线气钡双重造影

1）早期胃癌：指病变仅局限于黏膜或黏膜下的恶性肿瘤，X线气钡双重造影检查根据不同病变形态出现不同异常表现，如充盈缺损、黏膜破坏及龛影，但诊断需结合胃镜和活检结果。

2)进展期胃癌：X线造影检查的异常表现与大体形态有关，常见以下几种表现：①蕈伞型癌：表现为充盈缺损；②浸润型癌：多表现为胃腔狭窄、胃壁僵硬，如癌肿累及胃大部或全部，则形成“皮革胃”；③溃疡型癌：多表现为“半月综合征”，是鉴别良、恶性溃疡重要的征象之一。

CT和MRI：主要用于评估肿瘤周围器官的侵犯情况及了解有无远处转移，对肿瘤的分期及术前评估具有重要意义。

(3)结肠癌(colon cancer)。好发于乙状结肠和直肠，临床主要表现为便血、腹泻或顽固性便秘，直肠癌还可表现为粪便变细和里急后重。

【影像学表现】

X线气钡双重造影：①增生型：主要表现为病变部位不规则充盈缺损；②浸润型：表现为管腔向心性或偏心性狭窄，蠕动消失；③溃疡型：表现为恶性龛影，即“半月综合征”。

CT和MRI：均可直接显示病变区肠壁增厚或肿块，增强扫描可见异常强化，对肿瘤的侵犯情况及腹盆腔淋巴结、远处器官是否转移显示较为准确。此外，MRI还可鉴别结、直肠癌治疗后的纤维组织增生与肿瘤复发，较其他检查手段相对准确。

3.胆道系统常见疾病的影像学表现

(1)胆道结石(biliary calculi)。是胆道系统中最常见的疾病，以中年女性多见。依结石所在部位可分为胆囊结石和胆管结石，统称为胆石症。

【影像学表现】

超声：表现为胆囊腔内强回声光团后伴声影，可随体位改变而移动。泥沙样结石表现为细小的强回声光点影。

X线：腹部平片可显示阳性结石，表现为胆道区域单个或多个的致密影，可见分层。

胆系X线造影：目前应用较多的是经内镜逆行性胰胆管造影(ERCP)，能清楚地显示胆管，既可诊断又有取石疏通胆道等治疗作用，为胆道术前做好评估。另外，胆管术后常放置的“T”形引流管，经“T”形管注入对比剂也可显示胆管，称“T”管造影。

CT：平扫对高密度结石显示敏感，表现为胆道内高密度结节，可见分层；但对与胆汁密度相近的结石易漏诊，超声较CT更为敏感。

MRI：在T_1WI和T_2WI均表现为低信号。磁共振胰胆管成像(magnetic resonance cholangiopancreatography，MRCP)，即利用磁共振水成像技术，能直观显不胆囊、胆管结石大小、形态、数目、位置、梗阻部位和阻塞程度。

(二)实质性脏器常见疾病的影像学表现

1.肝常见疾病的影像学表现

(1)肝细胞癌原发性肝癌(primary hepatic cancer)。是指自肝细胞或肝内胆管上皮细胞发生的恶性肿瘤，80%～90%为肝细胞癌(hepatocellular carcinoma，HCC)简称为肝癌，好发于30～60岁，男性多见。早期多无症状，中晚期表现肝区疼痛、肝大、消瘦乏力、黄疸。多数患者血中AFP(甲胎蛋白)明显升高。肝癌发病与乙型病毒性肝炎、肝硬化密切相关。

【影像学表现】

CT：平扫多表现为低密度结节或肿块；增强动脉期明显的均匀、不均匀强化；门脉期及平衡期呈相对低密度，呈“快进快出”强化特点，若中央液化，坏死区常不强化。CT还可显示门静脉、腔静脉内瘤栓、淋巴结及远处脏器有无转移。

MRI：肿瘤强化方式与CT相似。CT增强检查禁忌证的患者，如碘过敏、肾功能不全的患者可选用MRI检查。

超声对肝细胞肝癌的诊断具有一定的价值，而普通X线检查几乎没有意义。

(2)肝血管瘤海绵状血管瘤(hepatic cavernous hemangioma)。是最常见的肝良性肿瘤，好发于女性，单发多见。超声为首选检查方法，CT平扫加多期增强扫描是确诊肝海绵状血管瘤的主要手段，MRI可提供更多的诊断信息，可以适当选用。

【影像学表现】

超声：小血管瘤多数表现为强回声，大的血管瘤可表现为强回声、弱回声或混合回声。

CT：平扫呈边界清晰的低密度结节或肿块；增强动脉期病灶周边结节状强化，门脉期强化区逐渐向中心扩展，延迟期病灶主体呈稍高密度或等密度，呈“早出晚归”强化特点。小血管瘤动脉期可均匀强化。

MRI：肝海绵状血管瘤信号颇具特征性，在T_1WI上表现为均匀低信号；而T_2WI及脂肪抑制序列表现为均匀高信号，并随回波时间延长，高信号表现更为显著，像逐发亮的灯泡，称为“灯泡征”。

2. 胰腺常见疾病的影像学表现

(1)急性胰腺炎(acute pancreatilis)。为最常见的胰腺疾病，也是常见的急腹症之一。临床诊断主要依靠超声、CT、MRI检查技术及实验室检查，急性胰腺炎时，血、尿淀粉酶明显增高。

【影像学表现】

超声：胰腺肿大，回声强弱不均，胰周间隙积液。

CT：水肿型胰腺炎表现为胰腺肿大，边缘多不清，胰周脂肪密度增高，肾前筋膜增厚；增强扫描，胰腺均匀轻度强化，周围渗出显示清楚。坏死型胰腺炎表现为胰腺不规则片状低密度影，增强坏死区无强化，可伴胰周假囊肿形成。

MRI：T_1WI为低信号，T_2WI为高信号，胰腺边缘模糊不清。MRI对液体及坏死组织的鉴别能力优于CT。

(2)胰腺癌(pancreatic carcinoma)。是胰腺最常见的恶性肿瘤，预后较差，胰头癌早期可出现梗阻性黄疸。

【影像学表现】

超声：表现为胰腺弱回声的实质性团块，乏血供，可显示胆道梗阻及转移灶。

CT：肿块平扫呈等密度或稍低密度，增强动脉期呈相对低密度，延迟扫描有一定程度强化。胰头癌胰管和胆总管多同时扩张，即“双管征”；胰周、肝门和腹膜后淋巴结转移时，可见肿大淋巴结。

MRI：T1WI脂肪抑制呈低或稍低信号，T2WI呈稍高混杂信号；增强强化方式与CT一致。

(三)急腹症常见疾病的影像学表现

1. 胃肠穿孔(gastro－intestinal perforation)。常继发于溃疡、外伤等，以胃、十二指肠溃疡最为常见。

【影像学表现】

X线：立位腹平片表现为膈下新月形透亮影。

CT：对少量气腹和腹膜后积气较敏感，可清楚显示腹腔脓肿，增强扫描脓肿壁环形强化。

2. 肠梗阻(intestinal obstruction)。是指任何原因引起的肠道通过障碍，临床表现主要为腹痛、腹胀、呕吐，肛门停止排气、排便。

【影像学表现】

不同病因所致的肠＋梗阻影像学表现不同，梗阻发生在不同的部位影像表现亦不同。

(1)单纯性小肠梗阻

X线：立位腹平片示肠管明显扩张积气，并见多个高低不等的阶梯状气液平面。

CT：表现为梗阻近端肠管扩张，腔内见阶梯状气液平面，远端肠管萎陷，可判断梗阻位置及性质。

(2)绞窄性小肠梗阻：多为闭袢性肠梗阻，常见于肠扭转、腹内疝、肠套叠等。

X线：立位腹平片绞窄性肠梗阻可表现为"假肿瘤"征、"咖啡豆"征。极易引起肠坏死。

CT：平扫肠壁密度增高、积气以及肠系膜出血等征象反映肠管严重缺血、坏死可能；增强根据肠壁强化表现，可进一步提示肠管缺血程度及是否发生肠坏死。

3. 急性阑尾炎(acute appendicitis)。是最常见的外科急腹症，典型的临床表现为转移性右下腹痛，但部分患者症状并不典型，需实验室及影像学检查帮助诊断。

【影像学表现】

CT平扫可见阑尾增粗，腔内积液，周围脂肪密度增高，同时还可见到腔内的粪石等。若并发穿孔，可见游离气体或阑尾周围脓肿等。

4. 肝脾破裂肝破裂(liver rupture)和脾破裂(spleen rupture)。多为腹部受到外力撞击而产生的闭合性损伤，为常见的实质脏器损伤。

【影像学表现】

超声：可用于初步筛查。

X线：价值有限，现几乎不采用。

CT：已成为急性腹部创伤的重要检查手段。实质脏器破裂：CT平扫表现为不规则异低密度或高低混杂密度影，增强后破裂处无强化；包膜下血肿呈高或略高密度影，且随时间延长而密度减低，增强扫描无强化。

第七节　介入放射学

一、概念与简史

介入放射学是以影像诊断学为基础，在医学影像诊断设备的引导下，利用穿刺针、导管及其他介入器材，对疾病进行治疗，或采集组织学、细菌学及生理、生化资料进行诊断的学科。

1928年，Santos等完成第一例经皮直接穿刺主动脉造影；1953年，瑞典Sven－Ivar Seidinger 医师首创了用套管针、导丝和导管经皮股动脉插管作血管造影的方法，大大简化并提高了介入放射学操作的安全性，为当代介入放射学奠定了基础。1964 年，美国放射学家 Dotter 开发了使用同轴导管系统的血管成形术，是介入放射学新的亚专业——成形术实践和理论的奠基石，在此基础上，才有球囊导管扩张术和金属支架置入术的出现。

我国介入放射学起步较晚，开始于 1984 年开展的支气管动脉抗癌药物介入放射研究，随着医学影像技术的发展、现代计算机技术的普及以及各种介入放射学组织的成立、发展，已逐步从实践走向理论，并日趋成熟。

二、分类

为了理解各种方法的应用范围并进行综合，介入放射学可以根据操作方法分类，也可以按照血管系统和非血管系统来分类。

(一)按照方法分类

1. 穿刺/引流术(percutaneous puncture/drainage technique)

(1)血管穿刺，如动静脉或门静脉的穿刺。

(2)囊肿、脓肿、血肿、积液的穿刺治疗，如肝囊肿的穿刺治疗。

(3)实质脏器肿瘤的穿刺治疗(消融术)，如肝细胞癌的穿刺治疗。

(4)采取组织学标本，如经皮经肝的穿刺活检。

(5)阻断、破坏神经传导用于止痛，如腹后壁神经丛的固化治疗晚期胰腺癌的腹痛。

2. 灌注/栓塞术(transcatheter arterial infusion/embolization)

(1)各种原因出血的治疗，如消化道出血。

(2)实质脏器肿瘤的治疗，如肝细胞癌的栓塞治疗。

(3)消除或减少器官功能，如部分性脾栓塞治疗脾功能亢进。

(4)非特异性炎症，如非特异性结肠炎的治疗。

3. 血管成形术(angioplasty)

(1)恢复管腔脏器的形态，如动脉狭窄。

(2)建立新的通道，如经颈内静脉肝内门腔静脉分流术。

(3)消除异常通道，如闭塞气管食管漏。

4. 其他未包含在以上三项内的内容，如医源性的血管内异物取出术。

(二)按照治疗领域分类

1. 血管系统介入放射学(vascular interventional radiology)

(1)血管本身的病变，利用成形术及灌注(栓塞)术治疗血管狭窄、血管畸形、动静脉漏及血管破裂出血。

(2)利用灌注(栓塞)术对肿瘤性疾病进行治疗，如化学治疗药物混合碘油加明胶海绵栓塞肝动脉治疗肝细胞癌。

(3)利用动脉栓塞术消除器官功能，如部分性脾栓塞治疗脾功能亢进。

(4)利用动脉灌注术治疗。非特异性炎症，如非特异性结肠炎。

(5)血管造影及其与其他影像设备相结合的侵袭性影像诊断。

2. 非血管系统介入放射学

(1)利用成形术治疗。各种原因造成的管腔狭窄,如食管狭窄。

(2)利用穿刺(引流)术治疗。囊肿、脓肿、血肿、积液和梗阻性黄疸、肾盂积水等。

(3)利用穿刺术采取组织、病理学标本。

(4)利用穿刺术通过穿刺针注入药物或施加物理、化学因素治疗肿瘤或治疗疼痛。

三、临床应用

介入放射学是集诊断和治疗于一体的学科,几乎涵盖全身所有部位和器官,从分类中也可以看到介入放射学适应证广泛。在心血管系统不论是冠状动脉,还是其他部位的血管狭窄或闭塞,都可以利用介入放射学的成形术进行治疗。不论是神经系统血管畸形还是其他部位的血流动力学的改变,都可以通过栓塞术进行治疗。以肝细胞癌为代表的肿瘤,利用灌注(栓塞)术治疗,虽然不能彻底根除病变,但是从改善生存质量、延长生存时间方面得到了明显的疗效。对于脓肿、囊肿类病变的治疗更是简便、快捷,并能得到良好的治疗效果。通过多种介入放射学方法的组合,即所谓的综合介入放射学,能够独立地对一些复杂病态、内外科治疗难以取得较好疗效的疾病进行卓有成效的治疗,如肝硬化、肝内胆管细胞癌等。

第七章　病历与诊断方法

第一节　病历

一、病历的意义

病历俗称“病案”，也称“医学记录”，是对患者病情真实而又客观的反映，为医务人员诊断、治疗、预防和护理等工作提供科学的依据。病历是指医务人员在医疗活动过程中形成的文字、符号、图表、影像、切片等资料的总和，包括门(急)诊病历和住院病历。病历书写是指医务人员通过问诊、体格检查、辅助检查、诊断、治疗、护理等医疗活动获得有关资料，并进行归纳、分析、整理形成医疗活动记录的行为。因此，病历不仅单纯记录病情，而且也记录了医师对病情的分析、判断、诊断、治疗的过程和对病情预后的评估等内容，以及各级医师查房和会诊的意见。病历既是医院管理、医疗质量和学术业务水平的反映，又是医疗、临床教学、信息管理和科研工作的重要资料。它通过对疾病的分类统计，掌握疾病发生的病因、诱因及发展趋势，为防治疾病提供科学的依据。此外，病历是具有法律效力的重要医疗文件，是涉及医疗保险、医疗纠纷和法律诉讼时的重要依据。因此，病历书写必须严格遵循规范与要求，严禁涂改、伪造、隐匿、销毁等，做到客观、真实、准确、及时、完整、规范。

二、病历的种类、格式和内容

(一)门诊病历

门诊病历是医师为门诊就诊患者所写的病历。门(急)诊病历内容包括门(急)诊手册封面、病历记录、检验报告、医学影像检查资料报告等。因门诊就诊患者多，就诊时间短，故门诊病历具有简明扼要、重点突出等特点。

1. 门诊病历的内容与要求

(1)初诊病历。封面应记载患者姓名、性别、年龄、工作单位或住址、药物过敏史等项目。初诊病历记录书写内容应当包括就诊时间、科别、主诉、现病史、既往史，体格检查(血压、心、肺、肝、脾情况，阳性体征，必要的阴性体征)和辅助检查结果，诊断及治疗意见，以及医师签名等。

(2)复诊病历。复诊病历记录书写内容应当包括就诊时间、科别、主诉、病史、必要的体格检查和辅助检查结果、诊断、治疗处理意见及医师签名等。重点描述患者初诊治疗或处置后的病情变化、疗效，有无药物不良反应，本次复诊的诊断意见和下一步治疗方案。

3. 对危、重、急症患者，就诊时间应当具体到分钟。除简单病史和重要体征外，需记录体温、脉搏、呼吸、血压、意识状态、初步诊断和抢救过程(包括具体用药的方法及量)，以及其他。急救措施。对于急症抢救无效而死亡的患者，要记录抢救经过、死亡时间、死因及诊断等。

（二）住院病历

患者住院期间，由医师完成住院期间的病历书写。广义的住院病历是指完整的病历（即狭义的住院病历）和住院病案首页、入院记录、病程记录、手术同意书、麻醉同意书、输血治疗知情同意书、特殊检查或特殊治疗同意书、病危（重）通知书、医嘱单、辅助检查报告单、体温单、医学影像检查报告单、病理报告单等。住院病历是完整的病理模式，因此每个医学生、临床医师必须掌握住院病历书写的内容，要求患者入院后 24 小时内完成。

1. 住院病历的书写格样与内容

（1）一般项目（general data）。以下内容应逐项填写，不可遗漏。包括姓名，性别，年龄，婚姻，民族，职业，出生地，现住址，病史叙述者（应注明与患者的关系），可靠程度，入院日期（危、重、急症患者应注明到时、分），记录日期。

（2）主诉（chief complaints）. 主诉是指促使患者就诊的主要症状（或体征）及持续时间。主诉要简明精炼，一项以上需按发生的先后次序排列，并依次记录每个症状的持续时间。一般为 1～2 句，20 字左右。特殊情况下，如疾病已诊断明确，住院目的是为进行特殊治疗者，主诉可用病名，如白血病入院定期化学治疗。一些无症状或体征而实验室检查异常可直接描述，如发现血糖高 1 个月。

（3）现病史（history of present illness）。现病史是指患者本次疾病的发生、演变、诊疗等方面的详细情况，应当按时间顺序书写。内容包括发病情况、主要症状特点及其发展变化情况、伴随症状、发病后诊疗经过及结果、睡眠和饮食等一般情况的变化，以及与鉴别诊断有关的阳性或阴性资料等。描述涉及法律责任的伤害事故的内容，需详细、客观。内容包括以下各项。

1）发病情况记录发病的时间、地点、起病缓急、前驱症状、可能的原因或诱因。

2）主要症状或体征的特点及发展与演变按主要症状发生的先后顺序描述其出现的部位、性质、持续时间、程度及加重或缓解的因素，以及发展与演变的过程。

3）伴随症状记录各种伴随症状的特点，特别是与主要症状之间有何联系。

4）诊疗经过发病以来诊治经过及结果：记录患者发病后到入院前，在院内、外接受检查与治疗的详细经过及效果。对患者提供的药名、诊断和手术名称需加引号（“”）以示区别。

5）发病以来一般情况简要记录患者发病后的精神状态、睡眠、食欲、大小便、体重等情况。

与本次疾病虽无紧密关系、但仍需治疗的其他。疾病情况，可在现病史后另起一段予以记录。

（4）既往史（past history）。既往史是指患者过去的健康和疾病情况。内容包括既往一般健康状况、疾病史、传染病史、预防接种史、手术外伤史、输血史、食物或药物过敏史等，以及与现病史主要症状或体征关系的情况。按时间顺序记录。

（5）系统回顾（review of systems）

1）个人史（personal history）记录出生地及长期居留地，生活习惯及有无烟、酒、药物等嗜好，职业与工作条件及有无工业毒物、粉尘、放射性物质接触史，有无冶游史。

2)婚育史(marital childbearing history)婚姻状况、结婚年龄、配偶健康状况、有无子女等。

3)月经史(menstrual history)女性患者记录初潮年龄、行经期天数、间隔天数、末次月经时间(或闭经年龄),月经量、痛经及生育等情况。

(6)体格检查

1)生命体征体温 C,脉搏次/分,呼吸次/分,血压/mmHg

2)一般情况发育(正常、异常),营养(不良、中等、良好),神志(清晰、模糊、嗜睡、昏睡、昏迷、谵妄),面容(急性病容、慢性病容、特殊病容),表情(安静、忧虑、烦躁、痛苦),体位(自主、被动、强迫),步态,语言,查体是否合作。

3)皮肤、黏膜颜色(正常、潮红、苍白、黄染、发绀、色素沉着),温度,湿度,弹性,水肿,出血(瘀点、瘀斑、紫癜),蜘蛛痣,皮疹,皮下结节或肿块,溃疡及瘢痕(记录其部位、大小与形态)。

4)全身浅表淋巴结有无肿大,肿大淋巴结明确记录其部位、大小、形态、数量、硬度、压痛、移动度、周围皮肤有无红肿、压痛、瘢痕及瘘管等。浅表淋巴结查体依次为耳前、耳后、乳突区、枕骨下区、颌下、额下、颈部、锁骨上窝、腋窝、滑车上、腹股沟及腘窝部。

5)头部及其器官

①头颅:大小,形状,局部有无压痛、包块、瘢痕,头发(疏密、色泽、分布)。

②眼:眉毛(脱落、稀疏),睫毛,眼睑(水肿、下垂、闭合障碍),眼球(凸出、凹陷、震颤、运动、斜视),结膜(充血、出血、水肿、苍白、滤泡),巩膜黄染,角膜(混浊、白斑、瘢痕、溃疡、色素环、软化、反射),瞳孔(大小、形态、是否对称、对光反射)等。

③耳:耳郭外形(正常、畸形),听力,外耳道分泌物及乳突压痛等。

④鼻:外形有无畸形,鼻翼扇动,阻塞,鼻窦区压痛,分泌物及出血,鼻中隔有无穿孔,偏曲。

⑤口:气味,唇(畸形、色泽、疱疹、溃疡及色素沉着),颊黏膜(出血点、溃疡、发疹),牙(缺牙、义牙、残根;写明其位置),牙龈(色泽、肿胀、溢脓、出血、铅线),舌(形态、舌质、舌苔、溃疡、偏斜、运动、震颤),扁桃体(大小、充血、分泌物、假膜),咽(色泽、分泌物、反射),喉等。

⑥腮腺:大小、压痛、硬度。

⑦颈部:对称性,强直,颈静脉(充盈、怒张),肝颈静脉回流征,颈动脉异常搏动征,气管位置,甲状腺(大小、压痛、硬度、结节、震颤、杂音)。

⑧胸部:胸廓(对称、局部隆起、局部塌陷、压痛),乳房(对称、红肿、压痛、肿块),胸壁(静脉曲张、皮下气肿)。

6)肺部

①视诊:呼吸运动(两侧对比),呼吸(对称、频率、节律、深度),肋间隙(正常、增宽、变窄)。

②触诊:呼吸活动度,语颤(两侧对比),胸膜摩擦感,皮下捻发感。

③叩诊:叩诊音(清音、过清音、浊音、实音、鼓音:写明位置),肺下界,肺下缘移动度。

④听诊:呼吸音(性质、强弱、异常呼吸音:写明位置),干、湿性啰音,胸膜摩擦音,语音传导(正常、增强、减弱)。

7)心脏

①视诊：心前区畸形(隆起、塌陷)，心尖搏动(位置、范围、强度)。

②触诊：心尖搏动位置，震颤(部位、期间)，摩擦感。

③叩诊：心左、右相对浊音界。

④听诊：心率，心律，心音(强度、分裂、P2 与 A? 的比较)，额外心音(部位、期间)，杂音(部位、性质、期间、强度、传导方向)及心包摩擦音。

⑤血管

桡动脉：脉率，节律(规则，不规则、脉搏短细)，奇脉，左、右桡动脉脉搏的比较，动脉壁的性质、紧张度。

周围血管征：毛细血管搏动征，枪击音，Duroziez 双重杂音，水冲脉，动脉异常搏动。

8)腹部

①视诊：外形(对称、平坦、凹陷、膨隆)，呼吸运动，皮疹，条纹，瘢痕，脐，疝，静脉曲张与血流方向，胃肠型，蠕动波，上腹部搏动。

②触诊

腹部：腹壁紧张度，压痛，反跳痛，液波震颤，包块(部位、大小、形态、硬度、搏动、压痛、移动度)。

肝：大小(分别描述剑突下、肋缘下大小，以“cm”表示)，质地(软、硬、韧)，表面，边缘，有无结节、压痛及搏动。

胆囊：大小、形态、压痛(Murphy 征)。

脾：大小、质地、压痛、表面、边缘。

肾：大小，形状，质地，有无压痛、移动度，有无输尿管压痛。

膀胱：膨胀、压痛。

③叩诊：叩诊音，胃泡鼓音区，肝浊音界，肝区叩击痛，脾浊音区，移动性浊音，肾区叩击痛，膀胱区叩诊，肋脊角叩击痛。

④听诊：肠鸣音(正常、增强、减弱、消失)，振水音，血管杂音。

9)直肠、肛门依据病情需要检查。有无肿块、痔，肛裂，肛瘘，脱肛。直肠指检(肛门括约肌紧张度、狭窄、包块、压痛、前列腺有无触痛及肿大)。

10)外生殖器依据病情需要做相应检查。

①男性：有无发育畸形，阴毛，阴茎(包皮、龟头)，阴囊(睾丸大小，附睾大小，精索及鞘膜积液)。

②女性：应由妇科医师检查。外生殖器(阴毛、阴唇、阴蒂、阴阜)、内生殖器(阴道、子宫、输卵管、卵巢)。

11)脊柱畸形(侧弯，前凸，后凸)，压痛，叩击痛，活动度。

12)四肢畸形，杵状指(趾)，静脉曲张，骨折，关节(红肿、疼痛、压痛、积液、脱臼、活动度、畸形及强直)，水肿，肢体瘫痪、肌张力增强及减弱。

13)神经系统

①反射：肱二头肌反射，肱三头肌反射，膝反射，跟腱反射，腹壁反射，提睾反射，病理反射，脑膜刺激征。必要时做感觉神经、运动神经、脑神经及神经系统其他。检查。

14)专科情况：专科情况应当根据专科需要记录专科特殊情况。

(7)辅助检查。辅助检查指入院前所做的与本次疾病相关的主要检查及其结果。应分类、按检查时间顺序记录检查结果，如系在其他。医疗机构所做检查，应当写明该机构名称及检：查号。

(8)摘要。将病史、体格检查、辅助检查等主要资料，包括阳性和重要的阴性资料进行高：度概括，借以提供诊断或鉴别诊断的依据，使各级临床医师查房、值班或会诊时，通过复习病历摘要，能较清楚地了解患者的基本病情。字数以不超过300字为宜。

(9)诊断名称.准确，主次分明，顺序排列，主要疾病在前，次要疾病在后，疾病并发症：列于相关主病之后，伴发病列在最后。诊断应尽可能包括病因诊断、病理解剖诊断和病理生Ｉ理诊断。一时难以确定的诊断，可在病名后加“?”。一时查不清病因，也难以判定在形态和：功能方面改变的疾病，可暂以某症状待诊或待查，并应在其下注明一两个可能性较大或待排：除疾病的病名，如“腹痛待查，卵巢蒂扭转？宫外孕?”

(10)初步诊断。入院当时的诊断一律写“初步诊断”。初步诊断写在住院病历或入院记录末页中线右侧。

(11)入院诊断。住院后48小时内主治医师第一次查房所确定的诊断为“入院诊断”。入院诊断写在初步诊断的下方，并注明日期；如住院病历或入院记录系主治医师书写，则可直接写“入院诊断”，而不写“初步诊断”。入院诊断与初步诊断相同时，上级医师只需在病历上签名，则初步诊断即被视为入院诊断，不需重复书写入院诊断。

(12)修正诊断(包含入院时遗漏的补充诊断)。凡以症状待查的诊断或初步诊断、入院诊断不全面或不符合，上级医师应做出“修正诊断”，修正诊断写在住院病历或入院记录末：页中线左侧，并注明日期，并签署修正医师姓名。

住院过程中增加新诊断或转入科对转出科原诊断的修正，不宜在住院病历、入院记录上做增补或修正，只在接收记录、出院记录、病案首页上书写，同时于病程记录中写明其依据。

(13)医师签名或盖章。在初步诊断的右下角签全名。上级医师审核签名应在署名医师的左侧，并以斜线相隔。

2.表格式住院病历

表格式住院病历主要是对除主诉和现病史的内容进行表格化书写。表格式病历设计，应符合表格式病历规范和病历表格印制规范要求，结合专科病种特点与要求，由高职称临床专；家研究设计，报省卫生行政部门备案，经省辖市卫生行政部门审批后使用。

(三)入院记录

入院记录是指患者入院后，由经治医师通过问诊、体格检查、辅助检查获得有关资料，并对这些资料归纳分析书写而成的记录。可分为入院记录、再次或多次入院记录、24小时内入出院记录、24小时内入院死亡记录。其主诉、现病史与住院病历相同，其他。病史(如既往史、个人史、月经史、婚育史、家族史)及体格检查等可扼要记录，系统回顾及摘要等不再重复描述，最后写出初步诊断，病名可按病因诊断、病理诊断、病生诊断的顺序排列，也可按主次顺序排列。

(四)再入院记录

患者再次住院时，应在病历上写明本次是第几次入院(如“第四次再入院记录”)。再次或多次入院记录，是指患者因同一种疾病再次或多次在同一医疗机构住院时书写的记录。要求及内容基本同首次入院记录。主诉是记录患者本次入院的主要症状或体征及持续时间;现病史首先对本次住院前历次有关住院诊疗经过进行总结描述,然后书写本次入院的症状与体征的发生与发展的过程。

(五)住院期间的其他。病历记录

病程记录是指继入院记录之后,对患者病情和诊疗过程所进行的连续性记录。内容包括患者的病情变化情况、重要的辅助检查结果及相应临床意义、上级医师查房意见、会诊意见、医师分析讨论意见、所采取的诊疗措施及效果、医嘱更改具体内容及理由、向患者及其近亲属告知的重要事项等。

病程记录的要求及内容如下。

1.首次病程记录。是指患者入院后由经治医师或值班医师书写的第一次病程记录,应当在患者入院 8 小时内完成。首次病程记录的内容包括病例特点、诊断依据、鉴别诊断、诊疗计划等。

(1)病例特点。应当在对既往史、现病史、体格检查和辅助检查进行全面分析、归纳和整理后写出本病例特征,包括阳性发现和具有鉴别诊断意义的阴性症状和体征等。

(2)诊断依据及鉴别。诊断根据病例特点,提出初步诊断和诊断依据;对诊断不明的写出鉴别诊断并进行分析;同时对下一步诊治措施进行分析。

(3)诊疗计划。提出具体的检查和治疗措施安排。

2.日常病程记录。是指对患者住院期间诊疗过程的经常性、连续性记录。书写日常病程记录时,首先标明记录时间,另起一行记录具体内容。对病危患者应当根据病情变化随时书写病程记录,每天至少 1 次,记录时间应当具体到分钟。对病重患者,至少 2 天记录一次病:程记录。对病情稳定的患者,至少 3 天记录一次病程记录。

3.上级医师查房记录。是指上级医师查房时对患者病情、诊断、鉴别诊断、当前治疗、疗效的具体分析及下一步诊疗意见等的记录。

主治医师首次查房记录应当于患者入院 48 小时内完成。内容包括查房医师的姓名、专业技术职务、补充的病史和体征、诊断依据与鉴别诊断的分析及诊疗计划等。

主治医师日常查房记录间隔时间视病情和诊疗情况确定,内容包括查房医师的姓名、专业技术职务、对病情的分析和诊疗意见等。

科主任或具有副主任医师以上专业技术职务任职资格医师查房的记录,内容包括查房医师的姓名、专业技术职务、对病情的分析和诊疗意见等。

4.疑难病例讨论记录。是指由科主任或具有副主任医师以上专业技术任职资格的医师主持、召集有关医务人员对确诊困难或疗效不确切病例讨论的记录。内容包括讨论日期、主持:人、参加人员姓名(包括专业技术职务)、主治医师汇报病史、讨论具体意见、主持人总结等。

5.交(接)班记录。交(接)班记录系指患者经治医师发生变更之际,交班医师和接班;医师分别对患者病情及诊疗情况进行简要总结的记录。交班记录应当在交班前由交班医师书写完成;接班记录应当由接班医师于接班后 24 小时内完成。

(1)交班记录紧接日常病程记录书写,接班记录紧接交班记录书写,记录时在日期同行适中位置标注“交班记录”或“接班记录”字样。

(2)交班记录应简明扼要地记录患者的主要病情、诊断治疗经过、手术患者写明手术方式和术中发现，计划进行而尚未实施的诊疗操作、特殊检查和手术，患者目前的病情、存在；问题，诊疗中的注意事项。

(3)接班记录应在复习病历及有关资料的基础上，补充病史和新发现的阳性体格检查，力求简明扼要，着重书写今后的诊断、治疗的具体计划和注意事项。

(4)对入院不超过3天的病例可不书写“交班记录”，但接班医师应在接班后24小时内书写较详细的病程记录。

6.转科记录。是指患者住院期间需要转科时，经转入科室医师会诊并同意接收后，由转出科室和转入科室医师分别书写的记录。包括转出记录和转入记录。转出记录由转出科室医：师在患者转出科室前书写完成(紧急情况除外)；转入记录由转入科室医师于患者转入后24小时内完成。转出记录主要内容包括：患者来院时病情，诊断及治疗，当前病情，会诊意见、转出原因及注意事项等。转入记录主要内容包括：转科前病情，转科原因，补充本科病史及；体格检查，重点记录转入科室的问诊及检查，转入后的诊断及治疗等。

7.阶段小结。是指患者住院时间较长，由经治医师每月书写的病情及诊疗情况的总结。

阶段小结的内容包括小结日期、入院日期、患者姓名、性别、年龄、主诉、入院情况、入院诊断、诊疗经过、目前情况、目前诊断、诊疗计划、医师签名等。交(接)班记录、转科记录可代替阶段小结。

8.抢救记录。是指患者病情危重，采取抢救措施时做的记录。因抢救急、危患者，未能：及时书写病历的，有关医务人员应当在抢救结束后6小时内据实补记。内容包括病情变化情况、抢救具体时间(到分钟)及措施、参加抢救的医务人员姓名(包括专业技术职称)等。

9.有创诊疗操作记录。是指在临床诊疗活动过程中进行的各种诊断、治疗性操作(如胸腔穿刺、心包穿刺等)的记录。应当在操作完成后即刻书写。内容包括操作名称、操作时间、操作步骤、结果及患者一般情况，记录操作术中是否顺利、操作术后有无不良反应，术后注意事项及是否向患者说明，操作医师签名。

10.会诊记录(含会诊意见)。是指患者在住院期间需要其他。科室或其他。医疗机构协助；诊疗时，分别由申请医师和会诊医师书写的记录。会诊记录应另页书写。由会诊医师书写，其内容包括：简单描述患者病史，目前体格检查，提出诊断、进一步检查与治疗的意见或建议。也可包含答复申请会诊科室所提的问题。

11.术前小结。是指在患者手术前，由经治医师对患者病情所做的总结。内容包括简要病情、术前诊断、手术指征、拟施手术名称和方式、拟施麻醉方式、注意事项，同时记载手术者术前查看患者相关情况等。内容如下。

(1)一般项目。患者姓名、性别、年龄、床号、住院号。

(2)病历摘要。简要病史、重要阳性及阴性体征。

(3)术前诊断。

(4)诊断依据。手术前应完成的辅助检查的结果，如有异常应描写内容及数据。

(5)手术指征。

(6)拟施行手术名称和方式，拟施行手术日期。

(7)拟行麻醉方式。

(8)术前准备情况术前病例讨论有无进行，新开展手术、特殊手术的申请单是否审批，手术同意书是否签订，术前具体准备事项等。

12.术前讨论记录。是指因患者病情较重或手术难度较大,手术前在上级医师主持下,对拟实施手术方式,术中可能出现的问题及应对措施所做的讨论。讨论内容包括术前准备情况。

(1)凡甲、乙类手术和特殊手术必须进行手术前病例讨论。

(2)由科主任或具有副主任医师以上专业技术职称资格的医师主持。

(3)记录内容包括讨论日期,主持人及参加人员的姓名(职称),术前准备情况,手术指征,手术方式,手术体位、入路、切口,手术步骤,术中注意事项,预后估计,麻醉和术:中及术后可能出现的风险与并发症及预防、治疗措施。

(4)记录者签名,主持人总结并审签。

13.手术记录。是指手术过程的记录,应在手术后及时(当日或当班)完成。手术记录;由术者书写,特殊情况下也可由第一助手书写,但第一助手书写的手术记录必须由术者审核并签字。如系表格式专页,按表格项目填写。记录内容应包括手术日期、时间,术前诊断,术中诊断,手术名称,手术医师,麻醉方法及麻醉医师等基本项目和详细的手术经过。

(1)术时患者体位,皮肤消毒方法,铺盖消毒巾,切口部位、方向、长度,解剖层次和止血方式。

(2)探查情况主要病变的部位、大小、与邻近组织器官的关系;肿瘤应明确记录有无转移、淋巴结肿大等情况。如与临床诊断不符合,更应详细记录。

(3)手术的理由、方式及步骤应包括离断、切除病变组织或脏器的名称及范围;修补、重建组织与脏器的名称;吻合口大小及缝合方法;缝线名称及粗细号数;引流材料的名称、数目和放置部位;吸引物的性质及数量。手术方式及步骤必要时可绘图说明。

(4)手术结束后敷料及器械的清点情况。

(5)送检化验培养、病理标本的名称及病理标本的肉眼所见情况。

(6)术中患者耐受情况,失血量,术中用药,输血量,特殊处理、用药和抢救情况。

(7)术中麻醉情况,麻醉效果是否满意。

14.手术后病程记录。手术后第一次病程记录由手术者或第一助手于手术后及时书写完成。

(1)记录内容应包括手术时间、麻醉方式、术中诊断、手术方式、手术简要经过、引流物、术后处理措施、术后应特别注意观察的事项等。

(2)术后病程记录连记3天,以后按常规病程记录规定要求记录。

(3)术后病程记录中反映伤口愈合情况及拆线日期等。

15.出(转)院记。录系经治医师对患者此次住院期间诊疗过程的总结,在患者出(转)院时及时完成。出(转)院记录一式两份,另立专页;并在横行适中位置标明“出(转)院记录”;正页归档,附页交患者或其亲属保存,如系表格式专页,按表格项目填写。出(转)院记录由经治医师书写,主治医师审签。内容如下。

(1)姓名、性别、年龄、婚姻、职业、住院号、入院日期、出(转)院日期、入院诊断、出(转)院诊断、住院天数。

(2)入院时情况主要症状、体征,有诊断意义的辅助检查的结果。

(3)诊疗经过住院期间完善的相关检查及给予的治疗,患者的病情变化,手术日期及手术名称,切口愈合情况。

(4)出(转)院时情况包括出(转)院时存在的症状、体征、实验室检查及其他。检查的阳性结果。

(5)出(转)院诊断及各诊断的治疗结果(治愈、好转、未愈、其他。)或转院诊断及转院原因。

(6)出院医嘱继续治疗(药物、剂量、用法、疗程期限),休息期限。复诊时限,注意事项;或转院时病情及注意事项。

16.死亡记录。患者住院期间,经积极抢救无效死亡时,应24小时内书写死亡记录。除书写病历摘要、诊疗经过外,应记载病情转危的可能原因、经过、抢救过程、死亡时间、死亡原因和死亡诊断。死亡记录应由住院医师书写,主治医师审核签名。对于死亡病例3天之内进行死亡讨论并记载,总结死亡原因及抢救过程中的经验教训。努力说服死者家属同意为死者进行尸体病理解剖。

17.同意书

(1)麻醉同意书。麻醉前,麻醉医师向患者或其家属告知拟施麻醉的相关情况,并由患者签署是否同意麻醉意见的医学文书。内容包括患者姓名、性别、年龄、住院号、科别、术前诊断、拟行手术方式、拟行麻醉方式,患者基础疾病及可能产生的因麻醉产生影响的特殊情况,麻醉中拟行的有创操作和监测,麻醉风险、可能发生的并发症及意外情况,患者签署意见并签名、麻醉医师签名并填写日期。

(2)输血治疗知情同意书。内容包括患者姓名、性别、年龄、科别、住院号、诊断、输血指征、拟输血成分、输血前血型、肝功能、血象检查结果、输血风险和可能出现的不良反应及并发症。

(3)特殊检查、特殊治疗同意书。指在实施特殊检查、特殊治庁前,由经治医师向患者告知特殊检查、特殊治疗的目的及相关情况,并由患者签署是否同意检查、治疗的医学文书。内容包括特殊检查、特殊治疗项目名称、目的、可能出现的并发症及风险、患者签名、医师签名等。

18.病危(重)通知书。指因患者病情危、重时,由经治医师或值班医师向患者家属告知病情,并由患方签名的医疗文书。内容包括患者姓名、性别、年龄、科别,目前诊断及病情危重情况,患方签名、医师签名并填写日期。一式两份,一份交患方保存,另一份归病历中保存。

第二节　病历书写的基本要求和注意事项

病历书写的基本要求主要包括以下内容。①内容要客观、真实:认真而全面的问诊,仔细的体格检查才能保证内容真实性;客观的分析和正确的判断才能保证内容的客观性。②病历书写要统一、规范:临床医师应依据病历的特定格式书写,保证内容完整,及时记录,语言通顺、简练,层次分明,条理清楚,标点符号使用准确,不得涂改或剪贴。③描述要使用医学词汇和术语。对患者诉说的既往诊断的疾病名称应加引号,疾病诊断及手术名称编码按照“国际疾病分类(ICD－9)”要求书写。译名应以《英汉医学词汇》和全国高等医药院校规划教材的名称为准,尚无统一译名者可用外文原名,药名用中文、英文或拉丁文书写。④各种表格项目要填写完整,如姓名、科别、床号、病案号及页数。各项记录必须有完整日期,按年、月、日方式书写,必要或重、危、急症时,时间应具体到分。⑤有关病历书写的时间范围均应按规定时间完成,于对重、危、急症病例应及时书写首次病程记录,待病情稳定或好转后,再书写住院病历或入院记录。⑥病历摘要是住院病历的简明扼要的总结,必须简洁清晰,能确切反映病情的实际情况和特点,阅读后,可基本了解病情。⑦使用诊断疾病的名称应确切,按主次、顺序排列,或按病因诊断、病理诊断、病理生理诊断的顺序排列,初步诊断疾病的名称应使用全名。如诊断与初步诊断不符而需要更正时,应使用红笔进行修正,并注明修正的时间及修正医师签名。⑧书写各项记录结束时,应签署医师全名或加盖规定的印章,以示负责。

照国家卫生和计划生育委员会颁布的最新《病历书写基本规范》介绍了病历的重要性,分别讲解了门诊病历书写内容,注意事项;住院病历的书写内容,注意事项;住院期间的其他。病历记录的定义、要求及内容;病历书写的基本要求和注意事项。

第八章　诊断疾病的步骤和临床思维方法

诊断疾病的过程一般应有调查研究，收集临床资料；分析、评价整理资料；提出初步诊断；验证或修正诊断这样 4 个基本步骤。

第一节　临床资料搜集

1.问诊。症状是由患者主观陈述对患病后机体的自身感受。这种自身感受无法进行客观的检测。症状是病史的主体。症状的发生发展与演变，对于形成诊断起至关重要的作用。详尽而完整的病史可解决约近 50%的诊断问题。但症状不是疾病，医师应透过症状这个主观感觉异常的现象，结合医学知识，从病理解剖、病理生理的深度和临床经验去认真探索其实质，把握疾病的本质。病史采集要重视资料的真实性、全面性和系统性。病史要反映疾病的动态变化与个体特征。

2.体格检查。在问诊的基础上，对患者进行全面系统、重点深入、规范正确的体格检查，可以发现诊断疾病的重要依据，即所发现的阳性体征和阴性表现。体格检查结合病史资料可解决 50%以上的诊断问题。在体格检查时应边查边问，边查边想，要注意核实和补充病史，保证获得的资料具有完整性、真实性和准确性。

3.实验室及其他。检查在问诊和体格检查资料的基础上，合理选择一些基本的实验室检查和特殊检查，无疑会使临床诊断更及时、准确、可靠。在部署检查时应考虑：①检查的意义；②检查的最佳时机；③检查的敏感性、特异性、准确性；④检查对患者的利与弊及安全性；⑤成本一效果分析等。

第二节　分析、综合、评价临床资料

将病史、体格检查、实验室检查和其他。检查所获得的临床资料进行综合分析、归纳、评价、整理。许多疾病的症状与体征相似，同时患者对不适症状的描述受多重因素的影响，如：性格特点、文化素养、心理状态等，导致所述病史通常是琐碎、凌乱、不确切、主次不分，甚至有些虚假、隐瞒或遗漏等现象。因此，医师必须对病史资料进行分析、去粗取精，去伪存真，使病史具有真实性、系统性和完整性，对疾病的正确诊断提供可靠依据。

对实验室检查和其他。检查结果必须与病史资料和体格检查结果结合起来进行综合分析、评价与整理。疾病诊断不能单纯依靠某项检查结果，检查结果阴性也不能作为是排除疾病存在的主要依据。因此，在分析评价检查结果时须考虑：①假阴性与假阳性；②检查误差；③影响检查结果的相关因素；④结果与其他。临床资料是否相符等。

通过对各种临床资料的分析、评价与整理以后，结合医师掌握的医学理论和临床经验，提出初步诊断。初步诊断带有主观臆断的成分，只能为疾病进行必要的治疗提供依据，为确立和修正诊断奠定基础。

第三节　验证或修正诊断

认识常常不是一次就能完成的。初步诊断是否正确，需要在临床实践中得到验证。因此，提出初步诊断之后给予必要的治疗，同时客观细致地观察病情变化；对诊断有意义的检查项目的复查，以及进一步选择必要的特殊检查，可为验证诊断、确立诊断，以及修正诊断提供可靠依据。

临床上有时可进行试验性治疗，通过治疗结果逆行推断诊断是否正确，但它必须是针对性强、治疗终点与观察评价指标明确的疗法，不随意使用。

诊断疾病不能撒大网，必须按照诊断疾病的步骤进行，首先依据病史、体格检查提出的初步诊断，安排进一步的检查，以确定、补充、修正或排除诊断。这种认识疾病和临床决策 I 的疾病程序不能遗漏、不能跨越，也不能颠倒。经过井然有序的诊断过程，可以正确诊断疾病；经过反复临床实践，最终成为医师自觉的诊断行为，进而形成自己的诊断模式。

总之，诊断步骤可概括如下。

1. 搜集资料。询问病史、体格检查、实验室及其他。检查（注意资料搜集的顺序）。

2. 分析资料

(1)判断搜集资料的价值。

(2)将确切的临床资料按其重要性的顺序排列。

(3)选择 1 个或可能是 2～3 个主要临床症状及体征。

(4)将具有这些临床症状及体征的疾病排列。

(5)选择一个最能解释全部临床症状与体征的疾病，形成诊断假设，否则，保留几种疾病进一步考虑。

3. 验证和修正。诊断复习全部资料，包括阳性和阴性的资料；合理进行化验和辅助检；查观察疾病过程。

第四节　临床思维原则和注意的问题

（一）临床思维原则

1. 具体原则。是指临床医师对患者进行临床诊治过程中，在理论知识的指导下，结合患者个体情况，具体分析诊断及治疗方案，严防临床思维教条化、公式化。如肺炎抗感染治疗，应根据患者痰标本培养结果，选择抗生素，而不是千篇一律固定应用某类抗生素。

2. 整体原则。人体是一个有机整体，各系统、器官之间紧密联系，相互辅助或相互制约地完成自身生理功能。因此，在临床活动中，应坚持普遍联系的纵观思维原则去认识疾病，诊断疾病，治疗疾病，综合分析，全面考虑，避免误诊、漏诊或因药物导致其他。脏器损害等。

3. 动态原则。任何事物都是处于发展变化中，故不能用静止的、一成不变的思维去看待事物，疾病也是如此。在临床活动中，医师应时刻观察患者症状与体征的变化，或在治疗的基础上，观察临床表现的转归情况，及时发现问题，修正诊断，调整治疗方案。

4.及时准确性原则。及时并正确的诊断是有效治疗的基础。

总之，具体原则、整体原则、动态原则、及时准确性原则是临床思维经验的总结，具有普遍性和规律性。这些原则对于正确认识疾病，做出正确的诊断和结论具有指导意义，是临床医师也是实习医师在诊治疾病过程中应遵循的原则。

（二）注意的问题

1.透过现象看本质。患者的临床表现是疾病的现象，疾病的病理变化则为本质。在临床诊断分析过程中，要求我们透过现象能抓住疾病本质，现象与本质相统一。

2.分清主要矛盾与次要矛盾。患者的临床表现多种多样，错综复杂，临床资料也比较多，分析这些临床资料时，要分清哪些资料能反映疾病的本质。反映疾病本质的是主要临床资料，缺乏这些资料则临床诊断不能成立，次要资料虽不能作为诊断的主要依据，但可作为鉴别诊断的依据。

3.局部与整体局部病变。可引起全身改变，因此除观察局部变化外，也要注意全身情况。

4.典型与不典型。许多疾病有其自身的临床症状或体征，易于诊断。少数患者因其自身：因素或合并其他。疾病而掩盖新发疾病的症状，在临床诊治过程中，应加注意。造成临床表现不典型的常见因素有：①多种疾病的互相干扰影响；②年龄的干扰，如年老或婴幼儿患者；③疾病晚期患者；④治疗的干扰；⑤器官生理解剖移位者。⑥医生的认识水平等。

第五节　临床诊断的思维

临床上，诊断思维方法是医学上逻辑思维和推理过程的方法。

1.完全彻底的诊断思维。全面搜集临床资料，多角度分析，以不同组合全面考虑，提出诊断与鉴别诊断，这种方法全面，但烦琐、耗时，效率低。

2.流程推导法。将主要的临床资料带入拟定的诊断流程图中，按步骤执行，完成诊断。此法简单，规律性强，但教条化、机械化，加之诊断流程图详略、不同，不能完全概括临床问题。

3.类型识别法。是临床医师临床经验的回顾，与以往经历和理论知识相对比、识别，形成诊断。该方法简单，但需要临床经验积累才能分清主次，容易犯主观、片面性错误。

4.假设演绎法。将所获得的临床资料进行整合、分析，提出多种假设，按可能性大小排列，然后相互比较鉴别。此法前提是诊断依据充分，假设必须符合逻辑，是临床常用诊断思维方法。

广博的医学知识、灵敏的思维、丰富的临床经验、敏锐细致的观察能力、符合逻辑的分析评价，是正确诊断疾病必要的条件。对具体临床病例，有学者概括了以下的10个步骤：

①寻找结构异常？②寻找功能改变？③提出可能的病理变化和发病机制。④考虑几个可能的致病因素。⑤分析病情轻重，勿放过严重情况。⑥提出1～2个特殊的假说。⑦检验假说的真伪，权衡支持与不支持的症状和体征。⑧再次寻找特殊症状与体征的组合，进行鉴别诊断。⑨缩小诊断范围，考虑诊断的最大可能性。⑩提出进一步检查及处理措施。

这一临床思维过程看似烦琐、机械，实则简便易行。对初学者来说，经过逐条思考，多次反复，即可熟能生巧、运用自如。

一、诊断思维的基本原则

在疾病诊断过程中，须掌握诊断思维的基本原则。

1. 不轻易排除器质性疾病。对于初诊的患者，首先应是否存在器质性疾病，对经过临床细致分析后，基本可排除器质性因素后，才考虑功能性疾病，从而避免延误诊治所造成的不良后果。

2. 首先考虑常见病与多发病。疾病的发病率受多重因素的影响，不同年代、不同地区，疾病谱亦不同。当同时考虑几种诊断都可能存在时，要首先考虑常见病、多发病，特别是地方常见病，这种选择原则符合概率分布的基本原理，有一定的科学依据，可以帮助减少诊断；失误的机会。当常见病、多发病不能解释临床现象时，须进一步考虑少见病或罕见疾病。

3. 首先考虑一元论解释临床多系统。疾病共存现象如系统性红斑狼疮，同时可造成血液系统、泌尿系统、消化系统、皮肤等多系统功能或形态异常。当患者的临床表现不能用一种疾病完全解释时，也不能一味地遵循一元论，必须考虑有无其他。疾病共存的可能性。

4. 首先考虑可治性疾病的诊断。当同时可能存在两种诊断时，一种是可治且疗效好，另；一种是无有效治疗且预后差，此时，首先考虑前者。如发热患者，肺 CT 显示肺野存在阴影诊断不清时，首先考虑肺炎的诊断，及时抗感染处理；当然，也不能忽略恶性肿瘤，给予密切临床思维方法观察症状改善情况，复查肺 CT。这样可最大限度地减少诊断过程中的周折，减轻患者的经济负担和思想负担。

5. 首先考虑诊治急症、重症患者，只有这样才能给予及时救治，减少病情恶化导致死亡的可能。

6. 临床诊治过程中，首先考虑患者，后考虑疾病，把患者的生活质量放到首位，切不可只治疗疾病而忽略患者今后的生活及生活质量。如脊柱畸形，只单纯考虑恢复外观，而不考；虑导致患者瘫痪的可能。

(二)临床思维误区——常见诊断失误的原因

临床上常有误诊现象，分析原因有主观原因和客观原因。

1. 主观原因。临床常见误诊原因主要是获取了不准确的临床资料和应用不正确的诊断分析方法，这些不准确的临床资料主要来源于医师的主观臆断，询问病史不全面，体格检查不细致，或单纯依赖某项实验检查结果，过度依赖辅助检查。

(1)临床资料不准确表现为。①病史采集不完整或诱导问诊，或病史提供者为家属，或患者隐瞒病史、扩大病情等。②体格检查资料不真实：医师仅询问病史，未做体格检查；就诊人员多，医师查体不仔细；或环境嘈杂，影响查体；医师查体不规范，不熟练，有些已经形成的阳性体征未能发现。③实验室检查和其他。检查结果不准确。

(2)不加分析，过分依赖实验室检查结果和仪器检查结果。①结果差错可直接影响诊断；②结果无差错也不能排除疾病的存在。

(3)临床思维片面并主观。先入为主，主观臆断，拘泥于现象，妨碍客观全面地分析考虑问题，使诊断偏离疾病本质。

(4)医学知识掌握不足，缺少临床经验。对病因复杂、罕见疾病的理论知识匮乏，经验不足，是构成误诊的另一种常见原因。

(5)缺乏责任心。

2. 客观原因其他。如疾病早期，临床表现不典型，诊断条件差以及复杂的社会因素，均可能是导致诊断失误的因素。

疾病的诊断应紧紧围绕着病史的采集、全面的体格检查，基本的临床辅助检查；结合理论知识的掌握与扩展；同时加强临床经验的总结，才能减少临床误诊的发生。

二、药物治疗对症状、体征和辅助检查的影响

临床资料(病史、症状、体征和辅助检查)是疾病诊断和鉴别诊断的最重要依据。但药物对临床资料会产生影响，从而干扰诊断，临床工作中必须充分注意，以免发生误诊、误治。

药物对症状、体征和辅助检查的影响由其理化性质、药理学、药物代谢产物及药物本身对检测方法或试剂的影响所决定。如应用抗组胺药物再做支气管激发试验可以抑制气道反应性，抗组胺药的药效使激发试验出现假阴性。使用 β_2 受体激动药治疗哮喘时可能出现心悸、肌肉震颤的症状，是因 β_2 受体激动药对心肌和骨骼肌的药效学而引起。大剂量使用青霉素 V 钾，因制剂中含有 K^+，可能导致血钾升高，是由于制剂的辅料引起。肝药酶抑制药如奥美拉唑等与华法林合用时抗凝作用增强，INR 值升高，可能引起出血的症状和体征。相反，华法林与维生素 K 同时使用，后者拮抗前者作用，导致 INR 值偏低，抗凝无效。两者都由于华法林的药物相互作用引起。服用利福平后尿液呈红色，服用维生素 B_2 或小案碱后尿液呈黄色，则是药物使尿液着色。红霉素可干扰 Higerty 法的荧光测定，使儿茶酚胺的测定值出现假性升高。丙戊酸钠的酮性代谢产物随尿排出，尿酮试验可出现假阳性。此为药物及其代谢产物对检验值的干扰。

药物对症状、体征和辅助检查的影响主要表现在以下几个方面。

1. 药物可以掩盖症状、体征及辅助检查结果的异常。如败血症患者由于在入院前已经接受抗菌药物治疗，因此入院时并无发热和血培养呈假阴性。又如急腹症患者应用镇痛药后腹痛、腹部压痛和反跳痛都不明显，结果造成“胃肠穿孔”的漏诊。

2. 药物可以引起或加重原发病相关的症状、体征及辅助检查结果的异常。如肺结核患者：经抗结核治疗过程中利福平引起药物热，误以为抗结核治疗无效。服用含蔗糖的糖浆类药物可使糖尿病患者的血糖升高。

3. 产生与原发病无关的症状、体征和辅助检查结果的异常，往往由药物不良反应引起。如胺碘酮可引起肺间质纤维化的症状和体征，影像学检查可显示肺间质病变。两性霉素 B 对血电解质和肾的不良反应，可出现血钾降低和血清肌醉、尿素氮升高。

4. 掩盖表现药物不良反应的症状、体征和辅助检查结果，或出现误认为是药物不良反应；的症状、体征和辅助检查结果。如使用胰岛素或降血糖药物治疗的糖尿病患者，若合用了非选择性 β 受体阻滞剂，可掩盖低血糖的某些表现如震颤、心动过速等。铁剂与抗血小板药物合用时，若出现黑粪和粪隐血阳性，可能误以为抗血小板药物引起的消化道不良反应。

三、药物用于特异性诊断试验

临床诊断过程中，有时会使用一些药物，进行诊断性试验。如葡萄糖耐量试验、阿托品

试验、增强影像学检查、内分泌 ACTH 试验、支气管扩张(或)激发试验、小剂量地塞米松皮质醇抑制试验等。必须掌握试验药物的药理学特点,包括药效学、药动学、药物不良反应、药物相互作用等,重视药学监护,才能正确评价试验结果和保障试验安全。

首先,关注药物不良反应,评估药物潜在风险和使用禁忌。在增强影像学检查中会用到造影剂,随着造影剂在医疗中的应用越来越多,由造影剂引起的药物性急性肾衰竭成为医院i内获得性急性肾衰竭的第三大原因。另外,碘造影剂所致重度速发型过敏反应的发生率为0.02%~0.4%。因此,对于造影剂的药学监护非常重要。给药前仔细询问过敏史及评估危险因素(如糖尿病、高血压、原发性肾功能不全等),给药时密切观察是否出现过敏反应症状,给药前后多饮水或输液增加药物肾排泄,以减少造影剂对肾的损害,同时做好肾功能监测。又如,支气管激发试验通过药物诱导气道高反应性的发生,常用药物有组胺和醋甲胆碱等。吸药过程中可能会诱发或加重相关呼吸系统疾病症状,引起不适。组胺支气管激发试验不良反应发生率高,主要与组胺对咽喉部的局部刺激有关。咳嗽、咽部不适、气短、声嘶等都是常见不良反应,严重不良反应也多有报道。因此,在进行支气管激发试验时,药学监护及相应的急救措施是必不可少的。其次,注意药物相互作用或药效学对诊断试验结果的影响。药物的相互作用可能影响试:验结果,从而影响准确诊断。如药物负荷超声心动图是诊断冠状动脉粥样硬化性心脏病的无创检查之一,主要药物包括双嘧达莫、腺甘、多巴酚丁胺等。非特异性腺苷受体拮抗药如咖啡因和茶碱的结构与腺苷和双嘧达莫的基本化学结构相似,这两种拮抗药可削弱或抵消腺苷的作用。因此,在双嘶达莫、腺昔负荷试验前 6~12 小时,患者应避免进食含咖:啡因的饮料,12－24 小时前应停用含茶碱的药物。口服双唯达莫可增加腺昔水平及不良反应,因此,在腺昔负荷试验前 24 小时,应停用双噌达莫。受体阻滞药能减弱多巴酚丁胺引起的心率增快,在多巴酚丁胺负荷试验前 1~2 日应停用。药物药效学也会影响某些试验结果,如支气管激发试验是通过吸入某些刺激物(如组胺)诱发气道收;缩反应的方法,试验时应停用一切影响气道收缩或反应性的药物,根据各药物影响时长的不同,停用时间亦不同。茶碱类和抗组胺药停用 48 小时等。

四、药物用于诊断性治疗

诊断性治疗又称试验性治疗,是指未能获得病原学或其他。有力的诊断证据的情况下,为达到明确诊断的目的而采用的有针对性的试验性治疗,根据其对治疗的反应(效果)进行综合分析,以期为诊断提供有参考或提示或决定性意义的依据。诊断性治疗中,药物治疗是最常用的治疗方法,能起到帮助诊断、控制疾病的作用。药物用于诊断性治疗时要谨慎、恰当,药物的选择、剂量及疗程都要合理,观察指标应恰当。如肺结核,有细菌学或病理学检查结果呈阳性的患者可以确诊,对于有典型症状或影像学支持,尚未获得细菌学或病理学阳性结果,暂时不能确诊肺结核,也不能排除非结核性肺部感染者,可进行诊断性抗感染治疗。首先选择合理的抗感染药物,推荐选择起效最快的抗菌治疗,根据患者的发病场所、病情严重程度及影像学结果选择合适的药物,不应选择氟喹诺酮类等既有明显抗细菌活性又有明显抗结核活性的药物,以免干扰结果的判断。诊断性抗感染治疗开始后,需要选择恰当的观察指标和合适的疗效判断时机。如患者症状和体征的变化,包括有无咳嗽、咳痰、胸痛、咯血,有无体温升高、乏力、盗汗等呼吸道感染相关的症状和体征。辅助检查指标的变化,包括外周血白细胞及中性粒细胞、红细胞沉降率、反应蛋白、PCT、病原学检查、影像学检查等。

若症状和(或)体征有加重,考虑原治疗方案无效,及时调整方案。若症状和(或)体征有好转,考虑治疗有效,可按原方案继续治疗,再根据病原学检查等结果提示更换治疗方案。停药时间则根据不同的病原学判断而不同,细菌性肺炎疗程短,而结核或真菌感染则需要较长疗程。又如胃食管反流的诊断手段虽多,存在一定缺陷,质子泵抑制药用于胃食管反流的诊断性治疗,简单易行,常被采用。

其疗效判断标准一般以烧心等症状缓解为主,试验疗程则以 1 周最佳。

五、药物治疗对诊断的干扰及其处理

药物可对症状、体征和辅助检查结果产生各种影响,会增加诊断的难度,可能造成误诊和漏诊,增加治疗及药学监护的难度。如血糖测定是诊断糖尿病的一项主要指标,而有些药物可引起血糖的升高或降低。反之,应用维生素 C、胰岛素、左旋多巴、利舍平、红霉素等,可使血糖降低。药物导致检查指标的异常,可能误诊糖尿病或漏诊糖尿病。因感染发热的患者使用抗菌药物后体温开始下降,如果出现药物热使体温升高,可能误以为感染加重,对疗效和不良反应的判断造成困难。又如,消化道出血患者停止出血后,因贫血给予口服硫酸亚铁,复查大便隐血阳性,误以为消化道出血复发。而当华法林与口服硫酸亚铁联用时,可能会忽视华法林引起消化道出血的不良反应,引起漏诊。高血压患者口服 ACEI 类药物后出现咳嗽,可能误诊为支气管炎。利尿药长期使用后出现氮质血症和高尿酸血症,可误诊为痛风或肾病。口服硫酸亚铁会导致大便隐血试验阳性,易误诊为上消化道出血。感染合并发热患者,使用解热镇痛药可使体温下降,易误认为感染好转。

可见,在患者药物治疗过程中应高度重视药物可能对诊断的干扰,及时发现药物的影响和妥善处理药物对症状、体征及辅助检查的影响是至关重要的。

首先,要保持高度警惕。当药物治疗的患者出现新的症状与体征时或原有的症状与体征和辅助检查结果变化时,应排除药物对症状与体征和辅助检查的影响,即鉴别是病情引起还是药物引起。如高脂血症合并甲状腺功能低下患者,使用他汀类药物出现肌无力等症状时,需要测定肌酶的变化及甲状腺功能,以确定是肌酶升高还是甲状腺激素偏低导致肌无力症状。同时,还应除外其他。原因所致的肌酶升高,如创伤、剧烈运动、感染、原发性肌肉病变等。

其次,酌情调整药物。当发现药物的影响时,有时无须调整,有的需要酌情减量或停药I换药。如利福平导致尿液颜色改变,不会影响疗效,也不会损害机体,不必调整治疗方案。但若是药物不良反应的影响,如阿司匹林引起消化道出血,出现黑粪,应立即停药并采取相;应的处理。当然,改变给药途径也是一种方法,如口服硫酸亚铁所引起的大便隐血试验结果呈阳性,改用肌内注射给药后大便隐血即可转为阴性。

再次,预防药物的影响引起误诊和漏诊。①对于能掩盖原发病的症状、体征和辅助检查的药物,尽可能避免应用。如感染患者避免使用有退热作用的解热镇痛药。②对于因药物相互作用可能影响患者症状、体征和辅助检查的,应注意尽量避免合用,必须联用时应间隔一段时间后再用。③对于必须治疗的药物引起症状、体征和辅助检查结果异常的,则选择其他。监测指标。如某些抗血小板药物等可引起白细胞和中性粒细胞减少,此时单凭血细胞检查结果来判断抗细菌感染的效果就会造成“有效”的假象,需要结合症状、体征和其他。辅助检查来判断疗效。④对于一些易出现反跳和停药反应的药物,长期使用后应逐步减量或延缓停药的速度，避免突然停药，如冠状动脉粥样硬化性心脏病患者长期使用硝酸酯类或β受体阻滞药等药物，若骤然停用，可造成反跳性心绞痛发作。最后，调整监测指标或检查项目。感染患者在抗感染同时又合并糖皮质激素治疗，因激素能降低体温和升高白细胞，体温和血常规的变化就不是最佳的疗效监测指标。另外，在检验取样时尽量避开血药浓度高峰期，以减少干扰。某些药物可引起以硫酸铜法测定尿糖呈假阳性，若改用葡萄糖酶法测定则不受影响。

药物对症状、体征和辅助检查会产生影响，从而干扰诊断。如药物可以掩盖症状、体征及辅助检查结果的异常；可以引起或加重原发病相关的症状、体征及辅助检查结果的异常；可产生与原发病无关的症状、体征和辅助检查结果的异常；掩盖表现药物不良反应的症状、体征和辅助检查，或出现误认为是药物不良反应的症状、体征和辅助检查。同时，药物对特异性诊断试验也会产生影响。我们必须掌握试验药物的药理学特点（如药物不良反应、药物相互作用或药效学等），重视药学监护，才能正确评价试验结果和保障试验安全。当药物用于诊断性治疗时要谨慎恰当，药物的选择、剂量及疗程都要合理，观察指标应恰当。我们在患者药物治疗过程中应高度重视药物可能对诊断的干扰，及时发现药物的影响和妥善处理药物对症状、体征及辅助检查的影响是至关重要的。有占位性病变者均列为禁忌。